ÉLÉMENTS D'HYGIÈNE.

PARIS. — IMPRIMERIE DE E.-B. DELANCHY,
Rue du Faubourg-Montmartre, 11.

ÉLÉMENTS D'HYGIÈNE

DE M. THOUVENEL,

ANCIEN DÉPUTÉ DE LA MEURTHE,

Docteur en Médecine,

MEMBRE CORRESPONDANT DE LA SOCIÉTÉ LINÉENNE DE PARIS, ET DE CELLE DE LA
MORALE CHRÉTIENNE DE LA MÊME VILLE ; DE CELLE DE MÉDECINE
DE METZ, DE CELLE DES ARTS ET DES SCIENCES
DE LA MÊME VILLE, ET DE LA SOCIÉTÉ
D'AGRICULTURE DE NANCY ;

PUBLIÉS

Par le Docteur MÉNESTREL,

SON PARENT.

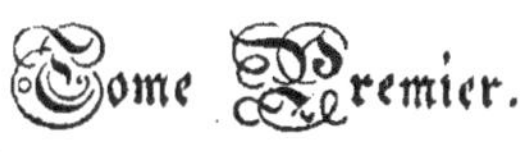

Tome Premier.

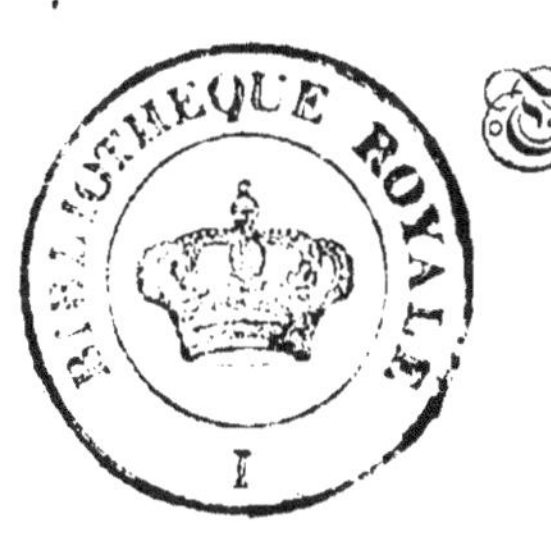

PARIS.

GERMER BAILLIÈRE, LIBRAIRE-ÉDITEUR,

RUE DE L'ÉCOLE-DE-MÉDECINE, 17.

LONDRES,	LYON,
H. Baillière, 219, Regent Street.	Savy, 49, quai des Célestins.
LEIPZIG,	**FLORENCE,**
Brockhaus et Avenarius, Michelsen.	Ricordi et Cie, libraires.

MONTPELLIER, Castel, Sevalle.

1840.

AVERTISSEMENT.

Cet ouvrage devait faire partie d'une publication
éminemment nationale, le *Cours d'études pour la
jeunesse française*, composé d'une suite de traités
élémentaires sur les lettres, les sciences et les arts,
mais qui n'a pas paru. Le manuscrit que nous publions
nous a été remis par la famille de l'auteur. La mort
ne lui ayant pas permis d'y mettre la dernière main,
nous l'avons trouvé surchargé de notes, de ratures,
de renvois illisibles dans beaucoup d'endroits. Nous
avons quelquefois désespéré, après beaucoup de temps
et de patience, de terminer notre entreprise ; mais,
pénétré des idées de l'auteur, qui nous avait entretenu
de son livre, nous en avons toujours suivi l'enchaînement, quoique souvent obligé de changer les expressions qu'on ne pouvait lire.

Les liens de parenté et d'amitié qui nous unissaient
à M. Thouvenel nous ont rendu agréable la tâche que
nous nous étions imposée. Obligé de faire quelques
articles qui manquaient totalement, d'en terminer

beaucoup d'autres, nous avons signé les premiers, ainsi que les notes que nous avons ajoutées. Nous ne dirons rien de l'ordre suivi, si ce n'est qu'il est physiologique, c'est-à-dire basé sur l'organisation.

Malgré tout le soin que nous avons apporté à faire des suppressions et des transpositions, peut - être trouvera-t-on encore quelques répétitious. Nous ferons remarquer qu'elles sont inévitables dans un ouvrage qui forme un vaste ensemble dont toutes les parties ont entre elles des points de contact si nombreux, qu'on ne peut traiter isolément les unes sans rappeler ce qui les rapproche ou les différencie des autres. C'est là une des difficultés inhérentes à un traité d'hygiène, et nous ne craignons pas d'avancer que s'il n'est bon qu'à condition de ne pas se répéter, il n'y en aura jamais de tel, quelque ordre, quelque plan que l'on suive. Du reste, les ouvrages scientifiques ne peuvent propager les choses utiles à connaître qu'en les présentant sous toutes les formes ; les répéter, c'est les graver dans l'esprit.

MÉNESTREL.

ÉLOGE

DE M. THOUVENEL.

ÉLOGE
Du Docteur Thouvenel.

Pertransivit benefaciendo.
(Il a passé sur la terre en faisant le bien.)

Un homme de bien, un ardent apôtre de l'humanité, vient de mourir! La tombe s'est à peine refermée sur sa dépouille mortelle, les larmes du pauvre ne sont pas encore taries, et pour tromper notre douleur, nous éprouvons le besoin de le remettre sous nos yeux, de le faire revivre en quelque sorte tel qu'il a été; son image est le tableau qui calme l'âme du spectateur agité, par la pureté de son coloris, et reflète sur lui cette douce sérénité que le peintre habile a répandue sur sa composition.

La vertu de celui qui n'est plus adoucit la peine de ceux qui le pleurent; l'imagination ajoute à ses belles actions l'éclat que la réalité leur a refusé, elle confond l'homme avec ses actes; à ceux-ci se mêlent mille souvenirs qui revivifient la cendre inanimée de celui qui les a faits; on le voit, on l'entend encore; on oublie que le feu céleste qui l'animait s'est éteint.

L'œuvre de l'homme de bien ne doit pas périr; son passage sur la terre a été marqué par des bienfaits : le soulagement de l'humanité est devenu le but de ses constants efforts ; il ne s'effacera pas de la mémoire des hommes. Quant à son œuvre intellectuelle, elle ne doit pas périr non plus, il faut qu'on la recueille, c'est la conséquence logique de la première, sa consécration manifeste.

Ces réflexions nous ont engagé à publier les *Éléments d'hygiène* du docteur Thouvenel. L'art avec lequel il parle de la vie affective et intellectuelle sépare d'une manière tranchée ce que l'on avait confondu généralement, ou du moins mal défini, et fait de cet ouvrage autant un traité de philosophie pratique que d'hygiène. Il appartenait à un homme bon et affectueux de développer habilement le mode d'existence dont il semblait vivre exclusivement. Chaque page respire les principes de cette haute philosophie qui ne se perd pas dans les ténèbres de la scholastique, mais qui s'appuie sur l'organisme. Partout des considérations sur l'homme dans son développement humanitaire, sur les moyens de le rendre bienveillant, affectueux. C'est le philanthrope qui unit le précepte à l'exemple. Son idée dominante est l'amélioration de l'espèce humaine ; il recherche avec ardeur l'équilibre des fonctions, l'harmonie des facultés ; il calcule les moyens de nous donner la plus grande somme possible de jouissances physiques et morales. Le bien-être de l'homme est l'unique pensée qui l'occupe. Il sonde et reconnaît l'abîme qui le sépare des animaux ; admirateur de la majesté de la création, il rend hommage à son auteur en consacrant le *dualisme psychologique*. Il tient compte de nos deux natures, il assigne les rapports du physique et du moral, veut qu'on développe l'un par l'autre, que tantôt les sens agissent sur l'esprit, et tantôt l'esprit sur les sens. Lisez les chapitres *pauvreté*, *richesse*, *religion*, *gouvernement*, vous verrez le pauvre rendu à la dignité primitive que l'humiliation lui a fait oublier, le riche averti de l'usage qu'il doit faire de ses biens ; il aspire à réunir tous les hommes dans la fraternité évangélique. L'éloge, pour nous, est moins dans les phrases laudatives que dans une appréciation consciencieuse des œuvres et des actes qui en font le sujet, et surtout de la moralité qui les domine et du but qui leur donne du prix.

Nous examinerons M. Thouvenel dans sa carrière médicale et politique. Qu'on n'attende pas de nous ces récits merveilleux qui entourent d'ordinaire le berceau des hommes remarquables ; n'imitons pas ces auteurs qui remonteraient volontiers à la vie embryogénique pour consacrer le système de la prédestination.

La prédestination, humainement parlant, n'est que du fatalisme. Nous le prendrons à cet âge heureux où l'homme, plein de vie et d'actualité, jette un regard hardi sur l'avenir, avec la conscience de ce qu'il est et de ce qu'il ser .

Né en 1782, à Médonville, département des Vosges, il fut reçu docteur en 1806. Pénétré de la dignité de sa profession, il prit pour sujet de sa thèse : *les devoirs publics et particuliers du médecin, et les connaissances qui lui sont nécessaires pour les remplir.*

La médecine n'est pas seulement remarquable comme branche importante de l'histoire naturelle, elle se lie comme science, non-seulement à la morale, à la philosophie, à la politique, à la religion, mais les préceptes qu'elle donne pour la conservation de la santé et la guérison des maladies en font un art bienfaisant qui forme la plus belle carrière qu'il soit donné à l'homme de parcourir.

Le médecin doit être l'homme moral par excellence ; compâtir aux maux de ses semblables, rechercher les moyens de les soulager, voilà l'objet de sa mission d'humanité. On lui a reproché une certaine dureté inhérente, a-t-on dit, à son état ; c'est confondre le fond avec la forme : sa douceur, sa sensibilité ne doivent pas ressembler à celles des personnes qui lui reprochent d'en manquer ; il ne faut pas que les cris arrachés par la douleur l'émeuvent, le troublent au point de l'empêcher d'y apporter remède ; il a besoin de calme et de toute sa présence d'esprit. Que deviendraient les malheureux qui souffrent, s'il imitait cette sensiblerie de beaucoup de gens qui se refusent à porter secours aux malades, sous le vain prétexte d'émotions pénibles à la vue de leurs souffrances ! La véritable compassion, c'est de diminuer la douleur Il faut que le pauvre surtout puisse dire ces paroles de l'Écriture : « J'ai été malade, et vous m'avez visité. »

M. Thouvenel était âgé de vingt-quatre ans lorsqu'il soutint sa thèse ; il semble dans un sujet aussi vaste porter la maturité que donne l'expérience ; on reconnaît cet esprit généralisateur qui pose des principes et en tire des déductions logiques. La médecine est une science si vaste, elle en appelle tant d'autres à son secours, qu'il faut, pour arriver à sa connaissance, mettre de l'ordre, de la méthode dans son étude Ce n'est qu'éclairées du flambeau de l'analyse que les sciences ont commencé à faire des progrès à la fin du XVIII⁰ siècle. 1° Il est rationnellement impossible de connaître la fonction d'un organe, si l'on ne connaît la structure de cet organe. 2° Il est tout aussi impossible de reconnaître une altération de fonction, si l'on n'a pas étudié cette même fonction à son état physiologique. L'*anatomie* est donc la base de la médecine, comme elle est la base de l'histoire naturelle du règne organique ; elle démonte pièce par pièce toutes les parties de la machine animale, elle les étudie à l'état de mort ; la *physiologie* les anime pour en connaître la vie et les propriétés ; enfin, la *pathologie* constate l'altération ou la destruction de ces mêmes propriétés.

« Vouloir, dit-il, étudier ces fonctions sans avoir préalablement étudié les organes qui en sont les instruments, c'est ressembler à ces ignorants mécaniciens qui donneraient la raison des mouvements d'une machine sans en connaître les rouages, et qui voudraient connaître les moyens de la raccommoder sans savoir comment, où, et quelles pièces peuvent se déranger. »

Quand, procédant avec méthode, l'élève quitte les amphithéâtres et les cours, et vient faire l'application de ses connaissances dans un hôpital, ce vaste dépôt des misères et des infirmités humaines, l'effrayant tableau des souffrances de ses semblables se déroule à ses yeux ; partout il voit la douleur, sur aucun malade elle ne se traduit avec les mêmes signes : les lésions sont aussi variées et aussi nombreuses que les organes, et leurs symptômes aussi divers ; et puis, quand deux maladies sont identiques, elles n'entraînent pas les mêmes complications chez deux individus différents. Quelquefois une lésion organique primitive très-circonscrite réveillera loin de son siége des troubles sympathiques alarmants; d'autres fois cette même lésion, très-étendue, épuisera son action sur l'organe où elle apparaît, sans retentir dans d'autres parties de l'économie. Combien de difficultés dans le diagnostic! Il faut ici, pour s'éclairer, marcher du connu à l'inconnu; le fil d'Ariadne est nécessaire pour sortir de ce dédale. Écoutant les savantes explications du professeur, le suivra-t-il à chaque lit? S'il procède ainsi, il aura vu à la fin de l'année plus de mille malades, mais il n'aura pas vu une seule maladie. La pratique chaque jour vient confirmer cette vérité. Le jeune médecin qui s'est habitué à jurer sur la parole du maître n'a rien aperçu par lui-même; il a admis, sans examen, l'erreur ou la vérité, ou plutôt il n'a rien vu, car tout fait pathologique qui n'est pas perçu par nos sens est pour nous comme s'il n'existait pas. Il sera donc obligé de recommencer son instruction médicale.

C'est ici que le précepte d'un novateur célèbre est d'une application rigoureuse : *Apprendre quelque chose et y rapporter tout le reste.* Il faudra donc étudier une maladie, *non multa, sed multùm,* en suivre attentivement la marche, interroger l'organe souffrant, tenir compte des phénomènes sympathiques qu'il produit dans tout l'organisme, les analyser, les comparer entre eux. Un fait bien étudié conduit à la connaissance d'un autre qui aura toujours avec lui des analogies, quelque différent qu'il paraisse. Aujourd'hui que le fondateur de l'école physiologique a,

comme il le dit, nettoyé l'étable d'Augias, qu'il a dé-
peuplé l'économie des myriades d'entités morbides
qui l'assaillaient, il faut faire de la médecine positive
avec ses sens ; la vue, l'ouïe, le tact, l'odorat et le
goût, doivent être développés par des examens mille
fois répétés : ce n'est qu'à cette condition qu'on ac-
querra de la certitude dans le diagnostic. Il usera de
tous les moyens que la physique et la chimie mettent
à sa disposition. Il ne négligera aucun mode d'investigation, comme l'auscultation, la percussion, la suc-
cussion, la mensuration, l'appréciation des mouvements du thorax, de la caloricité, etc. Que savait-on
des maladies de poitrine avant Laennec ? N'est-ce pas
à l'oreille appliquée immédiatement ou médiatement
sur les parois thoraciques qu'on doit la connaissance
des phénomènes normaux et anormaux qui se passent
dans cette cavité ? Sans doute la méthode curative
mise en usage n'a pas suivi la détermination des tu-
bercules dans les poumons, la phthisie pulmonaire
décime toujours un neuvième de la population de
Paris, mais l'auscultation la fait prévoir bien avant
qu'elle éclate, et permet d'en reculer l'invasion ; et
puis, si l'on doit arriver à un résultat thérapeutique
avantageux, ce n'est qu'à la condition de bien connaître la physiologie pathologique des organes. La variole, cet autre fléau, a trouvé son préservatif ; qui
pourrait assurer, dans l'état actuel de nos connaissances, que cette cruelle maladie ne rencontrera pas
aussi son Jenner ? On ne peut pas plus assigner de
bornes aux sciences médicales qu'à l'esprit humain.

Malgré l'importance et l'utilité du stéthoscope, il y
a des hommes sérieux qui en ont ridiculisé l'emploi.

Cela n'étonne pas de la part de ceux qui n'ont jamais su et qui ne sauront jamais s'en servir, pour ceux-là,

La critique est aisée et l'art est difficile ;

mais cela est étrange dans la bouche de ceux qui pratiquent l'auscultation médiate ; ils ne font pas attention que cet instrument a, en quelque sorte, créé chez eux un sens nouveau ; qu'il l'a exercé, développé, au point de saisir les nuances les plus légères dans les phénomènes naturels et pathologiques fournis par la respiration, la voix, les battements du cœur. C'est l'enfant qui rit des lisières qui lui ont appris à marcher. Admettez que son inventeur ait pu arriver aux mêmes résultats par l'application de l'oreille nue sur les divers points de la poitrine, qu'il en ait saisi tous les bruits avec cette netteté parfaite, il n'aurait pas attaché à sa découverte l'attrait de la curiosité, le plus grand mobile de l'esprit humain, et l'histoire des maladies les plus nombreuses et les plus graves serait encore entourée d'obscurité.

Avant Corvisart, on ne connaissait presque rien des maladies du cœur ; ce grand observateur, doué d'un tact médical peu commun, a porté la lumière dans le diagnostic de ses altérations ; il distingue l'anévrisme actif de l'anévrisme passif ; il apprend à reconnaître, par l'état de la face, par sa coloration, par l'état du pouls, si l'affection occupe les cavités droites ou les cavités gauches ; mais ces symptômes ne se manifestent que quand la lésion est au-dessus des forces de l'art. Comparez ces résultats à ceux qu'obtient le savant professeur de la Charité. M. Bouillaud reconnaît à leur début les maladies du cœur ; il apprécie les divers bruits qui révèlent un état pathologique de cet organe ; il indique, dans les diverses parties qui le composent, les lésions qui ont donné lieu à ce bruit. Sa méthode d'investigation permet de reconnaître et d'attaquer le mal à sa période d'invasion ; le *principiis obsta* est ici d'une rigueur absolue. Les nécropsies ont tant de fois prouvé la certitude mathématique des prévisions de ce professeur, que personne n'osera les contester, pas plus que son élocution brillante, rapide, entraînante, qui le fait écouter avec recueillement par ceux même qui ne partagent pas toutes ses idées.

C'est donc à l'éducation et à la perfection de ses sens que le médecin devra sa supériorité. Qu'une étude assidue, qu'un zèle infatigable lui fassent atteindre le noble but qu'il se propose ; qu'il pense souvent qu'il sera bientôt l'arbitre de la vie et de la mort de ses semblables !

Chaque membre de la société a des devoirs à remplir envers elle, il se doit à son bonheur ; le médecin plus que tout autre a mission d'y contribuer. C'est sans doute pour cela que la médecine a mérité à ses fondateurs les honneurs divins.

L'auteur que nous analysons examine ses devoirs :

1.º Envers la société entière ;

2.º Envers son pays ;

3.º Envers chaque particulier.

Il remplit dignement son cadre par l'examen de l'importance et de la généralité des services que le médecin rend au corps social ; il en fait un homme public indiquant au gouvernement les mesures de salubrité propres à conserver la santé générale , un philanthrope cherchant à revivifier le physique détérioré par la maladie, un moraliste régénérant le moral vicié par les passions, un magistrat éclairant la législation civile et criminelle Mais, laissons-le parler : « Le plus beau, le plus sublime des devoirs du médecin envers la société, est de s'empresser par son art philanthrope, dans tous les temps et dans tous les lieux, non-seulement à conserver la santé publique, à la rendre lorsqu'elle est perdue, mais encore à chercher à fonder la morale sur des bases solides, à indiquer à l'autorité comment on peut porter l'oisif au travail, ramener l'homme corrompu à la vertu, l'indigent à l'aisance et au bonheur. »

La patrie du médecin, c'est l'univers; sa famille, c'est le monde entier. Indépendamment des devoirs généraux que lui prescrit ce cosmopolitisme, il en a de plus particuliers envers le pays qu'il a choisi pour exercer son état. Pour y faire tout le bien possible, pour déterminer d'avance les maladies qui prédomineront dans une localité, et les moyens les plus efficaces pour les combattre, pour détruire les épidémies meurtrières qui parfois y sévissent, avant de pratiquer, il en fera la topographie médicale. « Il reconnaîtra, dit M. Thouvenel : 1° sa position géographique ; 2° les montagnes ou les plaines qui l'environnent ; 3° les fleuves, étangs ou rivières qui y passent plus ou moins rapidement ou qui y séjournent ; 4° la nature du sol ; 5° il déterminera les productions minérales ou végétales, les différentes espèces d'animaux qui en peuplent la surface ; 6° les vents habituels, la température ; 7° la nature de l'air, celle des eaux, etc. ; enfin, par des expériences physiques et chimiques, mais principalement par des observations faites à la manière d'Hippocrate, il reconnaîtra quels sont et quels doivent être les effets dépendant de l'action de toutes ces choses sur l'homme, et pour combien ils concourent à la production et à la propagation de ses maladies, à leur durée, à leur caractère endémique ou épidémique, à leur nature bénigne ou maligne, etc. Mais pour avoir encore des données plus exactes, le médecin poussera ses observations plus loin ; il cherchera à connaître tout ce qui touche de plus près ses habitants, savoir : leurs logements, la manière dont ils sont construits, situés, par rapport les uns aux autres ; s'ils sont secs ou humides, bien ou mal éclairés ; leurs habillements, leurs aliments et boissons, leurs nature et préparations diverses ; leurs professions ou métiers ; en un mot, l'homme de l'art doit porter ses regards partout et sur tout : rien ne doit échapper au zèle et à l'amour qu'il doit avoir pour son pays. »

Les connaissances relatives à l'exercice de la médecine sont acquises ; le jeune médecin n'a plus, comme dans le cours de ses études, son maître pour guide ; il était alors spectateur irresponsable des malades soumis à son observation ; maintenant il assume la plus grande des responsabilités. Cette transition brusque de la théorie à la pratique offre de grandes difficultés au jeune praticien ; il est surpris, en suivant attentivement un malade, de trouver dans la marche de sa maladie quelque chose d'insolite qui n'avait pas appelé son attention dans une affection tout-à-fait identique ; un symptôme en infirme un autre ; le diagnostic, qui d'abord paraissait facile à porter, exige un nouvel examen ; le malade s'aperçoit d'un peu d'hésitation ; il multiplie alors ses questions avec ce regard de doute qui met le médecin mal à son aise, et lui révèle qu'il n'a pas acquis la confiance.

Dans un hôpital, il interroge les malades : en ville, les malades l'interrogent. Il mettra dans sa réponse cette sage réserve qui caractérise tout esprit judicieux. Qu'il ne craigne pas de renouveler ses questions ; indépendamment des lumières qu'elles lui fourniront, leur répétition flatte toujours celui qui en est l'objet, et lui donne la conviction qu'on veut connaître son mal pour y porter remède. Il passera au traitement, quand il aura en quelque sorte retourné son malade en tous sens (dans le cas où il le pourra sans lui nuire), qu'il aura déterminé le siége de la maladie par tous les moyens que fournit la *séméiologie* ; car rarement un seul mode d'examen suffit, ce n'est qu'en recourant au plus grand nombre possible, en comparant les symptômes qu'ils fournissent, qu'on arrive à quelque chose de positif. C'est dans la médication que la prudence doit être unie à une volonté énergique. Quand il a la conviction qu'une chose est bonne, il faut que le malade s'y soumette ; plus tard, on lui saura gré de sa fermeté. Si, au contraire, il procède en tâtonnant ; s'il admet les observations du malade, et modifie son traitement d'après les théories qu'il lui soumet, il perd son ascendant moral, le plus bel attribut de son art ; il n'est plus le médecin ; ce n'est pas lui qui guérit ; et s'il arrive des suites fâcheuses, on lui reprochera sa faiblesse. Le malade ne fera que ce qu'on lui aura ordonné ; on ne permettra pas la plus légère infraction dans les choses même les moins importantes, car on éprouverait des difficultés dans les cas où un traitement énergique est indispensable.

Nous ne sommes plus au temps où les médecins, dans un jargon barbare, diagnostiquaient d'après l'inspection de la face, l'examen du pouls, l'uroscopie; pour ceux-là, Molière a été trop indulgent. Il est vrai que les partisans du *naturisme* avaient divinisé la méthode expectante; immobiles de respect pour l'autocratie de la nature, ils attendaient tout de sa force médicatrice; apologistes de la fièvre, ils n'osaient la contrarier dans sa marche. Le génie de Stahl n'a pu soutenir l'échafaudage de son système; il s'est écroulé, et tous les animistes passés, présents et futurs, ne le relèveront jamais. La nature guérit quelquefois, mais elle tue plus souvent. L'*ars sanandi cum expectatione* ne peut être opposé qu'à la droguerie dégoûtante des polypharmaques.

Nous savons maintenant que toute maladie aiguë peut être enrayée dans sa marche, ou au moins diminuée d'intensité dans ses diverses périodes, par un traitement actif. Le plus grand service qu'on ait rendu à la doctrine physiologique, c'est d'avoir formulé un traitement. Entre les mains de Broussais et de ses disciples, la méthode anti-phlogistique, poussée trop loin, et continuée trop long-temps, débilitait les malades outre-mesure, et l'anémie qui en résultait avait des suites d'autant plus graves, que la manie de voir partout des gastro-entérites ajournait sans fin le moment de leur accorder des aliments. Cette exagération dans l'emploi du meilleur des moyens thérapeutiques a excité contre la **nouvelle** école une réaction salutaire. Il fallait arriver à une formule qui ne laissât rien de vague, d'indéterminé dans l'esprit du jeune médecin; ce n'était pas assez de lui remettre une arme entre les mains, il fallait lui apprendre la manière de s'en servir. M. Bouillaud a prouvé, par des statistiques bien faites, que les émissions sanguines, d'une quantité déterminée, répétées trois fois par jour, dans certaines phlegmasies intenses, avaient d'autant plus d'action qu'elles étaient plus rapprochées de l'invasion de la maladie, et plus d'effet que sept ou huit faites dans l'espace de dix jours; de cette manière, elles affaiblissent le malade en pure perte, et laissent marcher la maladie. Tous les praticiens ont dû remarquer qu'une saignée de précaution sur un sujet sain diminue plus les forces que quand elle lui est pratiquée dans le cours d'une inflammation qui établit une sorte de tolérance. La période d'acuité est le moment opportun, et quelques jours après on commence à alimenter le malade, et les convalescences ne se prolongent pas indéfiniment.

Le médecin qui quitte les bancs a besoin de croire à quelque chose; il a pu passer par des phases de doute, d'incrédulité; mais s'il n'est point arrivé à une conviction, il ne sera jamais qu'un sceptique dangereux pour ses malades : le plus mauvais système vaut mieux que le doute. La foi en médecine est aussi nécessaire qu'en morale et en religion. Voyez le praticien qui a condamné son malade, il ne sait plus que prescrire ; au lieu de rechercher si quelque chose pouvait encore, sinon le guérir, au moins le soulager, il se décourage, il n'agit plus ; le malade lit son pronostic sur sa figure, et l'espérance, qui ne devait mourir qu'avec lui, lui est enlevée. C'est encore à ce scepticisme qu'il faut souvent attribuer les insuccès d'une médication qui réussit à un autre ; en effet, un esprit prévenu n'entre pas franchement dans une nouvelle voie d'expérimentation ; il n'est pas guidé par le désir de réussir ; des motifs d'intérêt, des idées préconçues, et puis un peu de ce *nulla invidia super invidiâ medici*, lui font négliger quelques données indispensables à la solution du problême.

La Faculté de médecine de Paris possède dans son sein tant de professeurs remarquables, il y a dans chaque hôpital des hommes si spéciaux, qu'il est facile d'acquérir une instruction solide. Le jeune docteur est sans prévention, sans jalousie, sans haine ; il est dans un âge où l'on recherche la vérité avec ardeur ; c'est sur lui que repose l'avenir de la science ; qu'il se garde du double écueil d'admettre ou de rejeter *à priori* un système qui se recommande par le nom de son auteur ; il ne doit pas plus en être l'adepte fiévreux, que l'antagoniste *quand même* ; qu'il suive chaque clinique assez de temps pour s'assurer, par des notes bien faites, des traitements mis en pratique, de leurs bons ou mauvais résultats ; c'est le seul moyen de certitude. La statistique la plus exacte et la plus consciencieuse ne produira jamais l'effet qu'elle promet ; elle sera en butte aux calomnies des incrédules, qui n'auront pas pris la peine de la vérifier, et qui accuseront l'auteur d'avoir arrangé les faits dans un ordre systématique, bien qu'il agisse au grand jour, et qu'il les appelle à voir par eux-mêmes. Il faudrait que l'académie nommât une commission prise parmi les jeunes médecins indistinctement, pour la vérifier aux lits des malades ; elle aurait alors un caractère d'autorité qui lui donnerait de l'influence sur les convictions. Il est inutile de dire que nous ne voulons parler que des doctrines qui font bruit dans le monde médical , et non de cette foule d'arcanes qui sont autant d'absurdités et de friponneries thérapeutiques que l'académie ne proscrit pas avec assez de sévérité. Il y a des rêves dignes d'un examen philosophiques : l'homéopathie est de ce nombre. Qui empêche l'élève de prendre en bonne santé quelques globules pour juger leurs effets *pathogénétiques* ; mais s'il est jamais atteint d'une pneumonie double, serait-il un vrai croyant, ce que nous ne lui souhaitons pas , qu'il ne combatte pas l'hépatisation par des doses infinitésimales, mais par un traitement allopathique de la plus grande énergie. Il nous semble que Hahneman et ses adhérents sont des animistes déguisés ; sans doute, comme le professeur d'Anspach, ils croient à la toute-puissance de la nature qu'ils laissent agir en ayant l'air de l'aider ; car, sérieusement, ils n'ont jamais songé que le fractionnement idéal d'un médicament, comme la *trentième dilution*, pût avoir deux effets : l'un *primitif,* dans le sens de la maladie ; l'autre *secondaire* ou curatif. Si de pareilles extravagances, au lieu de faits positifs, envahissaient la science, la médecine , n'en doutons pas , serait arrivée à ce temps de décadence et d'abaissement , précurseur d'une époque de régénération.

« Si quelquefois, dit M. Thouvenel, les charlatans ont guéri, quoiqu'ils ignorent les premières notions de l'art qu'ils déshonorent , c'est que, par leurs discours emphatiques, leurs brillants costumes, leurs séduisantes promesses, leurs remèdes cachés, ils captivent la confiance de leurs malades, et les jettent précisément dans cet état si favorable à la guérison. Ce sera par la douceur de son caractère, la bonté de son cœur, par ses manières douces et obligeantes, par son esprit, ses connaissances et ses vertus; ce sera par de semblables moyens, dignes de lui et de son art, qu'il saura la faire naître. »

Les cliniques n'offrent en général à l'observation que des maladies d'une certaine gravité; mais comme la médecine pratique, à Paris surtout, se compose d'affections légères, pour lesquelles on est consulté, on est quelquefois pris au dépourvu; les plus petites choses ont leur importance, et plus d'une réputation s'est perdue pour les avoir négligées.

Vient ensuite cet état intermédiaire à la maladie et à la santé, qu'on appelle convalescence. Ici encore le jeune médecin doit tenir une conduite que les hôpitaux lui apprennent rarement, parce que les malades en sortent ordinairement avant un rétablissement parfait. Il doit continuer le traitement qui a amené cet heureux résultat, en raison directe de la gravité de la maladie; entourer ensuite le convalescent de soins hygiéniques; veiller à son alimentation, à l'air, à la température de son appartement, à l'exercice qu'il doit prendre.

Pour combler cette lacune entre la théorie et la pratique, il faudrait à la Faculté une chaire de philosophie médicale. Dans la dernière année, on traiterait de la nature des rapports du médecin avec ses clients, de ses devoirs envers ses confrères, de tous les égards que se doivent des hommes qui exercent une si belle profession, seul moyen de la relever, aux yeux du public, de la défaveur ou la jettent de basses rivalités ; enfin on traiterait de la tenue, du maintien des médecins de nos jours, en un mot, du savoir-vivre médical.

Hippocrate faisait jurer à ses disciples d'être pieux envers les dieux, remplis d'amour pour les hommes, de zèle pour les malades ; c'est en pratiquant de cette manière qu'il devient le médecin philosophe, l'égal de Dieu. Quand il rencontre ces maladies cruelles qui se jouent de la science et de ses vains efforts, s'il a su établir entre lui et son malade cette douce confiance, sa présence seule diminuera ses souffrances, et fera renaître l'espérance et la tranquillité. Il ne faut pas que dans sa longue pratique la malveillance puisse lui imputer la mort de son semblable ; si la crainte d'une terminaison funeste, fondée sur un examen attentif, venait l'inquiéter, qu'il provoque une consultation ; sans doute elle ne sauvera pas le malade, mais elle convaincra la famille qu'il n'a rien négligé, et sa conscience ne lui fera jamais de reproches. Quand il aura aussi noblement rempli sa carrière, il ne s'effacera pas de la mémoire des hommes ; ses bienfaits rappelleront ses vertus, et de glorieux souvenirs environneront sa tombe.

Le jeune médecin qui avait présenté la thèse dont nous parlons s'était fait une telle idée de son art, qu'il semblait né pour l'exercer ; aussi devait-il, par ses qualités et son talent, acquérir une grande réputation.

Un extérieur modeste, une pureté de mœurs qui

en faisaient en quelque sorte un homme primitif, la douceur de son caractère, sa tolérance autant que son savoir, lui gagnèrent bientôt la confiance de ses clients, qui devenaient ses amis.

La ville de Metz lui fit proposer d'y venir exercer la médecine ; mais il refusa et resta à Pont-à-Mousson, où les plus doux liens lui faisaient goûter le bonheur au sein d'une nouvelle famille. Quelles paroles douces et persuasives découlaient de ses lèvres ! Que la morale était attrayante dans sa bouche ! Il faut avoir goûté le charme de ses entretiens pour apprécier ce mélange de simplicité et de profondeur qui le distinguait. La philosophie, la morale, la politique occupaient ses loisirs ; c'était Platon discourant avec ses disciples. La philanthropie était son sujet de prédilection ; on ne le quittait pas sans être devenu meilleur.

Le docteur Thouvenel publia en 1814 son *Traité analytique des fièvres contagieuses*. Le titre nuisit à l'ouvrage. Broussais avait déjà annoncé, en 1808, que toute fièvre était le résultat d'une affection locale. Les idées de Bichat sur les sympathies, les recherches anatomico-pathologiques de Prost, et plus encore le génie de l'observation, conduisirent le chef de l'école physiologique à saper le vieil édifice des fièvres ; et le dogme de leur essentialité, aussi vieux que la médecine, fit place à la localisation ; elles ne furent plus que des gastro-entérites. Cette nouvelle doctrine parcourut le monde, et, soutenue par l'infatigable ardeur des anatomo-pathologistes, elle changea la face de la science.

Mais le physiologisme, malgré le grand nombre des fidèles qu'il enrôla sous sa bannière, rencontra, comme tous les systèmes, deux sortes de mécréants : les premiers ne croient jamais, parce qu'ils ne veulent pas croire; la lumière ne luit pas à leurs yeux; pour eux le mouvement n'existe pas; c'est en vain que vous travaillerez perpétuellement à les pousser en avant, l'immobilité est leur devise; Galilée est coupable d'avoir dit que la terre tourne; ils vivent et meurent dans une douce quiétude, le paradis des retardataires. Les seconds, de leur nature progressifs, cherchent une conviction; mais pour y arriver ils passent comme Descartes par un doute philosophique; procédant avec le calme de la raison, ils révisent les pièces du procès, pèsent les preuves alléguées de part et d'autre; sur leurs intelligences fortes et actives repose l'avenir de la science; ils sont d'autant plus dangereux qu'ils tournent contre leurs adversaires les armes dirigées contre eux, qu'ils ne jugent qu'après avoir vu.

Lors de la publication de son ouvrage, le docteur Thouvenel ne se doutait pas que les points qu'il touche en passant seraient plus tard des questions de vie ou de mort pour deux doctrines en présence, l'ancienne et la nouvelle. Il n'est ni humoriste ni solidiste exclusif; la vérité lui paraît, comme aujourd'hui, tenir de ces deux opinions. Il pense que des principes septiques, que la chimie n'a pu encore bien reconnaître, étant absorbés par la peau ou les membranes muqueuses, altèrent le sang, le rendent impropre à l'excitation de nos organes, et le jettent dans cette asthénie profonde qu'on remarque dans les fièvres putrides. Ce principe délétère pervertit les actes de la vie animale et organique par son action sur les solides.

Telle était alors l'opinion des médecins, telle est encore celle de la majorité de ceux d'aujourd'hui, à la tête desquels on doit placer M. Andral, qui dit, en parlant du siége de ces maladies : « Il me semble exister partout où se distribuent du sang et des nerfs. » Les troubles qu'on remarque dans le cerveau et ses annexes, la poitrine et le tube digestif, sont le résultat d'une affection primitivement générale. M. Bouillaud, qui a étudié cette maladie d'une manière spéciale, qui le premier a constaté les altérations physiques et chimiques du sang avec ce zèle qu'il met à toutes ses recherches, en présence des lésions constantes de l'intestin grêle, s'est demandé : Le sang primitivement altéré a-t-il porté son action délétère, dans l'*entéro-mésentérite typhoïde*, sur les plaques de Peyer et les glandes de Brunner, et consécutivement sur les ganglions mésentériques, et donné lieu à une lésion organique circonscrite, qui, réagissant sur divers autres organes et sur les centres nerveux en particulier, y produit ces phénomènes de trouble, de stupeur, qu'on remarque ; ou bien l'intestin grêle, primitivement altéré, va-t-il, par ses nombreux rapports avec les autres viscères, les associer à ses souffrances, altérer leur vitalité, et mêler au sang des principes de putridité? Cette seconde opinion, qui est celle du professeur cité, fait de la fièvre typhoïde une maladie primitivement locale. Quel parti prendre au milieu de ces débats? Attendre encore. Nous ne nous dissimulons pas que cette manière de voir a soulevé contre elle une réaction qui a ébranlé plus d'une conviction, et nous voyons avec peine que si elle cède sur ce point vital de doctrine à de puissants antagonistes, c'en est fait du physiologisme ; dans quelques années nous retombons dans cette onthologie que Broussais a détrônée, et l'examen des organes fait place à l'intuition. Sans doute ceux qui opèreront cette contre-révolution sont doués d'un esprit trop sévère pour tomber dans de pareilles erreurs, mais il leur arrivera inévitablement ce qui est arrivé à Broussais. Une foule de médecins, sans l'avoir lu, sans l'avoir médité, se sont jetés à corps perdu dans son système, l'ont exagéré et dénaturé au point de lui faire plus de mal que ses adversaires. Invoquons encore l'anatomie pathologique, ne lui faisons dire que ce qu'elle dit, et si un jour, après avoir constaté l'altération du sang et tous les symptômes qui caractérisent la fièvre typhoïde, elle ne montre aucune ulcération intestinale, la preuve est sans réplique, c'en est fait de la localisation ; mais si elle révèle qu'une lésion locale a toujours préexisté à son altération, à la prostration, à la putridité, les localisateurs resteront debout. Ce qui ajournera long-temps encore une solution, c'est le manque d'ouvertures cadavériques, car les malades ne meurent pas dans la première période. Mais dire, d'un côté, que les lésions de l'intestin suffisent à produire tous les symptômes qu'on observe, ou qu'elles sont tellement circonscrites qu'elles ne peuvent donner lieu à tous ces phénomènes sympathiques, c'est se payer de mots ; nous ne connaissons pas assez le *consensus* des organes pour établir un rapport mathématique entre l'étendue d'une lésion et les effets morbides qui en résultent.

Passant ensuite du siége de la maladie au traitement, le thérapeutiste doit chercher à résoudre la question suivante : Une lésion locale donnée se compliquant de symptômes alarmants dans l'appareil cérébro-rachidien, doit-il traiter la cause sans faire attention à l'effet? En d'autres termes, des médicaments toniques et stimulants déposés sur une muqueuse enflammée augmenteront-ils le mal, ou bien par leur absorption modifieront-ils avantageusement les centres nerveux, et contribueront-ils à rendre au sang les qualités vitales qui lui manquent pour stimuler l'organisme? Témoin des bons résultats des saignées coup sur coup dans la fièvre typhoïde, nous ferons remarquer que nous parlons plus particulièrement ici des typhus épidémiques. Un jour, peut-être, les médecins, faisant abnégation de tout sentiment de personnalité, entreront dans une voie large d'expérimentation; ils feront alors de la science par humanité, et non des systèmes par orgueil; ils ne proscriront pas une médication parce qu'elle n'est pas la leur; mais si elle est rationnelle, ils l'appliqueront aux malades qui la réclament. Pourquoi n'a-t-on pas à Paris une clinique de perfectionnement assez vaste pour faire l'essai de toutes les méthodes curatives? Offrez à des charlatans effrontés une salle dans un hôpital; ils auront pu se faire prôner par des journaux étrangers à la science, tapisser les murs de la capitale de la liste de leurs cures merveilleuses, produire même des attestations de quelques malades affaiblis par de longues souffrances, ou disposés à une excessive crédulité par le désir de guérir (qui ne sait qu'au beau temps du mesmérisme des médecins mêmes, atteints de maladies incurables, avaient une telle foi au magnétisme qu'ils affirmaient leur guérison et mouraient quelques jours après?), ils redouteront le grand jour et déclineront une telle juridiction; de cette manière on diminuerait le nombre des imposteurs.

Il est fâcheux que le docteur Thouvenel n'ait pas intitulé son livre, *Traité du typhus d'Europe*; ceux qui ont pu penser sur le titre seul que c'était un plaidoyer en faveur de l'ancienne doctrine, et que par conséquent il ne contenait rien de neuf, l'auraient sans doute lu et apprécié. Partisan de la méthode analytique et nosographe, il étudie cette pyrexie à son état simple et compliqué, à sa période d'incubation, d'invasion, d'augmentation et de terminaison. Il se livre à des considérations générales du plus grand intérêt sur l'origine et la propagation de ces fièvres, leur contagion, leurs causes physiques et morales; dans ces dernières, la tristesse, la misère et le désespoir; leur diagnostic, leur pronostic, leur traitement. Cette douce philosophie qui le distinguait se fait sentir dans les conseils qu'il donne aux médecins et aux personnes appelées à donner des soins aux contagiés; le devoir a parlé, le danger est envisagé sans crainte et bravé sans faiblesse. « *Le fanatisme de l'humanité,* dit-il, a couvert d'un voile de mépris le moi humain; tout intérêt personnel est anéanti. » On s'élève dans ces moments de danger à une énergie morale qui contraste souvent avec la force physique; M. Thouvenel était dans ce cas, malgré une constitution faible et une impressionnabilité excessive, qui plus tard lui interdirent les représentations théâtrales, les lectures pathétiques; tout le temps que dura l'épidémie il se multiplia en quelque sorte, et conserva assez de calme d'esprit pour prendre des notes aux lits des malades. Les idées religieuses lui paraissent les plus propres à donner à l'esprit la sécurité, qui met dans des conditions de résistance à l'action des miasmes délétères; il se fonde sur ce fait, que plus de cinquante prêtres ont soigné charitablement les malades, et que pas un seul n'a été atteint.

Au temps où il écrivit son ouvrage, on disputait comme aujourd'hui sur la contagion; les uns soutiennent que le typhus et la fièvre jaune se transmettent par contact et par infection; les autres, par infection seulement; d'autres enfin, sous l'influence des consstitutions atmosphériques. Selon lui, une fièvre née dans un endroit par suite de causes locales pourra, après avoir attaqué un certain nombre de malades, d'endémique qu'elle était, devenir contagieuse et épidémique; comme le choléra, qui, paraissant s'être développé primitivement sur les bords du Gange, s'est étendu dans toute l'Asie, a franchi le Caucase et pénétré en Europe. Dans les sciences, les termes mal définis sont la source de disputes interminables. Le mot contagion est de ce nombre; on l'applique à des maladies qui ne se communiquent pas de la même manière; il faudrait les diviser en trois classes.

La 1ᵉ comprendrait les *contagieuses* proprement dites, qui se transmettent par le contact immédiat des malades ou celui des choses qui les ont touchés, comme la gale, le charbon, etc.

La 2ᵉ, les *inoculables*, comme la vaccine, la syphilis, la rage, etc.

La 3ᵉ, les *miasmatiques*, comme les diverses espèces de typhus, le choléra asiatique, etc.

On trouverait, par exemple, que dans des conditions géologiques et météorologiques données, celles d'une classe passent dans une autre, comme la variole, qui devient miasmatique quand elle est épidémique.

Les circonstances dans lesquelles M. Thouvenel a composé son traité doivent nous arrêter un instant. On était alors à cette époque où les guerres de l'empire avaient plongé la France dans le deuil et la terreur ; l'Europe entière était coalisée contre nous, et la bataille de Leipsick, que nos braves perdirent à force de défections, donna lieu à cette désastreuse retraite, où se fit remarquer la plus horrible confusion. « Qui de nous, s'écrie-t-il, ne se rappellera toute sa vie ces scènes déchirantes qu'on ne peut décrire sans frémir ; des centaines de voitures chargées de malheureux blessés qui n'avaient pas été pansés depuis Leipsick, et avec eux se trouvaient entassés des malades attaqués de dyssenterie, de typhus, presque tous mourant d'inanition, de faiblesse, de malpropreté autant que de maladie. » Quand on n'a pas observé une épidémie, qu'on l'a entendu surtout décrire par des hommes qui ne l'ont pas vue, qui n'ont pas un traitement arrêté, on jugera combien est grand l'embarras. On se souvient de ce qui s'est passé à l'invasion du choléra en 1832 ; nous avions été pris au dépourvu, aucune précaution n'avait été prise, chacun préparait ses armes dans l'ombre, et, chose remarquable, on aima mieux faire de la théorie que de consulter les médecins qu'on avait envoyés en Pologne. Dupuytren, se fondant sur les sécrétions abondantes de la muqueuse gastro-intestinale, proposait l'acétate de plomb pour les diminuer; on sait ce qui arriva à cette intuition d'un homme de génie.

Le docteur Thouvenel se trouvait dans cette position difficile, livré à ses propres lumières, ne pouvant profiter des conseils de ses confrères, toutes communications ayant cessé avec la capitale et les villes voisines. Il organise un service; écoutons-le parler : « Je fus obligé plus d'une fois de me tracer un plan de conduite, que j'abandonnais quelquefois plus tard pour en adopter un autre qui me paraissait plus convenable. Je le demande, quel est le praticien de bonne foi qui, dans beaucoup de cas, sinon nouveaux pour lui, du moins rares, n'ait eu ces moments d'hésitation et d'embarras? et quel est celui qui, après avoir parcouru sans succès la série des moyens les plus vantés, ne se soit vu forcé alors de recourir prudemment à ceux mêmes que leur nouveauté lui avait fait dédaigner ou que leur activité lui avait rendus suspects, ou qui n'ait été obligé ensuite de s'en créer hardiment de nouveaux? »

Les hommes qui ont assez de modestie pour savoir douter quelquefois, sont ceux qui prennent tous les moyens d'arriver à la vérité; ils ne tranchent pas d'un ton dogmatique ; ils savent que les sciences sont entourées de difficultés; que les mêmes faits, vus d'un point de vue différent, conduisent à des conséquences opposées. Les lésions organiques et les complications fixent surtout l'attention des bons observateurs. M. Thouvenel admet des ataxiques cérébrales et des ataxiques épigastriques. Il voudrait qu'on distinguât les premières, quand elle sont avec surcroît d'excitation cérébrale ou avec défaut. Dans le premier cas, il y a violence de la céphalalgie, de l'agitation et du délire furieux, de la force dans le pouls, etc. Il faut une médication débilitante. Dans le second, pâleur de la face, lenteur et faiblesse du pouls, état comateux, paralysie dans quelques membres, convulsions dans d'autres. Ici une médication opposée. Il en est de même des ataxiques épigastriques, dans lesquels il range le choléra, contre l'opinion de Pinel, qui le mettait dans les fièvres gastriques seulement, certaines rémittentes qui règnent près des marais, quelques fièvres ardentes des anciens, les intermittentes pernicieuses décrites par Torti et Alibert.

Cet ouvrage, dont la *Société des amis des lettres, des sciences et des arts de Metz* fait le plus bel éloge, et nomme son auteur au nombre de ses membres correspondants, doit prendre rang parmi les meilleures monographies de ce genre Les histoires particulières qui en forment la seconde partie, et dans lesquelles on retrouve la concision de Pinel, révèlent ce tact médical qui constitue le savant praticien. La méthode synthétique suffit aux lecteurs habitués à généraliser leurs idées, mais la pratique a besoin d'une analyse qui fasse voir les objets en détail et classés d'après leurs rapports naturels. Telle est la marche que le docteur Thouvenel a suivie. Physiologiste avant d'être thérapeutiste, il veut que l'on connaisse les fonctions respectives des organes, parce que, selon lui, la maladie n'en est que la *diminution*, l'*exaltation*, la *perversion*. Cette vérité, à force d'être répétée, paraît rebattue aujourd'hui ; mais alors elle était, sinon nouvelle, au moins peu répandue. Un autre point de vue sous lequel il envisage la thérapeutique, c'est le traitement moral. C'est, sans contredit, la partie la plus importante, le beau côté de notre art. Autant le doute, le découragement, jettent le malade dans des conditions défavorables à la médication la plus sage, autant le calme, la confiance, préparent son succès. Et puis, cette foi au médecin le grandit à ses propres yeux ; il éprouve la plus douce des jouissances : il en témoigne sa reconnaissance en redoublant de zèle ; il a senti qu'il était le seul qui pût sauver son malade : son rôle alors n'est plus celui d'un homme, c'est celui d'un dieu. « Avant tout, dit M. Thouvenel, le médecin doit s'emparer de l'esprit des malades, dissiper leurs craintes et les remplacer par l'espérance. » Nous ajouterons qu'il ne doit jamais s'imposer à eux ; qu'il doit même cesser de leur donner des soins, s'il remarque dans leur esprit quelque doute sur son savoir.

Celui qui pose ce principe général de thérapeutique, et qui le suit exactement, fait tout ce qu'il est scientifiquement possible de faire. « Mettre toujours le traitement en rapport, non-seulement avec les causes et l'intensité de la maladie, mais aussi avec les forces et les dispositions particulières des malades, et avec les circonstances essentielles dans lesquelles ils se trouvent placés. »

Peu de livres sont écrits avec cette bonne foi, cette modestie, compagnes du savoir. Loin de lui ces idées prétentieuses qu'affichent les auteurs qui ne croient qu'à leur génie ; tous ceux qui les ont devancés n'en avaient pas, et ceux qui ne se prosternent pas devant eux, comme devant une idole, ne comprennent pas la médecine. Il ne cherche pas à prouver qu'il va changer la face de la science ; tant d'autres l'ont dit, que cela est devenu commun; il veut ajouter quelques faits à ceux qu'elle possède déjà, et surtout les disposer de manière à en faire naître de nouveaux rapports; il écrit pour les jeunes médecins; il laisse à de plus riches le soin de mieux faire. *Qui meliora habet eodem det animo.* « Je serais satisfait de mon travail et je me trouverais heureux, s'il pouvait, comme j'en ai conçu l'espérance, aider un jour mon fils ou d'autres jeunes médecins, à qui je le destine plus particulièrement, à sauver quelques infortunés d'une épidémie semblable à celle qui a régné ces années-ci. Cette idée-là seule est déjà pour moi une récompense qui me fait compter pour rien toutes les peines que j'ai éprouvées dans ces temps de calamité. »

Nous touchons à l'époque la plus remarquable de la vie de M. Thouvenel. Nous avons dit peu de chose de sa vie privée; ses actes n'appartiennent qu'à la famille, et quoique sa pureté soit une garantie de la vie publique, elle fixe à peine les regards; et un homme aujourd'hui eût-il habité une maison de verre, et défié l'œil de la calomnie de voir quelque chose à reprendre à sa conduite, tous ces faits du foyer domestique passent inaperçus; ceux mêmes qui en sont témoins ne les prennent ni ne les proposent pour modèles.

Il faut du bruit, de l'éclat, et nous en sommes à un tel point de dissolution, que la moralité d'un homme est à peine remarquée. Les sages de la Grèce passeraient pour fous de nos jours, et Socrate trouverait plus d'un Aristophane.

Si la vie politique de M. Thouvenel n'a pas brillé de cet éclat qui entoure quelques hommes parlemen-

taires, elle a eu cette solidité qui n'a rien à craindre
du temps, et contre laquelle les systèmes politiques,
les partis, lutteraient en vain. Quand la génération
actuelle aura passé avec toutes les passions qui l'agitent, qu'elle sera devenue un sujet d'étude pour celle
qui lui succèdera, il y aura un moment de doute universel sur la vérité historique; quand un écrivain
impartial, rassemblant des matériaux pour l'histoire
politique de la première moitié du XIX.ᵉ siècle, fera
une analyse rapide de tous les discours qui ont été
prononcés depuis la révolution de juillet, alors il of-
frira à ses contemporains un panorama vivant des
plus honteuses apostasies. Puis, si, remontant des
effets aux causes, il raconte le pourquoi de ce changement d'opinion, il montrera saignante la plaie la
plus dégoûtante de notre époque, la corruption,
l'exploitation de ceux qui n'ont rien par ceux qui
possèdent, les consciences mises à l'enchère, la vente
et l'achat des hommes par les hommes.

Comment! vous serez en adoration devant des avo-
cats qui vous éblouissent aujourd'hui par des phrases
pompeuses, et vous ne vous demanderez pas ce qu'ils
disaient hier! Et vous, faiseurs de réputations, vous
présenterez à l'admiration publique des orateurs que
vous dites éloquents, et vous n'aurez rien à dire d'un
citoyen intègre dont les convictions profondes n'ont
jamais changé, qui n'a vu que l'amélioration morale
et physique des peuples, qui n'a pas dit, qui n'a pas
écrit un mot qui ne rappelle cette grande idée! médecin, il la propageait dans ses ouvrages; député, il
la soutenait à la chambre avec toute l'énergie d'un
citoyen courageux! Il n'a manqué à ses discours,

pour avoir du retentissement, qu'une voix plus forte.
Bien différent de cet orateur sacré qui ne voulait pas
publier ses sermons, parce qu'on ne pouvait imprimer sa voix avec eux, M. Thouvenel l'avait trop faible pour commander le silence. Cependant, aucune
question importante n'a été soulevée sans qu'il l'ait
étudiée ; mais il doutait de lui, et cédait la parole à
des orateurs de l'opposition auxquels sa modestie ne
lui permettait pas de se comparer. Qu'on lise ses discours, et l'on verra avec quelle profondeur, avec
quelles généralités de vue il traitait un sujet. Philosophe moraliste, tout s'enchaîne dans son esprit et
tend au bonheur des hommes ; physiologiste, il applique cette science à la législation, qu'il base sur l'organisme. Des études historiques profondes le met-
taient à même de suivre ce mouvement de réforme
qui agite les esprits et remue les passions, et de constater cette grande vérité que Dieu, pour le bonheur
du genre humain, a gravée au fond des cœurs, ce
principe d'égalité qui appelle tous les hommes à jouir
de leurs droits ; cette idée était pour lui le *delenda
est Carthago* de Caton. Mais n'anticipons pas.

Appelé, sous la restauration, à la chambre élective
par le vœu unanime de ses concitoyens, il y porta
cette indépendance d'opinion, cette fermeté de caractère qui n'attendent rien de la faveur, mais qui
se reposent sur la conscience et la justice. Son élection ne fut pas due aux honteuses manœuvres qui
ôtent à un député sa valeur morale. Dans plusieurs
sessions, il stigmatisa d'un style énergique les fraudes
électorales qui indignent l'homme de bien et le rendent hostile aux gouvernements qui les emploient.

Vivant au milieu d'une famille dont il faisait le bonheur, livré à l'étude, il avait renoncé à l'exercice de la médecine, et ne s'était réservé que celle des pauvres, lorsque la voix du peuple vint l'arracher à sa retraite. Peu de choix ont donné lieu à des manifestations patriotiques plus éclatantes : les électeurs savaient à quel citoyen pur ils confiaient leur mandat sacré ; aussi, le lui continuèrent-ils tant que sa santé lui permit de l'accepter et de le remplir convenablement. Nous devons à la vérité de dire que, profondément dégoûté de tous les moyens de corruption mis en usage pour changer l'opinion des députés indépendants et les gagner au ministère, il donna sa démission en écrivant que l'air qu'on respirait à la chambre était vicié et malsain. Cet excès de pureté parut de la simplicité aux uns, et excita la colère des autres : bien entendu que ceux à qui cette vérité s'adressait crièrent le plus fort. Tout le monde sait qu'il combattit toujours dans les rangs de l'opposition ; mais ce qu'on ne peut assez répéter, c'est la manière dont il envisageait la sainteté du serment. La révolution de juillet venait d'éclater ; il semble qu'aucun engagement ne lie plus un député à un roi qui a violé la Charte et perdu son trône ; et cependant M. Thouvenel ne prêta serment au nouveau gouvernement que lorsque Charles X se fut embarqué à Cherbourg. Il ne se crut dégagé de la parole qu'il lui avait donnée, que quand il eut quitté le sol de la France ; alors seulement il prêta un serment conditionnel. Il n'ignorait pas cependant que M. Persil a dit « que les serments supposent des engagements réciproques ; qu'ils n'obligent celui qui les fait qu'autant que celui qui les reçoit reste dans la ligne de ses devoirs. L'infraction d'un côté rompt l'engagement de l'autre. »

Nous ne sommes pas au temps de la république de Sparte, et si un nouveau Lycurgue faisait jurer d'observer inviolablement ses lois, jusqu'à ce qu'il les changeât lui-même, nous ne lui conseillerions pas d'aller se donner la mort dans l'île de Crète, et de faire jeter ses cendres à la mer; on se croirait délié du serment avant son retour. Qu'on nous montre beaucoup d'exemples de cette religion du serment. M. de Châteaubriand a pu ne pas servir la branche cadette, parce que ses sympathies étaient acquises à la branche aînée ; mais un homme qui l'a toujours combattue, tenir jusqu'au bout la parole jurée, c'est le comble de la vertu civique. Et vous, prêteurs de serments, courtisans caducs, flatteurs corrompus, octogénaires dévoués, qui avez blanchi dans l'inviolable fidélité que vous avez jurée à dix gouvernements, qui avez courbé vos fronts chauves devant les puissants du jour, dont le dernier est toujours une perfection ; accroupis aujourd'hui sous les habits brodés à travers lesquels vos épaules anguleuses font saillie, sous les cordons, les crachats, comme les nobles et les royalistes de 1830 sous la cocarde tricolore, vous crieriez demain : vive la république ! si le peuple dans sa colère la proclamait ; vous n'attendriez pas que le roi eût franchi les portes de Paris ; et l'on vous encense, l'on vous appelle des hommes d'état, des soutiens du trône, et un souffle vous renverserait. Vous riez de cet encens que vos salariés vous prodiguent, mais intérieurement vous devez estimer ceux qui vous appellent dévorateurs de budgets, parce que la vérité a toujours son mérite, et que le mensonge s'attire le mépris de ceux même qu'il flatte le plus. *Malheur à vous qui, pour des présents, justifiez l'impie et ravissez au juste sa propre justice !*

M. Thouvenel ne regarda pas sa nomination comme un moyen d'arriver aux distinctions, aux places que tant d'autres ambitionnent ; sa mission lui parut plus haute, il la remplit noblement en servant son pays. Il ne demanda jamais rien ; on lui offrit quelquefois et il refusa ; il était, comme il le dit, sans craintes, sans espérances, et il est resté sans reproches. Avant d'être homme politique, il était homme moral ; aussi, quoiqu'il fût attaché à ses opinions comme un citoyen énergique et consciencieux, il ne les imposa jamais à personne.

La révolution de juillet, qu'il avait appelée de ses vœux, destitua beaucoup de fonctionnaires publics dont les opinions étaient antipathiques à son principe. Il fit tous ses efforts pour conserver ceux qui, dans la magistrature, jugeaient avec équité, ou, dans la carrière administrative, partageaient également les intérêts de tous. En effet, les opinions politiques varient selon le temps ; elles ne sont pour un grand nombre qu'une question de personnes ; elles ne sont pas unes ; mais la morale est une et universelle, la même sous toutes les formes de gouvernement et dans tous les siècles.

Pendant la session de 1828 on présenta à la chambre un projet de loi sur la presse périodique. Ce projet de loi vandale, rejeté alors et transformé en ordonnances deux ans plus tard, renversa le trône. Un écrivain, qui sème de la poésie partout, disait, en déplorant l'aveuglement des ministres d'alors, ces paroles prophétiques :

Ibunt obscuri solâ sub nocte per umbram.

Avec cette paraphrase : « On ne fait point reculer les générations qui s'avancent, en leur jetant à la tête des fragments de ruines et des débris de tombeaux. Les insensés qui prétendent mener le passé au combat contre l'avenir sont les victimes de leur témérité. Les siècles en s'abordant les écrasent. »

Voici à quelles considérations générales M. Thouvenel se livre pour rejeter ce projet de loi digne des plus beaux temps de la barbarie. Pour lui la liberté n'est que l'emploi de nos facultés à la juste satisfaction des besoins physiques et moraux auxquels elles correspondent, et comme nos besoins véritables sont une nécessité de notre existence physique ou morale, nous sommes fondés à avoir la prétention de les satisfaire. C'est cette *prétention fondée* qui constitue nos droits et en fait la justice. Les moyens que la nature nous a donnés pour user de ces droits, satisfaire à ces besoins, sont nos facultés; les exercer sans entraves, c'est jouir de la liberté. Il en conclut logiquement que la liberté est inhérente à notre organisation, qu'elle est par conséquent un don du Créateur, et que vouloir la comprimer ou la détruire, c'est commettre une impiété. Quand cette liberté est gênée ou diminuée dans les facultés physiques, la vie organique languit, s'altère et s'abrège; et quand elle est restreinte ou trop comprimée dans l'emploi des facultés morales, ces facultés s'affaiblissent, le caractère s'énerve, et la vie mentale et sociale devient à peu près nulle.

Passant de ces aperçus physiologiques du plus haut intérêt à l'étude de l'enfance des sociétés et des individus, il y montre la pensée en germe, n'ayant besoin pour se traduire que d'un langage *exclamatif*. La pensée et les relations s'étendent, un nouveau moyen de communication devient nécessaire, c'est celui des signes, ou le *langage mimique*.

Plus tard le besoin de communiquer ses pensées augmentant en raison du développement de l'esprit, de l'étendue des relations, de la sociabilité, les idées abstraites se forment avec des signes pour les exprimer, et par degrés successifs naît un langage de sons articulés ; c'est *la parole*, première période de civilisation.

Mais ce moyen d'union et de sympathie entre les esprits est soumis à des conditions de rapprochement ; ne pouvant parler aux oreilles, il fallut parler aux yeux ; au langage d'acoustique succéda un langage d'optique ; c'est l'*écriture* ou la *parole* manuscrite, seconde période de civilisation. Cette découverte rendit les temps présents et futurs héritiers des trésors intellectuels des temps passés.

Enfin une nuit de ténèbres avait remplacé plusieurs siècles de lumière, quand, par un bonheur inespéré, on inventa le moyen de graver le *langage manuscrit;* c'est l'imprimerie ou la presse, troisième moyen de civilisation, ou plutôt de régénération et d'émancipation du genre humain.

Les questions traitées avec cette profondeur n'empruntent rien à l'actualité ; elles survivront à l'époque qui les a fait naître, parce qu'elles reposent sur des considérations philosophiques qui seront éternellement vraies, et serviront de point d'appui à toutes les questions du même genre. Un esprit qui généralise, saisit le rapport et l'enchaînement des choses; pour lui rien n'est isolé, tout a un point de contact avec le vaste ensemble d'idées qu'il possède. Débarrassez beaucoup de discours de nos orateurs du prestige de la voix et de l'à-propos du temps, vous y trouverez sans doute des aperçus ingénieux, des pensées lumineuses; mais analysez-les et réunissez-les en corps de doctrine, vous ne verrez pas toujours le point d'où elles partent et celui où elles tendent; le brillant échafaudage sur lequel elles reposent croulera devant la logique; ils ne seront plus qu'un pâle reflet d'une lumière vacillante, et vous serez surpris qu'ils aient fait tant de bruit.

M. Thouvenel considérant qu'il est dans la nature de l'esprit humain de marcher indéfiniment, et dans celle des sociétés d'accroître leurs besoins, il croit pour l'avenir à des moyens nouveaux de communication. Comme notre époque a vu de nouveaux systèmes de route, des machines ambulantes à vapeur, le temps n'est peut-être pas éloigné où nous jouirons d'une *langue universelle* et de *télégraphes électriques* qui transmettront la pensée avec la rapidité de l'éclair.

« Je ne pousse pas, messieurs, le don de la prévision assez loin pour vous dire si nous aurons aussi à cette époque fortunée, et suivant le système des compensations, des ministres retardataires qui chercheront à mettre des bâtons dans les roues, à fermer les soupapes des machines à vapeur, à empêcher le jeu des télégraphes électriques de la pensée. Tout ce que je puis vous assurer, c'est que si de pareils ministres pouvaient apparaître dans le moment où ces choses s'établiront, certainement ils ne compteraient point parmi les merveilles et les perfectionnements de cette époque. »

En 1831, s'agitait une grande question d'organisation sociale; il s'agissait de reconstruire la pairie. Les députés, pressés de réviser la Charte et de la rajeunir, aimèrent mieux laisser l'œuvre imparfaite que de la terminer; ils remirent à la session suivante ce qu'ils auraient dû finir immédiatement : la révision de l'article 23. Ce qui frappe en lisant les discours prononcés à cette occasion, c'est la terreur panique qui s'était emparée des défenseurs de l'hérédité; le fantôme de la démocratie troublait leur jugement. La royauté, à les entendre, ne pouvait exister sans l'appui d'une chambre aristocratique. Il ne manquait à ces raisonnements pour avoir quelque valeur que d'avoir été faits vingt ans plus tôt; en effet, si le principe de non-hérédité avait été soutenu pendant le règne de Louis XVIII, on n'aurait pas manqué de raisons pour le combattre; mais aujourd'hui que nous n'avons plus un roi de droit divin, mais d'élection publique, *un roi-citoyen sur un trône populaire entouré d'institutions républicaines*, qui ne veut gouverner que *par les lo s, et selon les lois*, raisonner de la sorte, c'est vouloir éterniser le conflit entre sa volonté et celle des chambres, faire croire qu'elles ne peuvent, sans attaquer son autorité, défendre la Charte qu'il a juré d'observer. Pourquoi donc ne pas appuyer la royauté sur la souveraineté nationale? est-ce que les mandataires du peuple ont mission de renverser la constitution? Non, ils ont celle de la soutenir et de la faire respecter. Et puis, qu'est-ce que les partis *modérateurs, conservateurs?* Que l'on consulte l'histoire, et qu'on tienne compte de ses utiles enseignements, on verra quels secours ils prêtent aux gouvernements ; ils les servent quand ils sont forts, et les abandonnent quand ils sont faibles, après les avoir égarés, corrompus par de basses flatteries, et réduits à la nécessité des coups d'état ; ils se posent comme un mur d'airain entre eux et les besoins de la société.

Tous les hommes purs de 1830 pensaient qu'il fallait placer le berceau de la royauté au centre du parti national; mais cette utile vérité fit place au plus dangereux des sophismes, et peu de temps après, on professait la doctrine de l'*impopularité,* comme preuve de sagesse et condition d'existence pour les gouvernements. Lors de la révision de l'article 23, on faisait grand bruit de la pondération des pouvoirs; la pairie, bien que mutilée et privée du droit d'hérédité, paraissait nécessaire pour contre-balancer la puissance démocratique de l'autre chambre. De la démocratie, grand Dieu! L'histoire a maintenant prononcé ; elle a relégué ces prévisions parmi les rêves de quelques cerveaux en délire. Quoi de moins populaires, de plus rétrogrades, que ces estimables centres, fonctionnant, avec une précision remarquable, à un signal donné! n'ont-ils pas entre les mains la *clé d'or,* ce pivot des monarchies, chantée par un des leurs? une pluie continuelle de faveurs

n'arrose-t-elle pas leur compacte homogénéité ? Le
plus grand des pondérateurs, c'est le budget, et s'il
passait jamais aux mains de défenseurs de la liberté,
leur nombre s'augmenterait de tous ceux dont le dévoûment est en raison directe du carré des places
et des honneurs.

*Je ne crains pas de montrer cette turpitude au
grand jour, devant la chambre actuelle ; j'aime à le
penser, vous réprouverez d'aussi bas sentiments et
cette insolente cupidité* Paroles de M. Ch. Dupin, en
1829. Il est vrai qu'en 1832 il venait, au nom du
ministère, demander un gros budget.

Aucun député n'a traité la question difficile de la
réédification de la pairie avec plus de clarté et de
profondeur que M. Thouvenel ; nous voudrions pouvoir rapporter en entier son discours ; il est écrit
avec cette puissance de principes et de déduction
qui ne permet pas le doute ; nous l'analyserons sommairement.

Il soutient qu'à la chambre élective seule appartient le droit de reconstituer la pairie ; que c'est un
acte de pouvoir constituant, et non de pouvoir légis-
latif ; que la royauté elle-même, pouvoir constitué,
ne peut devenir constituant, avec la chambre qui lui
a donné le jour ; ses droits sont de proposer des lois,
de les sanctionner et de les faire exécuter, ce qui
n'a rien qui tienne au droit constitutif, indivisible de
sa nature ; qu'en France, on a toujours respecté ce
principe politique, et qu'une seule chambre a exercé
cette puissance ; qu'il en est d'un pouvoir comme
d'un être vivant, il ne peut s'engendrer lui-même ;
que ce serait violer toutes les règles de l'équité et de

l'impartialité, de prononcer un arrêt dans sa propre cause : la constitution de 1830 a été faite, discutée, modifiée, sans la participation des deux autres pouvoirs, qui l'ont acceptée sans réclamations, et cependant elle n'a pas perdu pour cela son caractère de loi fondamentale de l'état ; que le droit de réviser l'article 23 de la Charte, de donner à la pairie la même origine qu'à la royauté, appartient aux députés, seuls dépositaires de la souveraineté nationale, source de toute puissance. « Ne voyez-vous pas, dit-il, que ce serait se jouer de MM. les pairs, de les appeler à voter avec vous un projet qui serait l'arrêt de mort politique de leurs fils aînés ! »

Mais laissons la pairie : en lui ôtant l'hérédité, on l'a désorganisée, anéantie moralement ; on peut bien, par de nouvelles créations, la maintenir numériquement ; mais la valeur morale ne se donne pas par ordonnances ; en politique, et dans nos mœurs actuelles, elle n'a plus qu'une source, l'élection. Il faut donc régénérer le second pouvoir de l'état par le baptême électoral, il lui est aussi nécessaire que les migrations de paysans sains et robustes le sont aux grandes villes pour retremper les races, sans quoi la plupart des habitants ne seraient que des crétins. Si, en 1830, les pairs avaient été, comme les députés, les représentants de la France, on ne leur aurait pas fait l'injure de décréter, le 7 août, l'acte constitutionnel, sans leur participation ; ils arrivèrent trop tard, et, pour nous servir de l'expression d'une de leurs gloires, *tout était consommé.*

Ce corps vénérable de vieilles illustrations est un mourant dont il faut respecter l'agonie, il s'en va comme autrefois les dieux du paganisme ; mais un jour les conseils électoraux lui rendront sa part de puissance législative et le feront briller d'une nouvelle splendeur.

Un député qui ne se laissait dominer ni par les intérêts privés, ni par les intérêts de localité, ni par le système *d'intimidation*, invention nouvelle qui, habilement exploitée, a joué le plus grand rôle dans les votes et commandé le dévoûment de quelques hommes intègres, mais faibles, auxquels on faisait croire que ne pas appuyer le ministère, c'était attaquer la royauté ; principe faux en politique, parce qu'il repose sur le mensonge et la flatterie, et dont l'application pousse les monarchies dans l'abîme ; un député, disons-nous, qui n'a jamais rien demandé pour lui, pas même un bout de ruban, devait à chaque session, à l'occasion du budget, dire des vérités un peu dures, laissant la fausseté à ceux qui la font payer. Qu'on ne pense pas que ces attaques venaient d'un esprit d'opposition ; elles avaient une source plus noble, elles étaient pour lui un devoir de conscience. Il avait vu de près la pauvreté et la misère ; son cœur généreux, impatient de les soulager, lui avait fait rechercher combien chaque père de famille indigente peut gagner par jour, et combien l'impôt lui enlève de son gain ; il arriva à cette effrayante proportion d'un peu plus d'un tiers de prélèvement par les contributions indirectes. Il appelait de tous ses vœux d'utiles réformes dans les lois de finances, pour remédier à de si injustes répartitions. A l'exemple de Rousseau, il demandait l'impôt somptuaire ; et puisque nous avons emprunté notre système de taxe à l'Angleterre, où une aristocratie qui possède presque tout le sol l'a établi dans ses intérêts, il était juste au moins de l'étendre aux objets de luxe ; de cette manière il n'aurait pas pesé spécialement sur les classes pauvres, et n'aurait point assuré aux heureux le monopole de tous les avantages sociaux, et le privilége de ne rien faire pour s'en rendre dignes. Si l'on compare quelques dépenses à d'autres, on trouvera qu'on a donné pendant long-temps, au XIXe siècle, 5o,ooo francs pour l'instruction primaire, et plus de 2 millions pour les bagnes ; et l'on s'étonne que le peuple soit grossier, abruti ! Mais instruisez-le, enseignez-lui ses devoirs et ses droits, prévenez le mal, et employez à l'empêcher ce que vous dépensez à le punir.

Malgré les attaques parlementaires qu'essuie le budget, il marche d'un pas triomphal, s'augmentant chaque année de quelques centimes additionnels, bien qu'on démontre par a plus b, dans un grimoire de chiffres, que l'on fait des *économies réelles*, ce qui veut dire, en dégageant l'inconnue des formules algébriques, que nous payons un tiers de plus que sous Charles X, deux fois plus que sous la république, qui commandait à cent huit départements. Demandez aux contribuables, ils vous diront combien leur coûtent vos dépenses extraordinaires, vos crédits supplémentaires sans fin.

En vain on répèterait aux apologistes des apanages, des dotations, que Louis XII a reçu le plus beau titre qu'un roi puisse porter, celui de *père du peuple,* pour avoir diminué les impôts de moitié, ils vous répondront : *quærenda pecunia primum est.* S'ils

osaient, exhumant quelques souvenirs de la féoda-
lité, tenir le langage méprisant de ce bon temps,
dans leur amour pour les deniers du pauvre et leur
saint zèle pour la splendeur et la représentation, ils
s'écrieraient, comme ce prince courtisan aux états-gé-
néraux de 1484 : « Je connais les *vilains* ; s'ils ne
sont opprimés, il faut qu'ils oppriment. Otez-leur le
fardeau des tailles, vous les rendrez insolents, mu-
tins, insociables ; ce n'est qu'en les traitant durement
qu'on peut les contenir dans le devoir » ; maxime
aussi vieille que les rois et la noblesse, et qu'on voudrait rajeunir.

M. Thouvenel avait pensé que la révolution de juillet amènerait des améliorations financières, depuis
si long-temps conseillées et attendues ; mais les résultats de la discussion sur la liste civile lui ô èrent cet
espoir. En 1832, convaincu que le danger pour le
gouvernement était moins dans les attaques des partis
que dans les souffrances des classes indigentes, il
attaqua le budget comme *inconstitutionnel*, comme
menteur, *immoral*, *impolitique*, et même *criminel*.

Inconstitutionnel, parce qu'il viole la Charte, qui
veut que chacun contribue aux charges de l'état en
raison de ses facultés.

Menteur, en ce qu'il tend à faire croire que nos
dépenses sont moins fortes que celles des dernières
années de la restauration, et qu'en réalité elles
le sont plus ; vérité mieux sentie que celle de la
Charte.

Immoral, parce qu'il est menteur d'abord, et qu'il
viole les règles de la justice en imposant des charges
en disproportion avec les facultés, et excite les con-

tribuables à s'y soustraire par la force, la ruse et la violence.

Impolitique, parce qu'il désaffectionne le peuple de ses chefs, et lui fait voir dans le gouvernement un spoliateur au lieu d'un protecteur. Il se permettait même de dire à M. Thiers, qu'au lieu de se constituer l'apologiste des gros budgets, il aurait dû profiter de ses connaissances historiques pour apprendre au cabinet que les grands ministres des temps passés diminuaient les impôts au commencement d'un règne; qu'il est mal adroit de donner à une dynastie populaire la réputation d'être aussi coûteuse que celle qu'elle remplace, impolitique que l'or fût son symbole; que les plus belles propriétés fussent *propriétés royales*; douze châteaux, *propriétés royales*; les musées, les bibliothèques, etc., *propriétés royales*; la trentième partie du budget, *propriété royale*, et qu'il n'y ait plus guère de nationales que les dépenses, les dettes et la misère.

Criminel, en ce sens qu'en enlevant à des millions d'individus une partie de leur nécessaire, il affaiblit en eux le principe de la vie et porte atteinte à sa conservation.

Les convictions profondes de M. Thouvenel donnaient à son langage une sévérité qui plus d'une fois a étonné ceux qui connaissaient la douceur habituelle de son caractère; aussi, l'homme qui dans la vie privée n'a jamais prononcé un mot sévère, dans l'exercice de la médecine n'a eu pour ses malades que des paroles douces et consolantes, qui dans ses affaires personnelles poussait le désintéressement jusqu'à l'oubli de ses intérêts, sortait de ses habitudes en présence du bien public, et trouvait dans son zèle des expressions qui prouvent la vérité de cet antique précepte : *Pectus est quod disertos facit.*

Si tous les mandataires avaient présent à l'esprit que les lois de finances sont les lois vitales d'un gouvernement, parce qu'elles intéressent l'universalité des membres de la nation, et qu'elles donnent la mesure de l'indépendance de chaque député et de son dévoûment aux intérêts de ses commettants, ils seraient moins prodigues des deniers publics. Il est vrai qu'on les accuserait de lésinerie ; mais ceux qui prêchent l'économie et les réductions importantes sont les plus disposés à donner libéralement pour les dépenses faites dans un but d'utilité générale, et surtout nécessaires au maintien de l'honneur national ; seulement, ils exercent un contrôle sévère sur l'emploi des fonds alloués. Si tous avaient ce courage, la question du meilleur des gouvernements serait résolue ; nous aurions une *démocratie royale,* épouvantail du fondateur du *doctrinairisme,* leurs voix seraient écoutées ; mais que peut une minorité ? lutter encore pour le triomphe des bons principes ; recueillir, en l'honneur des vérités utiles, des murmures d'improbation, des rappels violents à l'ordre, la *raison* des centres. Car comment espérer que des hommes qui touchent leur part de budget consentent jamais à rapetisser ses proportions colossales ; c'est un effort surhumain pour des députés fonctionnaires salariés ; c'est vouloir interdire à un voyageur consumé d'une soif vive, au milieu des sables brûlants de l'Asie, de se désaltérer dans l'onde dorée du Pactole. Quoi de plus illusoire que la loi qui soumet les députés fonctionnaires publics salariés à une réélection? mais ils votent avant et pour leur nomination ; ils votent même après pour remercier le ministère, puisqu'ils siègent jusqu'à ce que les colléges électoraux soient convoqués, époque de convocation qui, n'étant pas fixée, se prête admirablement au besoin qu'on peut avoir de leur appui.

Croirait-on que M. Thouvenel ait été traité de député *malfaiteur*, qui doit disparaître devant l'*indignation publique*, pour avoir dit au banquet patriotique de Nancy, après avoir examiné comment on avait protégé l'indépendance de nos voisins et fait respecter la nôtre : *A quoi ont-ils donc employé tant d'argent?* Un fiévreux défenseur du système suivi, en proie à un accès de ministérialisme, poussa le délire jusqu'à écrire ces lignes, qui laissent bien loin derrière elles les imprécations de la sœur des Horace ; les romantiques ont raison, Corneille était un pauvre homme :

« Je vous accuse donc hautement du crime de haute trahison, et dût mon audace attirer sur ma tête les plus fatales conséquences ; dût la chambre des députés me traduire à sa barre ; dût l'opinion publique me flétrir des noms les plus odieux ; dût la vengeance aiguiser contre moi ses traits les plus funestes ; dût ma fortune périr, et mon avenir s'éteindre, et mon sang couler goutte à goutte, la vérité qui m'échauffe et m'inspire m'a défendu de me taire. »

Descendez vite du trépied, monsieur, vous étouffez ; ce n'est pas goutte à goutte qu'il faut faire couler votre sang qui bouillonne, mais par une large saignée. A la place de votre adversaire, si je vous avais répondu, je ne l'aurais fait qu'après vous avoir confié aux soins d'un partisan des émissions sanguines coup sur coup, et après la fièvre tombée, je n'aurais voulu pour toute réparation que vous faire relire votre période de mélodramaturge, et promettre que vous ne me donneriez pas votre voix aux prochaines élections.

Depuis long-temps la jurisprudence pénale appelait les méditations des philanthropes érudits, et comme les révolutions sont un résultat du progrès social, elles remettent en question des lois que d'autres siècles avaient sanctionnées, et auxquelles ils n'avaient osé toucher, persuadés qu'à leur exécution tenait la sécurité générale. Celle de 1830, qui devait être une ère nouvelle et non la continuation d'une époque retardataire, amena naturellement la révision du code. Le temps d'une aussi importante réforme était arrivé, et la proposition d'un député, tendante à frapper de mort la vieille dynastie en cas de rupture de son ban, prouva que les querelles de partis disparaissent en présence des hautes questions d'humanité, chez les hommes qui font de l'opposition, non par système, mais dans un but d'utilité publique ; pour ceux-là, la justice avant la vengeance.

Dans cette circonstance, comme toujours, M. Thouvenel oublia, ainsi que beaucoup de ses honorables collègues, ses ressentiments personnels ; il parla en homme qui ne se fourvoie point dans de vagues théories, mais qui marche dans le sentier de la vérité, éclairé par une saine philosophie. Voici l'amendement qu'il proposa et qui fut vivement appuyé :

La peine de mort, celle de la déportation, du carcan, la mutilation du poing, et la marque, sont abo-

lies. Dans tous les cas où la peine de mort est pro-
noncée par la loi , s'il s'agit de crimes politiques , elle
sera remplacée par celle de la détention à perpétuité ,
et par celle des travaux forcés à perpétuité , s'il s'a-
git d'autres crimes.

Pour le soutenir , il fit un discours qui eut le mérite d'ajouter de nouvelles preuves à celles que M. de
Tracy avait présentées avec un talent supérieur. Il
est difficile sans doute, sur un sujet tant controversé,
quelques raisons qu'on allègue , de faire passer ses
convictions dans l'esprit des autres ; mais si M. Thouvenel a tiré tout le parti possible des quatre divisions
qu'il a établies , il n'y a plus d'objections à lui faire :

1° La mort doit-elle être mise au rang des peines ?

2° La société a-t-elle le droit de l'infliger à quelques-uns de ses membres ?

3° Dans la supposition qu'elle ait ce droit, est-il
utile qu'elle en fasse usage ?

4° La mort, considérée comme acte de pénalité ,
est-elle plus préventive que toute autre peine ?

Il développe ces propositions fondamentales avec
une dialectique rapide et serrée.

Les dissertations des rhéteurs de l'ancienne Grèce
pouvaient être raccourcies de moitié sans rien perdre , elles soutenaient indifféremment le pour et le
contre par un futile verbiage , et roulaient sur quelques idées délayées dans beaucoup de mots ; mais un
discours qui sait convaincre par le raisonnement et
persuader par le sentiment ne peut être analysé , il
faudrait le répéter en entier pour ne pas l'affaiblir ,
parce qu'il y a autant de pensées que d'expressions ;
contentons-nous des réflexions qu'il fait naître.

Le droit d'infliger la peine de mort a soulevé de graves discussions ; les uns le font dériver d'une justice abstraite ; les autres d'un contrat tacite entre la société et ses membres ; d'autres enfin de la nécessité. Les sectateurs de ces diverses opinions ont invoqué l'autorité des livres divins, et, appuyés sur de pareils témoignages, ils n'ont pas craint de proclamer l'expiation du sang par le sang. Le champ de l'interprétation est un vaste désert où les meilleurs esprits s'égarent, ils se croient saintement les interprètes de la parole divine, en armant les sectes contre les sectes, en allumant le feu de la persécution et des bûchers. Il n'y a qu'une religion erronée qui puisse enfanter ce zèle coupable.

La vie est un don du créateur, à lui seul appartient le droit de l'ôter. Le Décalogue défend l'homicide : *vous ne tuerez point*. Il est vrai qu'il ajoute : *Si quelqu'un frappe un homme avec dessein de le tuer, qu'il soit puni de mort* ; ce qui veut dire seulement que celui qui est attaqué peut, pour sa défense personnelle, donner la mort à l'agresseur ; car il n'est pas dit qu'un tribunal sera organisé pour la condamnation du coupable ; et quand, dans la promulgation des lois touchant l'homicide, on lit : *Que celui qui aura frappé son père ou sa mère sera puni de mort*, n'est-ce pas, comme un commentateur le soutient, moins une loi, qu'une prédiction qui annonçait, pour empêcher le meurtre, que les hommes puniraient de mort ceux qui le commettraient ? Est il rationnel de penser que nous devons aujourd'hui, après les développements successifs des siècles, être régis par les mêmes lois que les enfants d'Israel plaçant le berceau de leur société naissante au désert de Sinaï. Si l'état sociétaire actuel n'était que l'état patriarcal, pourquoi alors l'avénement du Messie, prédit par des hommes animés d'un souffle divin? Pourquoi la nouvelle loi abolissant l'ancienne? Pourquoi le pardon des injures au lieu de la peine du talion? Pourquoi l'amour de Jésus à la place de la haine commandée dans la loi mosaïque? *Et moi, je vous le dis, aimez vos ennemis, faites du bien à ceux qui vous haïssent, et priez pour ceux qui vous persécutent et qui vous calomnient.* L'Évangile n'étend-il pas le principe de charité universelle aux états comme aux individus, et n'est-ce pas y manquer que d'ôter au coupable le temps de se repentir et d'obtenir son pardon? Le père qui est dans les cieux fait luire son soleil sur les bons et sur les méchants.

Ceux qui font dériver le droit d'infliger la peine de mort d'un contrat tacite entre la société et ses membres, partent d'une hypothèse très-contestable pour poser une loi inhumaine. D'abord, où est ce contrat originel? quelle est la société primitive qui l'a signé? Pour qu'il eût été fait au profit de tous, il eût fallu que les contractants eussent individuellement le droit qu'ils accordaient ; mais ils ne l'avaient pas, car s'ils l'avaient eu, il faudrait admettre logiquement qu'ils avaient celui de disposer de leur propre vie, et le suicide serait une conséquence rigoureuse de ce contrat primordial, car il serait inconséquent d'accorder aux autres un droit qu'on se refuserait à soi-même. L'instinct de conservation est tellement impérieux dans tous les êtres organisés, il est tellement une loi de la nature universelle, que le Créateur a donné avec la vie le droit de la conserver ; mais s'ensuit-il de là qu'on doive l'ôter ? Non ; le dogme de l'inviolabilité de la vie de l'homme découle de ce principe : conserver sa vie , n'est pas attaquer , détruire celle de son semblable. On ne doit recourir à ce moyen que quand on n'en a pas d'autre , c'est-à-dire seulement dans le cas de défense personnelle ; le combat terminé, ce qui était un droit, un devoir même pour l'individu attaqué, n'existe plus ; il ne doit plus dépouiller l'agresseur de la vie. Deux armées arrosent de leur sang un champ de bataille, elles se tuent pour une idée, un principe, moins que cela, pour un homme : c'est un droit ; mais le combat terminé , il faut que les prisonniers aient la vie sauve, ou c'est un assassinat. Qui n'est indigné des barbares représailles de la Péninsule?

Mais la société se trouve-t-elle jamais de nos jours dans le cas de l'individu ? Non; moins que lui elle a des vengeances à exercer ; certainement elle pourrait s'arroger le droit que nous lui contestons , si elle ne pouvait se conserver collectivement qu'en punissant de mort ceux qui attentent à la vie de ses membres ; mais cela serait tout au plus admissible dans une réunion d'hommes grossiers et sauvages ; au XIXe siècle, elle répugne tellement à nos mœurs, qu'on ne trouvera bientôt plus , dit M. de Tracy , de jurés pour l'ordonner et de bourreaux pour l'appliquer.

Selon M. Thouvenel, si les chefs des nations avaient le droit d'infliger la mort, ce ne serait qu'après avoir fait tout ce qu'il convient de faire pour les améliorer.

La mort mérite la mort est un sophisme barbare en contradiction avec l'humanité. Ne croyait-on pas à la nécessité des supplices qui souillaient notre législation pénale dans des temps de cruauté, et cependant n'a-t-on pas déjà supprimé le chevalet, les tenailles, l'écartellement, le feu vif, la roue, le gibet, la décollation, le fouet, la claie, le pilori, le carcan, la mutilation du poing et la marque ? et dans ces temps on croyait que cet appareil de châtiments barbares était nécessaire au maintien de la société.

« Plus, dit M. Thouvenel, on a de respect pour la vie des hommes, plus on la rend sacrée. Dans le XVIe et le XVIIe siècle, plus on a appliqué la torture aux sorciers, plus on en a trouvé qui ont voulu l'être. »

Si la peine de mort est aussi préventive que le disent ceux qui en soutiennent la légitimité et l'utilité, il s'ensuit que les pays où on l'applique le plus souvent sont ceux où les crimes doivent à la longue devenir plus rares. M. Moreau de Jonnès a été conduit aux résultats numériques suivants, sur le rapport des crimes commis dans les îles britanniques et en France : le meurtre est quatre fois plus commun dans le premier état ; l'assassinat deux fois ; le viol six à sept fois ; le vol, près de cinq ; les condamnations neuf fois plus fréquentes ; l'incendie un peu moins commun ; les condamnations à la peine de mort vingt-deux fois ; les exécutions, près de trois fois ; d'où il suit que le gibet est un mauvais maître, et que nous valons bien nos voisins, malgré nos deux révolutions.

Cependant, depuis des siècles, ils goûtent l'utile plaisir d'entendre les cris des victimes qu'ils font égorger ou brûler légalement, et si les supplices étaient des exemples salutaires, il y a long-temps que le peuple dont on a dit que c'était à un bourreau d'écrire l'histoire, serait devenu le plus humain des peuples de la terre, et ne trouverait plus à qui appliquer la peine de mort. Les têtes couronnées qu'il a fait tomber auraient suffi à le corriger. Anne Boulen, qui se réjouit de ne pas mourir par le feu, d'avoir le cou petit et un habile exécuteur des hautes-œuvres; Catherine Howard, Jeane Gray, Marie Stuart et Charles Ier; voilà de grandes et de terribles leçons! A qui ont-elles profité? A des ambitieux, à l'hypocrite Cromwell, qui disait d'un ton inspiré : « Dernièrement, lorsque je voulais parler pour le rétablissement de sa majesté, je sentis ma langue qui se collait dans ma bouche, et je regardai ce mouvement surnaturel comme une réponse du Ciel qui rejetait le prince endurci. »

Et nous, si cette loi avait été abolie, aurions-nous vu, en 93, la France couverte d'échafauds et arrosée du sang d'hommes vertueux? Dites-nous donc ce que vous avez gagné à l'exécution de Louis XVI? Ses successeurs ont-ils été plus sages? gouvernent-ils mieux? Si, en 1830, on avait fait mourir Charles X, qui n'a pas plus profité de la mort de son devancier qu'un criminel en place de Grève de celle d'un assassin, on ne manquerait pas de dire aujourd'hui que sa mort était nécessaire à la consolidation du trône constitutionnel. Cette raison serait vraie comme la plupart des raisons d'état, puisque ce vieillard débile n'a pas cherché à quitter sa terre d'exil, et s'y est éteint paisiblement. Si un homme devait ressaisir une seconde fois la couronne, c'était Napoléon; mais le temps, qui use tout, avait prononcé contre lui, et le doigt de Dieu lui avait marqué sa tombe sur un rocher.

Résumons-nous. Est-il nécessaire à la conservation

de la société qu'elle ait le droit de mort sur ses membres? les crimes qu'elle punit seraient-ils plus fréquents si on le supprimait? Voilà toute la question. Pour y répondre, il faut des faits, des chiffres, au lieu d'abstractions. Abolissez la peine de mort pendant dix ans, par exemple; faites une statistique judiciaire exacte, et si, pendant ce temps, les assassinats ont augmenté, rétablissez-la. Mais, tant que vous n'aurez pas fait cette expérience, il n'y a pas de réponses péremptoires à ceux qui en demandent l'abolition, et surtout l'abolition temporaire, comme nous la demandons.

On va dire que la société serait bouleversée, ébranlée dans ses fondements : quand il s'agit de réformes, on trouve toujours des raisons pour ne pas les tenter. Dans leur pieuse admiration pour notre état social, les rétrogrades ne voient rien à changer; pour le maintenir même dans son immobilité, ils se croient tout permis, comme ces sectaires fanatiques qui trouvent toujours un verset de la *Bible* pour sanctifier leurs actions impies.

Fondez une colonie de déportation au sud de la Plata, comme on l'a indiqué; soumettez-y les condamnés à un régime pénitentiaire propre à les corriger; car, dans notre système actuel, il est impossible à un coupable qui a fini son temps de redevenir honnête homme; la société le repousse, il faut qu'il vole ou qu'il tue pour vivre.

Attachez la honte, l'infamie à la peine de la déportation, elle sera plus préventive que celle de la mort, et des juges faillibles n'assumeront pas sur eux le poids d'une condamnation irréparable; l'idée de l'exécution d'un innocent est épouvantable, et le glaive de la loi est suspendu sur la tête de ceux qui l'ont frappé.

Invoquez le témoignage de l'histoire, elle vous apprendra que les états qui ont supprimé la peine de mort n'ont pas vu augmenter les crimes. Avant Dracon, l'exil était la peine des meurtriers; ils étaient plus rares que dans les temps qui le suivirent. En Egypte, elle a été abolie pendant vingt ans; à Rome, pendant deux cent cinquante ans; tout le temps de la loi Porcia, en Angleterre, sous le règne d'Alfred-le-Grand; en Toscane, plus de vingt-cinq ans, sous le règne de Léopold; en Russie, pendant vingt-un ans, sous Elisabeth; et les crimes ont augmenté quand on l'a rétablie.

Le châtiment, loin de prévenir le crime, le fait naître en appelant la vengeance. Il ne répond donc pas à l'intention du législateur et semble nuire à la conservation de la société. Il est certain qu'il disparaîtra de nos lois; des esprits sérieux n'attendent pour cela qu'une amélioration dans nos mœurs; mais on les ajourne sans fin, et à la manière dont on y travaille, on semble les redouter.

Ce qu'on devrait au moins abolir, ce sont les exécutions publiques; la Grève est une école d'assassinats, on s'y habitue à voir couler le sang; le courage stoïque des malheureux qu'on guillotine apprend à mépriser la mort; la foule ne voit plus le crime qui les a amenés là, mais leur impassibilité à l'approche du coup fatal attire ses éloges, inspire de la cruauté aux méchants, et leur enseigne à assassiner et à mourir. Qui ne sait qu'après la révolution du 9 thermidor, les enfants s'amusaient à guillotiner des chiens, des

chats et d'autres animaux, pour remplacer les exécutions auxquelles leurs yeux s'étaient accoutumés.

M. Thouvenel ne montra pas moins de talent et de
profondeur en discutant la proposition de M. Bavoux,
relative au rétablissement du divorce. Le mariage
étant l'acte fondateur de la société domestique, qui
est le germe de la société publique, a dû, dans l'antiquité comme dans les temps modernes, occuper les
législateurs, et aujourd'hui qu'on regarde la dissolubilité plus en rapport avec les progrès de la civilisation,
cette haute question appela les méditations des hommes de toutes les opinions, et bien que traitée sou-.
vent, elle parut neuve à un physiologiste qui la rattache aux principes de la société, au bonheur des familles, et considère le mariage sous les *rapports physique* ou de *procréation*, *sociétaire* ou de *famille*,
civil et politique, *intellectuel*, *sympathique* ou *moral*,
religieux.

Nous ne suivrons pas l'éloquent défenseur de l'in-
dissolubilité du lien conjugal dans tous les développements sur lesquels il appuie l'opinion qu'il soutient :
lui-même se borne à quelques aperçus nouveaux.

Il est certain que si l'on considère le mariage sous
le rapport physique seulement, c'est-à-dire comme
un simple rapprochement de sexes, sans en voir le
but, il ne doit être que d'une durée limitée. Si la nature n'a pas établi la patriarchie dans toutes les espèces
assez rapprochées de la nôtre, cependant elle n'a
permis la séparation dans quelques-unes qu'à l'époque
où les petits peuvent se passer du secours de leurs
père et mère.

En suivant cette loi que la nature a posée pour la perpétuité de l'espèce chez les animaux, et qu'elle n'a pas seulement soumis à l'empire des besoins physiques, puisque leur union doit y survivre au profit de la progéniture, il y aurait une grande question de sociabilité et de morale à résoudre : Jusqu'à quel âge dans l'espèce humaine les enfants ont-ils besoin des soins de ceux qui leur ont donné le jour? Une réponse satisfaisante nécessite une union après laquelle on ne songe plus au divorce. Nous ne réfuterons pas l'erreur de ceux qui pensent avec beaucoup de naturalistes que dans l'état de nature l'homme est polygame ; cette opinion peut être vraie en elle-même, mais il est temps de ne plus prendre l'état sauvage pour type du beau et d'une société perfectionnée ; civilisons, si nous pouvons, les Cafres et les Samoièdes, mais ne cherchons pas à leur ressembler ; le génie de Rousseau n'a pas fait croire que l'homme qui pense fût un animal dépravé.

Pour ceux donc qui ne voient qu'un rapport physique dans le mariage, la question est facile ; ils n'ont qu'à consulter des époux qui ne suivent que leurs passions, leur humeur capricieuse ; ils verront l'*incompatibilité d'humeur* et conclueront à la nécessité du divorce. Bichat l'a dit : la constance n'est qu'un rêve, elle n'est que dans l'inconstance.

Madame Sand a fait une peinture déchirante des mariages mal assortis, c'est l'enfer du Dante ; mais le législateur ne voit pas que le roman du lien conjugal, il ne le fait pas seulement reposer sur l'attrait passager que les époux éprouvent l'un pour l'autre ; ce n'est pas à ses yeux un sensualisme qui se plie aux passions changeantes des conjoints, qui ne vit que dans un présent qui lui échappe sans rien fonder dans l'avenir. Il voit au-dessus de cela une nécessité sociale, celle de la conservation et de l'amélioration de l'espèce. Pour atteindre ce but, il ne doit pas craindre de contrarier quelques goûts individuels et d'imposer des sacrifices et des devoirs.

Le mariage a été établi en faveur des enfants, et s'il était permis de le rompre, cela ne pourrait être que quand une nouvelle société, se fondant, comme le saint-simonisme, par exemple, sur l'abolition de la propriété, se chargerait des enfants, et rendrait à chacun selon sa capacité et ses œuvres ; alors il n'y aurait plus qu'une grande famille ; mais si cette organisation sociale est un progrès, et qu'elle doive gouverner le monde un jour, nous en sommes loin encore, et nous ne pouvons nous conduire comme si elle existait. Travaillons au contraire à affermir le lien sacré du mariage, à une époque où toutes les croyances sont ébranlées, et où la froide doctrine de l'individualisme conduit les hommes.

Pour porter atteinte au principe d'inviolabilité du mariage, il faudrait que le législateur n'offrît aucun moyen de faire cesser les maux qu'endurent des époux d'humeur antipathique ; mais la séparation offre tous les avantages du divorce sans en offrir les inconvénients. Le seul reproche qu'on peut lui faire, c'est de pouvoir donner au mari une postérité étrangère, mais par une loi l'époux séparé peut ôter à sa femme le droit de porter son nom et refuser de reconnaître les enfants qu'elle mettrait au jour après la séparation. Il est évident que le divorce, loin de remédier aux mauvais mariages et d'en diminuer le nombre, les augmentera, au contraire, en provoquant des époux indélicats à employer les moyens propres à rompre une chaîne que de mauvaises passions les pousseront à briser. Pense-t-on que dans une nouvelle association conjugale, qui sera peut-être pour eux une spéculation, ils ne rendront pas malheureuse la personne à laquelle ils s'uniront? Il est facile d'invoquer les antipathies, les incompatibilités d'humeur; il y a ordinairement méchanceté dont on ne guérit pas par le changement.

Depuis l'abolition du divorce il y a eu presque moitié moins de séparations qu'il n'y avait de divorces ; cette statistique prouverait que les époux sont moins malheureux depuis qu'on ne divorce plus.

« Le divorce, dit M. Thouvenel, est, par son origine comme par ses résultats, une loi de barbarie ; c'est le despotisme du sexe le plus fort sur le sexe faible, ou du sexe à passions violentes sur celui qui les a calmes ; c'est le triomphe du sentiment de l'individualisme sur celui de l'abnégation ; c'est la répudiation facultative pour les deux sexes, renouvelée sous des formes plus civilisées S'il y a remariage, et que de nouveau-nés en soient le fruit, alors opposition d'intérêts et d'affections, brouille et division entre les diverses familles, inimitié entre les enfants, haine implacable entre les mères. »

Nous voudrions pouvoir citer en entier le passage dans lequel il peint des plus vives couleurs le mariage comme la transformation du *moi* en une autre unité sociétaire représentée par le mot *nous ;* l'annulation de la vie individuelle au profit de la vie commune ; l'exercice des vertus qu'on nomme résignation, constance, oubli de soi-même; le remède aux ennuis de la vieillesse et aux maux qu'elle traîne à sa suite. Il conclut à la séparation, qui permet aux époux de se réunir pour le bien de leurs enfants, s'ils ont reconnu que les motifs qui les ont séparés étaient le résultat de l'erreur ou de l'injustice.

Sous le point de vue hygiénique et physiologique, dans l'intérêt des races plutôt que des individus, il serait plus utile à la société de regarder comme empêchement au mariage toutes ces maladies héréditaires qui appauvrissent les populations, donnent naissance à ces êtres dégradés qui remplissent les hôpitaux et les bagnes, et témoignent de la vérité du péché originel. Il vaudrait mieux empêcher de mauvais mariages que de les défaire; comme les revaccinateurs, qui devraient plutôt conseiller de vacciner une bonne fois que de recommencer inutilement une seconde.

L'hygiéniste voit à regret que le XIX· siècle, presqu'à moitié de sa course, poursuit encore l'analyse désespérante du XVIII·, sans pouvoir arriver à la réalisation d'une œuvre synthétique. La société actuelle a laissé bien loin le but primitif de cette institution de la nature. S'il était permis à la législation de réformer les coutumes, de corriger les actes de la vie privée, elle aurait beaucoup à faire pour l'amélioration des mariages. De nos jours ils ne sont plus qu'un trafic d'argent; on ne s'occupe qu'accidentellement de la moralité de celui qui demande une alliance; les rapports de convenance, de goût, qui doivent exister entre les caractères, sont négligés; *est-il riche?* voilà l'unique pensée. Les sentiments généreux, les bonnes actions ne constituent pas une dot; on ne regarde pas les belles qualités comme l'élément du bonheur des familles, elles sont sans valeur. Un des grands bienfaits de la révolution, c'est d'avoir rapproché les classes, confondu les rangs, en rabaissant la morgue aristocratique de l'une et en relevant la dignité de l'autre ; celle-ci a franchi une barrière fictive bâtie de parchemins vermoulus qui servaient à déguiser l'ignorance et les vices de plusieurs générations. Aujourd'hui c'est une autre barrière, une autre aristocratie : celle de l'argent, la pire de toutes ; on ne la franchira qu'avec une valeur de même nature ; les talents, la conduite, se briseront contre elle. L'alliance de cet homme vous est agréable parce qu'il possède une fortune qui, ajoutée à celle que vous donnerez à votre fille, lui procurera un rang dans le monde. Vous êtes-vous informés de ses goûts, de ses penchants, de ses passions? Vous êtes-vous assurés si l'argent qu'il reçoit de vous ne servira pas d'aliment à ses prodigalités? savez-vous en combien de temps il l'aura dissipé? Quand il aura brisé le seul lien qui était entre vous et lui, vous lui serez étrangers ; au lieu d'amitié et d'estime, vous recueillerez le mépris, et vous aurez préparé un avenir de malheur à votre fille. Vous avez refusé un jeune homme qui n'avait rien que beaucoup de talent et de conduite ; pensez-vous que son travail éclairé, son activité, ne soient pas une valeur? qu'il n'augmentera pas le bien que vous lui aurez remis pour aider au bonheur de la femme que vous lui confiez? Vous formeriez la plus sainte des unions.

On voit rarement ces hommes à fortune colossale, qui ne savent comment la dépenser, prendre dans la classe pauvre une femme sage, belle, modeste, dont l'éducation soit complète. Ils auraient divisé leurs richesses, tiré de la gêne et de l'obscurité des familles nombreuses. Les fils, à l'imitation de leurs pères, au lieu de concentrer leurs fortunes dans une seule main, la dissémineraient en plusieurs, qui la feraient fructifier en raison d'un travail multiple. Les résultats seraient incalculables, pour la société, au bout de quelques siècles ; ce serait le plus beau moyen d'être utile à l'humanité, de développer pour elle des sympathies qui reposeraient sur le plus doux des sentiments ; nous aurions moins à subir le despotisme de l'argent, le plus inhumain de tous.

Le philanthrope, qui aime à chercher dans l'avenir ce qu'il ne trouve pas dans le présent, ne fait-il qu'un rêve en pensant que le mérite cessera d'être un jour en raison des richesses ? Nous ne le pensons pas ; espérons qu'un temps viendra où l'homme prendra pour base de l'éducation de l'homme sa valeur morale.

Il nous reste à examiner les articles *Gouvernement, Progrès social, Religion ;* ils prennent naturellement place dans un ouvrage de la nature de celui-ci, et le distinguent de tous ceux du même genre. Dans le premier, l'auteur fait peser sur les chefs des gouvernements la plus sainte des responsabilités ; ils sont les bons ou les mauvais génies des nations ; tout le mal ou tout le bien qui se fait dépend d'eux. L'homme, qui est l'être le plus modifiable de la nature, reçoit les impressions qu'on lui donne. La manière dont on le gouverne a la plus grande puissance d'action sur son caractère, ses passions, ses habitudes, son bien-être ; en un mot, sur sa santé. C'est toujours l'homme indépendant qui appelle une rénovation sociale, qui ne craint pas, pour atteindre ce but, de dire des vérités courageuses aux puissants de la terre. Autant un langage ferme excite l'admiration, autant la servitude qui pèse sur les corps savants fait naître la pitié; il semble que les membres qui délibèrent sur des questions d'hygiène publique aient perdu la conscience de leurs droits, et les immolent à la crainte honteuse de déplaire au pouvoir. Qu'on agisse ainsi à la cour, c'est tout simple, il faut flatter et mentir pour faire son chemin; mais les murs décrépits de l'Académie de médecine se refusent à ces actes de courtisanerie. Cependant, chaque fois qu'un ministre lui propose ses opinions, tout en ayant l'air de lui demander son avis, il a toujours raison, et paraît plus médecin que l'Académie elle-même. Nous ne doutons pas que si un homme, remarquable par sa fermeté et son amour pour le bien public, arrivait un jour au pouvoir, il n'en fermât les portes pour lui donner une leçon d'indépendance et la relever de son féodal servage. Loin de nous le désir de transformer l'Académie de médecine en arène politique; mais ce que nous voulons, c'est un langage ferme sur tout ce qui peut intéresser la santé publique, que les médecins seuls peuvent apprécier. Qui donc éclairera le pouvoir, qui donc répandra les découvertes utiles, si ce ne sont pas les hommes qui passent leur vie à les faire? Les vérités scientifiques doivent être enseignées à ceux mêmes qui ont intérêt à les rejeter; il faut qu'on les propage, sans acception de temps, de lieux, ni de personnes.

Dans le deuxième, il aborde la forme gouvernementale, et pose ce principe : « En morale, en politique comme en physique, il y a des frottements , des résistances inévitables ; tout procède de germes , de linéaments, et se développe par couches successives , ou s'évolutionne gradativement. » Doué d'un grand talent d'observation , il avait étudié pendant quarante ans, et dans diverses contrées , le peuple qu'il aimait. Il lui reconnaissait les meilleures qualités ; mais partout il l'avait trouvé ignorant de ses droits et de ses devoirs, sans lumières et sans indépendance. On prévoit déjà à quelle conséquence l'avait conduit cette étude ; elle donne un démenti formel à la théorie qui ne juge pas le peuple tel que l'ont fait dix-neuf siècles de servitude et d'ignorance. Il serait dangereux de lui remettre le pouvoir entre les mains, car la monarchie représentative, avec les vices du temps, ne marche pas bien, parce que nous n'y sommes pas préparés convenablement. La réforme intellectuelle et morale doit, selon M. Thouvenel, précéder la réforme sociale et politique. Avant d'établir en France la république, qui lui paraît maintenant impossible, il voudrait des essais en petit, sous la dictature d'un homme d'une capacité et d'une philanthropie sans bornes. Tout entier à l'admiration que nous cause la sagesse de ses réflexions , nous ne le suivrons pas sur ce terrain brûlant.

Il était réservé à un médecin-député de traiter la grande question de religion. Si quelques âmes timides s'effrayaient d'une telle hardiesse, nous leur répéterions ce que nous avons dit ailleurs : que les sciences religieuses, morales et politiques, ne peuvent être rigoureusement déduites que d'une connaissance approfondie de l'organisme , et qu'une révélation qui ne s'appuierait pas sur cette base, conduirait à la négation d'un être suprême. Le christianisme, qui n'est que la raison éclairée par une révélation divine, ne tiendrait-il aucun compte de l'organisation que Dieu nous a donnée pour le connaître ? C'est même aujourd'hui une question qui s'agite dans le monde religieux, de savoir si le catholicisme accorde assez à la matière. Celui qui ne s'occuperait que d'un des éléments qui composent l'humanité , ne remplirait qu'une des conditions du problème. L'hygiéniste peut donc, et doit donc traiter cette matière. Du reste, Bernardin de Saint-Pierre, dans ses *Etudes de la nature*, M. de Chateaubriand , dans son *Génie du christianisme,* ont plus fait pour la religion que le docteur Angélique avec toute sa Somme.

Le docteur Thouvenel ne s'égare point dans les régions obscures d'une métaphysique ténébreuse ; rapportant tous les actes de la vie humaine à quatre modes d'existence : 1° mode affectif ; 2° mode intellectif ; 3° mode nutritif ; 4° mode génératif, il recherche les moyens de les développer, de les maintenir dans un état de santé parfaite, de les faire agir avec régularité de manière que les fonctions des uns ne troublent pas celles des autres, de les soumettre tous à une mutualité qui les tienne dans un juste équilibre. Eh bien ! pour arriver à ce développement, à cette pondération , il analyse les moyens propres à donner ce résultat ; il ne trouve qu'une foi commune , une même conviction religieuse ; il dit que tous les peuples de la terre ont besoin de croire à une cause suprême, assertion qui est prouvée par tous les voyageurs, quoi qu'on ait prétendu le contraire ; que c'est un des besoins de leur vie affective ; que l'aliment à ces besoins qui vivront autant que l'organisme, est la religion ; l'Evangile, le meilleur code possible de sociabilité et d'hygiène ? Voilà donc la religion devenue une loi de l'organisation, débarrassée de toutes disputes dogmatiques, ramenée à la morale la plus sublime. Si les hommes destinés à l'enseigner en avaient toujours fait une application exacte aux besoins et aux usages de la vie, ils l'auraient fait aimer et pratiquer ; car les croyances sont du ressort de la vie affective, et ne doivent pas être livrées indéfiniment aux disputes de l'intelligence.

Pour prouver la suprématie de la doctrine évangélique, il suffit d'un simple aperçu. Qu'est-ce en effet que le *sabéisme*, le *polythéisme*, le *brahminisme*, le *bouddhisme*, le *judaïsme*, l'*islamisme*, comparés à la doctrine de Jésus ?

Les religions indiennes enseignent le fatalisme, établissent les classifications sociales, les castes, les tribus, le dogme de la métempsycose, défendent aux Indous d'attenter à la vie d'un insecte, et ils deviennent les bourreaux du paria, comme s'il n'était pas un homme. Le polythéisme des Grecs, des Romains, des Gaulois, prescrit les sacrifices humains pour être agréable à la Divinité. Moïse sépare sa nation de toutes les autres, en forme un empire isolé et distinct ; et bien que sa religion fût un progrès, puisqu'elle a été le berceau de la nouvelle loi, la théocratie des juifs est entachée d'individualisme ; elle prononce la peine du talion, au lieu du pardon des injures ; ne dit rien de l'immortalité de l'âme et des récompenses d'une vie future. Le mahométisme tient le milieu entre le judaïsme et le christianisme; il leur emprunte ce qu'il a de bon ; c'est une religion sensuelle, fondée sur le glaive et la force. L'Alcoran prescrit une guerre d'extermination contre les infidèles, et le musulman, qui, le sabre à la main, en a le plus tué ou converti, s'enivrera un jour, dans un lieu de délices, des faveurs des chastes filles, des voluptés des célestes houris. Un sérail pour paradis devait, dans un tel climat, allumer la fièvre du prosélytisme. A côté de cela, des mœurs efféminées, des hommes dégradés, des esclaves mutilés, l'oppression d'un sexe par un autre.

L'Evangile fait appel à tous les hommes; il prêche la charité, la fraternité, l'amour envers tous, et l'égalité devant Dieu. Ne dites pas qu'on a fait couler le sang en son nom ; est-ce la faute du législateur si des juges barbares appliquent mal ses lois ? Où trouver une doctrine plus pure ! Vous qui n'y croyez pas, inventez donc un code de devoirs plus propre au bonheur du monde. Mettez-vous à l'œuvre ; les générations présentes s'agitent dans le doute pénible que vous avez travaillé à leur faire pendant un siècle. Ne continuez pas l'école voltairienne (si l'on peut appeler école ce qui détruit toujours sans jamais réédifier) ; elle a ri de tout, elle n'a cru à rien, pas même à la conscience ; mais elle n'a pu détruire le besoin de croire, et en face de ce besoin, elle est restée avec sa froide ironie. Donnez-lui donc un aliment ; car, prenez-y garde, ne démolissez pas avant d'avoir quelque chose à élever sur des ruines. Vous n'avez fait qu'une tentative sérieuse, parce que vous la fondiez sur l'amour universel. Eh bien! qu'est devenu le saint-simonisme, dont l'Evangile n'était que la préface, et qu'il devait anéantir? Tant qu'il n'a voulu être que système philosophique, qu'il n'a parlé qu'association, économie politique, amélioration, il ressemblait, sous quelques rapports, à l'école sociétaire de Fourrier; on admirait alors le talent de ses fondateurs. Mais un beau jour le successeur de Saint-Simon pensa que l'ère nouvelle, dont l'attente et l'approche avaient soutenu et consolé le maître à son lit de mort, venait de luire; il se fit, et se crut pape ; une bouche éloquente, tirant partie de cette hallucination qui avait quelque chose de l'épilepsie de Mahomet, le considéra comme une émanation de la divinité, *la loi vivante*, le proposa à l'adoration de ses coréligionnaires ; il y eut alors une risible transformation : l'école se fit église, et creusa son tombeau.

La loi de progression pèse sur les religions; toutes, un jour, à mesure que les lumières se répandront, à mesure que les fausses interprétations historiques, les disputes dogmatiques, feront place à une foi scientifique dans la morale divine, se réuniront en une seule; alors l'Evangile sera annoncé à toutes les nations de la terre.

Son fondateur, pour dissiper les ténèbres qui obscurcissaient les intelligences, détruire l'ignorance et la barbarie, étendre l'empire de la pensée, et y soumettre le monde entier, a voulu qu'il fût enseigné à tous, enseignement prescrit, qui le distingue, ainsi que le mosaïsme, des religions asiatiques, qui gardaient pour elles le monopole de la science et de la raison.

Notre tâche est remplie ; en offrant au lecteur un tableau des opinions du député de la Meurthe, nous le mettons à même de connaître ses principes, ses votes, ses discours. Le signataire du compte rendu et de la protestation contre l'état de siége a résumé lui-même sa vie parlementaire en ce peu de mots :

« **Nous demandons :**

« **La plus** équitable répartition possible des charges **publiques,** comme la plus juste, la plus utile distribution des avantages de la société ;

« **La** suppression de ces impôts qu'il suffit de nommer pour les condamner ;

« Pour les classes pauvres, une instruction gratuite, **professionnelle,** morale, et qui soit lucrative par ses **résultats ;**

« Pour l'industrie, le commerce et l'agriculture, des communications entre toutes les parties de la France, aussi rapides que faciles ; la suppression des monopoles et de tout ce qui entrave la production et **la consommation ;**

« Pour tous, un bon, un large régime municipal et départemental ;

« Enfin, l'honneur, l'indépendance et la prospérité de notre pays. »

Nous pourrions rappeler encore ce qu'il disait à l'occasion des discussions de l'adresse ; son opinion sur le cumul des fonctions législatives avec les emplois salariés ; sur la loi de recrutement ; sur la loi municipale et départementale ; sur les sociétés politiques, les émeutes, l'état de siége. En présence des faibles et des pusillanimes, il fit entendre à la tribune des paroles dont la hardiesse pétrifiait les centres.

Les orateurs à voix sonore, à périodes cadencées, qui, constitués selon les préceptes de Quintillien, remuent et entraînent les masses, restaient, comme dans tous les moments critiques, muets et silencieux; ils n'avaient pas su faire une phrase pour flétrir l'ordonnance sur l'état de siége. Mais, deux hommes qui n'avaient pas de prétention à l'art oratoire, MM. Thouvenel et de Ludre, eurent le courage de dire que c'était une violation de la Charte; que ses auteurs, coupables de trahison, méritaient d'être mis en accusation; que la garde nationale aurait pu s'insurger pour défendre la Charte, et que cette insurrection aurait été aussi légitime que celle de juillet.

Mais pourquoi citer les paroles du député que nous faisons connaître, il n'en ressortirait aucun fait nouveau utile à son appréciation.

Le voyageur qui va droit à un but déterminé est le même à tous les points de la route qu'il parcourt; les plaines riantes, les sites pittoresques ne retardent pas sa marche; le rêve de sa vie, l'objet de ses aspirations est à l'autre extrémité de sa course; sa mission sainte est d'y arriver. Telle n'est pas la conduite de ceux qui ont l'impudeur de se dire les enfants de la révolution de juillet; ils suivent une ligne politique tellement oblique, tortueuse, qu'ils ne savent pas plus d'où ils sont partis, qu'où ils vont. Si jamais leur historien parvient à les mettre d'accord avec eux-mêmes, nous lui permettons d'éprouver une plus grande joie que celle que ressentit Archimède découvrant la pesanteur spécifique.

Nous portons ici un défi solennel, non à ces détracteurs par état qui vivent de calomnie, mais aux citoyens de toutes les opinions qui savent estimer les autres, parce qu'ils s'estiment eux-mêmes. Pesez tous les actes de M. Thouvenel, et si quelqu'un de vous se trouve meilleur que lui, qu'il lui jette *la première pierre.*

Tel fut ce révolutionnaire, ce jacobin, que les modérés furieux, selon l'expression de Lafayette, étaient tentés de rappeler à l'ordre, tant sont puissantes les habitudes de servilité auxquelles nous a façonnés une longue suite de gouvernements absolus.

M. Thouvenel a écrit, pour ceux qui ne le connaissaient pas, qu'on ne le verrait jamais marcher à la suite d'un drapeau rouge; il avait raison, nous ne sommes pas encore mûrs pour la monarchie représentative; il n'est pas temps que les minorités fassent la loi aux majorités.

Voilà l'homme que l'humanité perdit le 2 octobre 1837. Il cessa de vivre, après une courte maladie, au moment où, se croyant encore utile à son pays, il allait, après deux ans de retraite, se présenter de nouveau aux suffrages que les électeurs de la Meurthe lui avaient plusieurs fois donnés avec enthousiasme. Modeste, généreux dans la vie privée; juste, indépendant dans la vie publique, il joignait la bonté du cœur à la simplicité du caractère et à la puissance de l'esprit. — Ce serait à vous, épouse vertueuse, de nous retracer les brillantes qualités dont la nature l'avait orné, de nous raconter les joies ineffables que vous avez goûtées dans votre sainte union, les douleurs que vous a laissées l'homme de bien en mourant, comme il avait vécu, avec calme et résignation, entouré de vos soins affectueux. En se retirant de cette terre, où il n'a passé que pour faire le bien, il a eu la consolation de vous laisser, pour apprendre à ses fils à lui ressembler. Et nous, son parent, son ami, partagé entre l'admiration et la douleur que nous ont causées sa vie et sa mort, nous serions heureux si, en semant quelques fleurs sur sa tombe, nous le faisions revivre, tel qu'il a été, dans le souvenir de ceux qui l'ont aimé. Adieu! homme vertueux; que la terre vous soit légère! Comme Paul, *vous avez travaillé incessamment à conserver votre conscience exempte de reproche devant Dieu et devant les hommes.* Réveillez-vous, âme pure, du sommeil éternel; allez prendre place à côté des Franklin, des Bailly, pour y recevoir la récompense de tout le bien que vous avez fait et voulu faire.

C'est pour vous que Jésus-Christ, du haut de la montagne, a prononcé ces sublimes paroles consolatrices de la vertu souffrante :

Bienheureux ceux qui ont le cœur pur, parce qu'ils verront Dieu ! ! !

MÉNESTREL.

ÉLÉMENTS D'HYGIÈNE.

ÉLÉMENTS D'HYGIÈNE.

LIVRE PREMIER.

HYGIÈNE PRIVÉE,

COMPRENANT LES PRÉLIMINAIRES NÉCESSAIRES A L'ÉTUDE DE CETTE SCIENCE.

CHAPITRE PREMIER.

Ce que c'est que l'hygiène. Son importance.

Le nom de la science dont nous allons présenter les éléments, résumer les principes et les règles qui en dérivent, nous est venu d'un ancien mot grec qui signifie *santé*, c'est-à-dire cet état de bien-être que nous éprouvons tous lorsque les organes dont l'ensemble forme notre corps se trouvent en état d'exécuter leurs fonctions avec liberté, activité et harmonie. Par suite d'observations faites depuis long-temps, et que chacun de nous peut renouveler sur soi, l'on a reconnu que beaucoup de choses nous sont nuisibles, que beaucoup d'autres nous sont utiles ou indifférentes, etc., sous le rapport sanitaire.

L'art de choisir convenablement entre les unes et les autres constitue l'hygiène. L'on en a fait une partie essentielle de l'art médical; c'est la seule qui soit à la portée de tous et qui convienne à chacun. Réduite à ce qu'elle a de plus exact, de plus clair et de plus utile, elle peut être définie la science usuelle de la vie, car c'est elle seule qui nous apprend à en jouir de manière à la ménager et à la conserver. Elle se rattache, par une multitude de points, à la philosophie et à la morale. Comme ces deux sciences, elle a pour base la physiologie de l'homme.

Pour que tous les systèmes d'organes qui nous constituent fonctionnent selon ces trois importantes conditions de liberté, d'énergie et de régularité, conditions sans lesquelles nous n'aurions pas long-temps de plaisir à vivre, il faut qu'ils soient, à l'exemple des rouages d'une machine compliquée et délicate, constamment soignés, entretenus et dirigés conformément à leur mode d'organisation et de sensibilité, et selon leur instinct naturel, c'est-à-dire qu'ils doivent être soumis à un régime qui soit tout à la fois en rapport, et avec la nature et le but de leurs fonctions, avec leurs penchants sympathiques, et avec les exigences des agents extérieurs, sous l'empire desquels ils se trouvent placés. De là, pour nous, la nécessité d'étudier nos organes et tout ce qui doit être en contact avec eux ; de nous instruire à écouter leurs désirs comme leurs plaintes, à prévenir leurs souffrances, à obéir avec mesure à leurs appétits, ou, en d'autres termes, à satisfaire avec convenance et opportunité à tous leurs besoins véritables.

Cette étude expérimentale sur nous-mêmes et sur les corps qui nous environnent, la plus utile sans contredit, puisque notre bonheur en dépend, ne peut être faite convenablement qu'à l'aide d'un guide, d'un traité d'hygiène, assez détaillé pour que rien d'essentiel n'y fût omis, et cependant assez précis pour qu'il ne fatiguât point l'esprit ni ne surchargeât pas la mémoire. Tel est le but que nous avons l'intention d'atteindre en publiant celui-ci. Si son exécution répondait aux désirs de notre cœur, son résultat serait de mettre à même tous ceux qui le liront d'entretenir dans une intégrité parfaite, non-seulement leur santé, mais aussi leur intelligence et leur moralité, trois choses que nous voudrions toujours voir exister ensemble, et marcher de concert pour le bien-être et la dignité de chacun.

Les anciens Grecs attachaient tant d'importance à la science qui fait l'objet de ce traité, qu'ils l'ont placée au rang d'une divinité, à laquelle ils ont accordé les honneurs suprêmes, bâti des temples, élevé des autels et des statues, etc. Ils l'ont représentée sous la figure d'une grave et belle femme, portant sur sa tête une couronne, tenant un sceptre de la main droite, ayant sur son sein un serpent (symbole du dieu de la médecine, son père) qui avance sa tête pour boire un breuvage salutaire dans une coupe qu'elle tient de la main gauche.

Les Romains, qui, sous le rapport des grandes choses, méritent d'être placés à la tête des anciennes nations les plus civilisées, ont encore surpassé les Grecs dans le culte qu'ils ont rendu à la déesse qui préside à la santé. Ils regardaient comme un devoir sacré d'écouter ses oracles, d'obéir à tous ses préceptes; rien n'était négligé par eux pour jouir du premier des biens physiques de ce monde, et sans lequel les autres sont comme s'ils n'existaient pas. Ils voulaient avant tout des hommes forts et énergiques jusqu'à l'héroïsme. On les voyait dédaigner les faibles, mépriser les lâches, avoir honte des corrompus, et repousser les traîtres avec horreur. Pour eux, la frugalité, la persévérance, le courage et le dévoûment étaient les premières vertus; aussi ils ne négligeaient aucun des moyens propres à donner à leurs enfants une éducation mâle; ils faisaient particulièrement usage de ceux qui pouvaient endurcir leur corps, tremper leur caractère, et mettre leur vertu en état de résister aux plus rudes épreuves. Les travaux énormes auxquels ils se livraient pour se procurer des eaux salubres, pour donner à l'air de leurs villes toute la pureté possible; la propreté qu'ils savaient faire régner autour d'eux et sur eux, dans leurs habitations et sur leurs places, comme dans leurs rues; leurs thermes, espèces de palais consacrés aux bains publics, et tous ces monuments élevés à la gymnastique, etc., sont autant de preuves qui démontrent d'une manière irréfragable que, chez ce peuple-roi, l'hygiène était connue et pratiquée dans ce qu'elle a de plus essentiel pour l'homme privé et social. Sous ce rapport, les peuples modernes, malgré leur civilisation, sont loin de lui ressembler et de le valoir. Les choses d'utilité publique n'y sont pas appréciées comme elles doivent l'être; la plupart des hommes sont d'une ignorance et d'un égoïsme tels, qu'il ne leur est pas facile de voir ce qu'ils gagneraient à s'entendre pour travailler au bien général. La bonne volonté, nous l'espérons, leur viendra avec les lumières. En attendant, multiplions sous toutes les formes les livres élémentaires, les cours d'études à la portée de toutes les intelligences et de toutes les bourses; faisons-en sur les sciences, la morale, l'industrie, et qu'ils soient en rapport avec les divers états de l'homme, et utiles à toutes les positions de sa vie. Tout ce qui pourra étendre son intelligence, moraliser ses affections, rendre son travail plus facile, plus productif, augmenter son aisance, etc., contribuera à son perfectionnement physique et moral. Parmi ces livres, un traité d'hygiène bien fait doit occuper l'un des premiers rangs, car ce qu'il doit renfermer est de nature à s'appliquer à toutes les situations et à tous les besoins de l'espèce humaine.

Les principes de cette science sont, même pour beaucoup de professions, d'une nécessité qu'on peut dire rigoureuse, particulièrement :

Pour tous les magistrats, qui sont dans l'obligation d'établir ou de faire exécuter des règles de police médicale, de prescrire des mesures contre les maladies contagieuses, etc.; d'ordonner enfin tout ce qui est exigé pour la salubrité publique;

Pour tous les instituteurs, maîtres de pensions, qui ont à fixer un régime à leurs élèves, et à les soumettre au joug d'une discipline raisonnée, à les familiariser avec des exercices et des études dont le but doit être de donner un degré suffisant de développement aux facultés utiles, de refréner les mauvaises, de réveiller ou de modérer, suivant les cas, l'énergie de certains organes, et d'empêcher l'exaltation ou la perversion de la sensibilité des centres nerveux, afin de prévenir les pernicieux penchants, les vices de caractères, et les travers d'esprit, qui, presque toujours, n'ont pas d'autres causes.

Pour tous les architectes, chargés de faire construire,

soit ces édifices destinés à des réunions nombreuses, comme temples, théâtres, fabriques, et où l'air se corrompt si facilement; soit nos maisons particulières, où un séjour prolongé tend à produire, d'une façon plus dangereuse, le même résultat. Eh bien ! cette science doit leur apprendre combien il importe de bien préparer et méditer leurs plans, afin que tous ces divers bâtiments soient placés, distribués, construits de manière à pouvoir être suffisamment éclairés, chauffés, lavés, aérés, ventilés (par des courants insensibles), mis à l'abri de l'humidité et de toute émanation méphitique, de façon qu'on y trouve réuni tout ce qui les doit rendre commodes, solides, agréables, et surtout salubres.

4° *Pour certaines classes d'hommes de labeurs*, qui ont besoin d'être instruites des dangers plus ou moins graves qui peuvent les atteindre dans l'exercice de leurs métiers, comme ceux de fondeurs de métaux, mineurs, etc., et qui doivent connaitre également les moyens propres à les soustraire à ces dangers, ou tout au moins ceux qui peuvent pallier les accidents qui doivent en résulter. Enfin, l'hygiène est spécialement indispensable à tous ceux qui doivent exercer quelque partie de l'art médical. Pour ceux-ci, elle n'est pas seulement une science *préservative*, mais aussi une science véritablement *curative*, puisqu'elle constitue en quelque façon, à elle seule, ce qu'on appelle la médecine expectante et *diététique*, la plus utile partie de l'art de guérir. Au surplus, quel est l'individu, quel que soit d'ailleurs l'état qu'il exerce, qui, connaissant tout le prix qu'il doit attacher à la conservation de sa santé, ne soit pas disposé à s'enquérir des moyens propres à la maintenir en bon état? Quel est l'ouvrage qui puisse, aussi bien qu'un bon livre d'hygiène, lui apprendre à user et jouir de tout ce qui l'environne, sans abréger ni sa vie, ni porter atteinte aux nobles facultés de son intelligence, ni affaiblir en lui le sentiment moral? Il faudrait donc être ou insensé ou bien ennemi de soi-même, pour dédaigner une étude qui, non-seulement nous initie à la connaissance des phénomènes de notre existence, et à celle des moyens propres à les diriger, mais qui en outre nous fournit toutes les notions nécessaires pour perfectionner, tant au physique qu'au moral (car l'hygiène peut aller jusque-là), nous, nos enfants et notre espèce dans toutes ses races et variétés! Celui qui serait assez indifférent pour sa propre santé pour repousser, en ce qui le concerne, tous les préceptes de l'hygiène, pourrait-il, sans s'exposer à mériter l'animadversion de ses semblables, conserver le même dédain lorsqu'il serait question d'en faire l'application à sa famille, à ses enfants et à son pays? Non, sans doute! Ajoutons qu'il n'est donné à aucune doctrine de philosophie et de morale de mieux démontrer que ne le fait l'hygiène que, pour avoir une vie longue et douce, une vieillesse exempte de graves infirmités et de regrets, une mort sans angoisses, il faut suivre modérément, sagement, les lois qui président à nos facultés physiques, mentales et sympathiques; et surtout rester en paix avec notre conscience, ce témoin sévère, ce miroir fidèle de toutes nos actions. On a donc eu raison de dire qu'un traité de cette science est tout à la fois un ouvrage de physiologie, de morale et de philosophie pratique; on peut ajouter, d'éducation et de politique.

Puisse celui que nous offrons au public réunir une partie de ces avantages!

CHAPITRE II.

Considérations d'histoire naturelle relatives à l'hygiène de l'homme et accessoirement à celle des animaux qu'il emploie à son usage.

Toutes les sciences sont liées entre elles; toutes s'éclairent mutuellement. L'hygiène, comme toutes les branches de la médecine, a beaucoup de faits à emprunter à la physique, beaucoup de secours et d'explications à demander à la chimie, et plus encore, peut-être, à l'histoire naturelle. Pour répandre plus de lumières sur notre sujet, nous croyons donc nécessaire de jeter un rapide coup d'œil sur cette immensité d'êtres qui composent et peuplent ce monde que nous habitons, et avec lesquels nous avons nécessairement des rapports d'organisation, de vitalité, de besoins et de dépendance, par conséquent, des rapports hygiéniques. Tous ces êtres ont été, par une opération de notre esprit (qui toujours a besoin de décomposer pour mieux comprendre ce qu'il étudie), partagés d'abord en deux grandes séries : l'une qui renferme tous ceux qui sont vivants ; l'autre, qui comprend tous ceux qui ne le sont pas, ou ont cessé de l'être. Ceux de la première série forment ce qu'on appelle aussi le règne organique, parce que tous les êtres qui le composent sont formés de tissus divers, arrangés, combinés entre eux, ou organisés de façon qu'il en résulte des instruments ou appareils particuliers au moyen desquels ces êtres peuvent être impressionnés, ressentir au-dedans d'eux ces impressions, puis agir en conséquence, et de manière à se conserver, s'accroître et se perpétuer. Quand ces êtres ont été seulement considérés sous le rapport de leurs facultés agissantes et génératrices, ils ont été appelés *corps vivants,* parce qu'en effet le caractère essentiel de la vie, c'est le mouvement qui la conserve ; comme son attribut principal, c'est l'action qui la perpétue. Corps vivants et corps organiques signifient donc la même chose.

C'est par opposition que l'on a appelé *inorganiques* tous ceux que l'on a remarqué être privés d'instruments ou d'appareils *organisés.* Tous les corps de cette seconde série ont encore reçu diverses dénominations, telles que celles de *corps bruts, inertes, inanimés,* à raison de ce qu'on les a vus dépouillés de ces propriétés actives, de ces mouvements qui constituent la vitalité par leur ensemble : tous ces corps bruts forment le règne minéral.

La partie principale du globe que nous habitons , les mers qui le circonscrivent, les fleuves, rivières qui le traversent , les couches de terre qu'on y cultive, les montagnes et métaux qu'on y remarque, l'air atmosphérique qu'on y respire , etc., tout ce règne inorganique qui nous sert de support et qui nous environne, fournit à notre usage une multitude d'objets sur lesquels l'hygiène doit faire porter son examen et fournir ses conseils. Ce travail sera fait ailleurs, et dans l'ordre naturel où chaque objet doit se traiter ; par exemple, l'air sera examiné à l'article *Respiration* ; l'eau, à l'article *Boissons*, etc.

Tous ces corps, lorsqu'ils se trouvent réduits à leur plus simple expression, c'est-à-dire arrivés au dernier terme de leur décomposition, forment ce qu'on appelle les *éléments*. En cet état, ils sont destinés, pour la plupart, à devenir, ou plutôt à redevenir parties intégrantes des corps de l'autre série, comme ceux de celle-ci doivent à leur tour repasser, après leur mort, dans celle des corps inertes ou inorganiques. C'est donc un va-et-vient qui a lieu entre les uns et les autres, une permutation incessante entre la nature vivante et la nature morte. C'est la seule manière raisonnable de concevoir la métempsycose.

L'hygiène, ici, pourrait déjà intervenir d'une manière générale, s'il le fallait, pour indiquer, de prime-abord, les moyens qui peuvent retarder cette transmutation, ce passage de la vie à la mort, de l'état *organique* à l'état *inorganique*. Elle aurait à conseiller, par exemple, premièrement, de tenir l'être organisé qu'on voudrait préserver le plus long-temps possible de la désorganisation première, dans un milieu qui lui serait favorable, en ce sens que ce milieu lui fournirait, conformément à sa nature, tous les éléments réparateurs dont il aurait besoin, qu'il ne contiendrait rien de délétère pour ses organes, rien qui pourrait trop les stimuler, les impressionner outre mesure, précipiter leur action, les faire vivre enfin trop vite, etc.

Deuxièmement, elle exigerait, en outre, qu'on préservât cet être de tout ce qui tendrait à diviser, séparer, *désorganiser* les parties constituantes de son corps ; par conséquent, elle voudrait qu'on l'isolât des courants électriques trop actifs, de ceux d'un calorique trop ardent, d'un froid trop vif (1), des émanations d'une atmosphère trop impure,

(1) Il suffit quelquefois, pour conserver intacte une partie d'un végétal, de la tenir dans un lieu qui suspende la circulation de ses fluides, près

des chocs trop rudes , en un mot , de toutes actions mécaniques, physiques et chimiques, qui pourraient avoir pour résultat de diminuer la force de résistance de ses solides, d'altérer la qualité de ses fluides. La plupart de ces moyens propres
à conserver la vie sont aussi applicables à la conservation d'un
corps organique qui l'a perdue depuis peu , ou qui a été ré-
cemment détaché d'un être vivant. En effet, voulez-vous conserver, par exemple, du vaccin? enfermez-le dans un tube de
verre , qu'il soit mis à l'abri de l'air, de l'humidité, du chaud,
du froid, de la lumière, du fluide électrique, ce que l'on obtient tout à la fois en enveloppant ce verre d'une toile cirée ,
ou de résine et de poussière de charbon. S'agit-il de conserver des animaux et leurs dépouilles? Vous avez , outre ces
moyens, le contact d'un corps très-froid , la dessiccation , les
vapeurs de chlore, le sel, et , dans quelques cas, l'embaume-
ment. Mais, poursuivons notre coup d'œil.

Parmi les corps organisés ou vivants , on a fait aussi une
grande division ou coupure, qui les partage encore assez naturellement en deux grandes séries, qu'on distingue sous les
noms très-connus de végétaux et d'animaux.

CHAPITRE III.

Des végétaux.

Ces êtres sont vivants, en ce sens qu'ils possèdent des organes de nutrition, de sécrétion et de génération : ils n'ont pas,
comme les animaux, la sensibilité proprement dite, quoiqu'ils
soient cependant impressionnables; mais ils le sont à leur manière, sans en avoir la conscience. Ils manquent aussi des facultés locomotives, et d'organe central de digestion. Ils naissent , se développent , se perpétuent , et meurent ; voilà ce
qu'ils ont de commun avec l'animalité. On les a distingués en

d'une glacière, par exemple : c'est ainsi qu'on conserve des greffes d'arbres,
c'est aussi comme cela qu'on retarde leur floraison.

arbres et plantes qu'on a ensuite divisés et sous-divisés, pour arriver plus facilement à les connaître individuellement.

Les uns et les autres jouent un très-grand rôle dans la nature. Ils servent de lien entre le règne minéral et le règne animal ; d'intermédiaire entre l'un et l'autre, d'abri, de pâture à la plupart des espèces animales, et sont, surtout pour l'homme, de la plus haute importance, tant sous le rapport de sa santé que sous celui de ses autres besoins.

Après un certain nombre de plantes qui sont pour lui de première nécessité, comme le froment, le maïs, la pomme de terre, le millet, la patate, etc., ce sont les arbres qui méritent le plus d'attirer son attention et d'exciter sa sollicitude ; tout en eux est fait pour l'intéresser. Par leurs tiges élevées ils servent de conducteurs à la matière de la foudre, et diminuent par là la masse de ses ravages ; par leurs feuilles ils contribuent puissamment à la pureté de l'air que nous respirons. Les feuilles sont le siége d'une double opération qui, sous l'influence de la lumière solaire, a, d'une part, pour résultat l'absorption du gaz acide carbonique, gaz dangereux, qui se trouve mêlé à l'atmosphère qui nous entoure, et de l'autre, le dégagement de l'oxigène, air vital, dont le mélange avec l'azote forme l'air salubre que nous devons à chaque instant respirer. Par leurs fleurs et la teinte de leur feuillage, ils charment nos yeux, les reposent de leurs fatigues, et produisent le même résultat sur notre esprit ; par leurs fruits ils contribuent à notre alimentation, et souvent d'une manière aussi agréable que salubre ; par leurs racines ils s'opposent à l'éboulement des terres, etc. ; par leur bois, ils nous mettent en état de braver les froids les plus rigoureux, et de pourvoir à toutes les exigences de nos métiers et manufactures. Réunis en masse, ils forment des forêts, ils servent à entretenir la fraicheur de l'air, à modérer sa température, à intercepter ses courants trop rapides, à nous abriter de leurs mauvais effets ; ils empêchent le dessèchement des sources qui, à leur tour, préviennent celui des rivières et des fleuves, et les maintiennent par là plus long-temps navigables ; enfin , les forêts sont de vastes ateliers où se fabrique sans cesse non-seulement de l'air pur , mais aussi de l'humus ou terre végétale , de façon qu'il suffit de planter en arbres des localités stériles pour tout autre genre de végétaux, pour qu'avec le temps on les rende productives. Terminons cet éloge des arbres par un conseil tout-à-fait hygiénique.

Plantez les contrées malsaines d'arbres , de forêts ; entourez-en tous les étangs, les plaines marécageuses , etc., et vous les rendrez salubres. Les anciens Romains le savaient bien, aussi ils avaient voulu qu'on regardât comme *sacrée* cette belle forêt qui entourait leur ville immortelle, afin qu'on n'y mît pas la cognée.

Les végétaux ont , comme les animaux, leur hygiène ; ils demandent comme eux à être préservés de l'action trop vive du froid et de la chaleur (selon , au reste , leur origine et leur habitude), de tout choc et contact capables de les meurtrir et blesser, de toute plaie grave, etc. Ils veulent surtout être favorisés dans l'exercice de leur fonction la plus importante, celle de leur nutrition. Ainsi, il leur faut de l'air, de l'eau, de la terre et des engrais, proportionnellement à leur grandeur et grosseur ; ce sont là leurs aliments. Aux grands arbres un sol profond (1) , substantiel, et de l'espace ; aux petits les mêmes choses , mais en plus faible proportion; aux plantes encore moins ; mais il faut que le sol où on les fait venir soit bien purgé de mauvaises herbes , qu'il ait été bien préparé et suffisamment fumé. Il faut alterner leur culture , mettre toujours de trois , quatre , six années et plus , avant de faire revenir la même espèce au lieu où elle a déjà été placée. C'est une règle générale qui ne souffre d'exception que dans les très-bons terrains. Les plantes ont aussi cela de commun avec les animaux, c'est qu'elles ont besoin de stimulant , de substances qui activent leurs organes et favorisent leurs fonctions. Pour les animaux,

____

(1) Quelques-uns , comme la plupart des résineux , font exception ; ils ont plus besoin d'air que de terre.

ces stimulants sont les substances fermentées, le sel, etc. Pour les plantes, ce sont les cendres, la chaux, le plâtre, etc. Privés de la vie, les végétaux à tissu ligneux se conservent par la dessiccation, en les imprégnant de sels calcaires alumineux, en les recouvrant de résine, d'oxides, en les soumettant à une forte pression.

L'hygiène indique les moyens de tirer un bon parti des fruits, graines, huiles, racines, fécules, etc., que le règne végétal fournit abondamment.

Voy. l'article *Aliments et boissons. — Voy.* pour leur conservation l'article *Aliments.*

CHAPITRE IV.

PREMIÈRE CLASSE.

Des animaux zoophytes.

De la famille la plus élevée et la plus perfectionnée des végétaux, l'on arrive sans transition trop brusque à cette première classe d'animaux désignés par le nom de zoophytes, nom qui annonce que ces êtres tiennent tout à la fois de la plante et de l'animal. Un grand nombre de ces animaux s'éloignent assez peu, par la manière dont ils sont organisés, des plantes proprement dites, pour qu'on ait pu réellement croire pendant long-temps qu'ils appartenaient effectivement au règne végétal ; plusieurs même paraissent être presque complètement dépouillés de tous les caractères de l'animalité. Comme les plantes, ils se propagent par section, caïeux ou boutures ; ce qui les différencie d'un végétal, c'est qu'ils ont des fibres motrices, c'est qu'ils se nourrissent par de petits trous de la peau ou par une espèce d'estomac. Généralement, les animaux de cette classe sont privés de vaisseaux, de respiration et de nerfs. Plusieurs sont hermaphrodites ; d'autres n'ont pas de sexe, etc. Ces êtres ne sont qu'une ébauche de l'animalité. Ils ne jouissent que du premier mode d'existence, ou de la vie nutritive ou d'assimilation ; toutes leurs facultés sont purement instinctives. Cependant, nous croyons qu'il en est beaucoup qui, à raison de leur organisation plus perfectionnée, mériteraient d'être placés dans une classe supérieure. L'on a fait entrer dans cette classe plusieurs familles très-distinctes les unes des autres, et qui, mieux étudiées, formeront des classes à part. Dans celle des *microscopiques*, ainsi nommée à cause de la ténuité des petits êtres qui la composent, l'hygiène fera remarquer qu'on rencontre ces animaux dans les eaux stagnantes, qu'il y aurait danger d'user de ces eaux, non-seulement à cause de la présence de ces animalcules, mais aussi à cause de l'espèce de putréfaction qu'elles ont subie ; qu'en conséquence, si l'on était forcé, à défaut d'autre, d'en faire usage, il faudrait au préalable les faire bouillir avec du carbonate de soude (huit à dix décigrammes environ par litre), puis les laisser reposer et filtrer, après quoi les exposer à l'air et les y agiter, afin qu'elles s'en saturent : seulement alors on peut les boire. Une autre famille de cette première classe, c'est celle des *helminthes* ou vers *intestins*. Ils ne peuvent vivre que dans le corps des grands animaux, aux dépens desquels ils se nourrissent. Dans le foie de l'homme on rencontre quelquefois les *douves* ou *fascioles*, vers plats, ayant une bouche et deux suçoirs distincts.

Dans ses intestins, le *tænia*, autre ver, aplati comme une bandelette, très-long, et ayant quatre suçoirs à la bouche; les lombrics, ronds, et longs de douze à seize centimètres, occupant plus particulièrement les petits intestins, etc.;

Les *ascarides*, très-petits vers ronds, occupant ordinairement le rectum, tout près de l'anus.

Il y a une autre espèce de ver, qui ressemble à une vessie remplie d'eau, c'est l'*hydatide*, qui attaque diverses parties du corps de l'homme et le cerveau des moutons, ce qui leur donne le tournis (maladie avec vertiges, tournoiement). Le cheval est sujet aux strongles.

Ce sont les constitutions faibles qui sont plus particulièrement exposées aux vers. Voilà pourquoi l'enfance en est plus souvent atteinte que l'âge adulte. Pour s'en préserver, il faut

augmenter par un bon régime et des exercices convenables
l'énergie des organes digestifs, faire un usage modéré des
viandes et boire un peu de bon vin ; surtout il faut fuir les
lieux et habitations humides et tout ce qui peut développer
ce qu'on appelle la constitution lymphatique (*Voy.* l'article
Constitution). L'on se débarrasse de ces hôtes incommodes
par des médicaments appropriés à chaque espèce. En général
les substances amères, comme l'absinthe, la tanaisie, le semen-
contra ; les mercuriaux, comme le calomel ; les huileux,
comme l'huile de ricin, avec le jus de citron ou l'éther, les
purgatifs drastiques, l'écorce de la racine de grenadier, sont
les moyens les plus employés, les premiers contre les lombri-
coïdes, les ascarides, et les derniers contre les vers plats.

La nombreuse classe des zoophytes renferme encore deux
autres familles, dans lesquelles se trouvent quelques individus
nuisibles à notre santé. Dans les *radiaires*, par exemple, l'on
rencontre des *holothuries* qui voguent sur les eaux des mers
des tropiques, et qui brûlent la peau des mains qui les touchent. Il y a aussi dans les *malacodermes* des *méduses* ou
orties de mer, qui produisent un effet à peu près analogue.
L'on fait cesser la douleur qui en résulte par des applications
huileuses.

Plusieurs naturalistes attribuent au frai et aux œufs de
quelques individus de cette famille l'indisposition que parfois
causent les moules et quelques poissons de mer à ceux qui en
mangent dans les saisons chaudes. L'hygiène conseille de
s'abstenir de ces aliments pendant le printemps et l'été.

DEUXIÈME CLASSE.

Insectes.

En remontant un degré de plus l'échelle animale, l'on
arrive à cette nombreuse classe qui est connue sous le nom
d'*insectes,* classe infiniment multipliée et variée, qu'on trouve
répandue partout, dans l'air, dans la terre, à la surface
comme au sein des eaux.

Cette classe possède plusieurs systèmes d'organes de plus

que la précédente. Elle a des membres articulés, plusieurs sens d'une finesse extrême, etc., qui n'existent pas dans les vers et les annélides. Elle subit plusieurs métamorphoses, comme on le voit dans les chenilles, qui changent essentiellement leur organisation primitive, changement qui les fait jouir successivement de deux à trois sortes d'existences, suivant les genres auxquels ces êtres appartiennent. Par leur activité et leur nombre, ces animaux, ordinairement fort petits, produisent les plus grands effets. Ils semblent avoir pour destination spéciale de rendre à la matière inorganique ses éléments primitifs, de changer les corps vivants, et surtout ceux qui ont perdu la vie, en d'autres substances, de se l'assimiler ou de les réduire en poudre, en corpuscules inorganiques, propres à coopérer à la formation ou à la pourriture de nouveaux êtres vivant continuellement quand la température passe dix à douze degrés de chaleur. Ces animaux, dans une des premières phases de leur existence, sont toujours en action ; ils incisent, taillent, broient et pulvérisent le règne organique, et souvent avec une persévérance étonnante. Pour cela, ils ont reçu de la nature des instruments très-variés et d'une merveilleuse construction ; c'est chez eux qu'on a trouvé le premier modèle de nos scies, de nos pinces, tarières, etc. Dans les pays chauds, il leur suffit souvent de quelques heures pour réduire en poussière un arbre et faire très-proprement le squelette d'un animal, etc. Dans une autre période de leur vie, ils travaillent à leur multiplication avec une activité non moins surprenante. Il ne leur faut en général que très-peu de temps pour se faire une postérité immense et passer à l'état d'aïeux.

Dans un très-grand nombre de familles d'insectes, la vie affective est d'une perfection admirable ; beaucoup forment, par leur excellent esprit d'association, des sociétés modèles, des républiques, comme on n'en a jamais vu parmi les hommes. Ils s'aiment dans leurs semblables : l'intérêt individuel, chez eux, n'est jamais séparé de l'intérêt général, et le dévoûment à la société est un devoir toujours pratiqué par chaque sociétaire. Les fourmis, les abeilles, pourraient nous donner des leçons sur la morale et la politique d'association, si notre orgueil nous permettait d'en recevoir.

Beaucoup de familles d'insectes nous sont utiles sous plusieurs rapports, ou par eux-mêmes ou par leurs produits. L'on connaît l'usage des cantharides pour vésicatoires, de la cochenille pour teinture en rouge ; du ver à soie, dont les produits servent à fabriquer l'un de nos plus précieux vêtements ; de l'abeille, pour la cire qui nous éclaire d'une manière si douce, et qui nous fournit en outre cette substance sucrée, qui est tout à la fois un remède adoucissant très-précieux, et un aliment fort agréable et très-sain pour tous ceux qui le digèrent facilement.

Si quelques espèces d'insectes nous font du bien, beaucoup d'autres, malheureusement, nous font du mal ; plusieurs mangent nos fruits, nos livres, nos fourrures, etc. ; d'autres, les graines farineuses qui servent de base à notre alimentation. Nous pensons qu'un des premiers moyens pour empêcher l'action dévastatrice de ces différentes espèces d'insectes, c'est de placer tout ce qui peut être mangé par eux dans un lieu dont la température ne s'élève pas au-dessus de 8 à 10 degrés centigrades. Au-dessous de ces degrés, presque tous ces animaux sont engourdis et incapables de manger et de pulluler. L'on empoisonne un grand nombre de ceux qui attaquent les substances animales, les fourrures, etc., par les poudres de tabac et de poivre ; d'autres par les fumigations de chlore, de cinabre ou de soufre seul. C'est particulièrement avec cette dernière substance, préparée en pommade ou en savon, ou réduite en fumigation, qu'on fait mourir le *sarcopte*, qui est quelquefois la cause de la gale. Les *ricins* ou *poux de bois*, les *chiques* qui pénètrent dans la chair des pieds des nègres, les *poux de tête*, et ces autres petits insectes qui s'attachent aux parties velues, reçoivent promptement la mort par l'usage discret et prudent d'une petite quantité de pommade mercurielle.

Les personnes à peau délicate doivent s'abstenir de manier

les chenilles velues, parce que de ce contact pourraient résulter des démangeaisons incommodes. Pour ne pas éprouver un effet analogue, et quelquefois beaucoup plus incommode encore, elles éviteront aussi les piqûres des cousins, avec plus de raison celle des fourmis qui, eu égard à la nature et à l'intensité de la cause de la douleur qu'elles produisent, forment le premier degré des insectes venimeux. Après les fourmis viennent les *abeilles*, puis les *guêpes*, les *frélons*, enfin les *scorpions*. Ceux-ci sont les plus venimeux de tous les insectes, bien qu'il ne résulte pas de graves accidents de leurs piqûres. Le remède par excellence qu'il convient d'y appliquer, c'est l'ammoniaque, étendu d'eau ou mêlé d'un peu d'huile. L'on assure que les chlorures, affaiblis par l'eau, réussissent aussi bien pour neutraliser tous ces venins.

TROISIÈME CLASSE.

Crustacées.

Nous arrivons à une classe où le type animal s'enrichit encore de plusieurs organes, cette classe est celle des *crustacées*, nom qui provient de ce que beaucoup des individus qui la composent sont enveloppés d'une croûte calcaire. Les animaux de cette classe ont un cœur et des vaisseaux, dont les classes précédentes sont privées ; de plus, des organes de respiration plus développés, le sens de l'ouïe visible, etc. Plusieurs crustacées sont pour l'homme qui habite près de la mer ou sur la rive des fleuves, d'une certaine importance hygiénique ; tels sont les *homards*, les *cancres*, les *crevettes*, les *écrevisses*. L'industrie humaine est allée jusqu'à pouvoir en engraisser plusieurs dans des réservoirs et ajouter à leurs qualités agréables et nutritives, en les nourrissant de poissons, de viandes mélangées, etc. Avec ces animaux, l'on fait des bouillons très-restaurants et de facile digestion. L'on mange aussi leur chair bouillie, ou cuite avec d'autres aliments, dont elle devient alors un assaisonnement fort agréable. On parvient à les conserver et à les faire vivre hors de l'eau assez long-temps en les enveloppant d'orties, ou en les renfermant dans des vases de fer, de fonte, ou plus simplement en les plaçant sur des corps froids, tels que le marbre. Il serait dangereux de les manger s'ils n'étaient pas à l'état frais.

QUATRIÈME CLASSE.

Vers.

Dans cette classe, qui vient immédiatement après les crustacées, est le genre des *annélides*, véritables vers animaux, qui ont de plus que les précédents des vaisseaux sanguins, des nerfs, comme ceux des insectes, etc. Les uns sont hermaphrodites, et néanmoins ils ont besoin d'un accouplement réciproque ; d'autres, ce sont les *acéphales*, peuvent se féconder eux-mêmes, ce sont de véritables *androgynes*. Dans cette classe l'on ne trouve que les sangsues qui soient dignes d'intérêt sous le rapport immédiat de la santé de l'homme. L'hygiène de ces annélides est assez bien connue aujourd'hui ; on les conserve dans des bocaux de verre remplis d'eau et couverts d'une toile.

CINQUIÈME CLASSE.

Mollusques.

De nos jours, l'on a placé au-dessus des crustacées tous ces animaux à corps mou, mollasse, comme l'escargot et l'huitre, et que, pour cela peut-être, l'on a désignés sous le nom de mollusques ; c'est à cette classe d'animaux que se termine la grande série des invertébrés, tous ces êtres vivants qui n'ont pas de colonne vertébrale, c'est-à-dire pas de ces os qu'on nomme vertèbres, et qui forment l'épine du dos ou l'*échine*. Tous les mollusques qui ne sont pas attachés nagent ou rampent : ils n'ont pas d'autre mode de progression. C'est à Cuvier, l'un des plus grands naturalistes du monde, que l'on doit la plupart des notions que l'on possède sur ces nombreux et curieux animaux ; bien que leur corps soit tout gélatineux et albumineux, privé de membres articulés (à l'exception toutefois de ceux que l'on nomme *branchiopodes*), bien que généralement il y ait en eux moins de variétés d'instincts et de mouvements que dans les insectes et les crusta-

cées, cependant ce savant, à l'exemple du naturaliste La-
marque, les a placés au-dessus de ces classes, parce qu'il a
reconnu en eux une perfection et une complication d'organisation qui ne s'observent dans aucun des invertébrés. Il les a
trouvés munis d'une ébauche de cerveau, ou renflement nerveux, situé au-dessus de l'œsophage, à côté de la bouche, et
pourvue de quelques nœuds ganglioniques, d'où partent,
comme autant de petits cerveaux, le fluide nerveux, ou ce
qu'on appelle le mouvement d'innervation, qui sert à animer tous les organes, et à les rendre aptes à exécuter leurs
fonctions. Ils ont, d'ailleurs, un tact très-fin, une circulation
et une respiration très-étendues, un foie et des glandes qui
les rapprochent un peu des vertébrés.

Les animaux de cette classe habitent par myriades les
mers, les fleuves, tous les lieux humides et marécageux; c'est
parmi eux qu'on trouve les moules, les limaces, les escargots, dont notre régime alimentaire s'est enrichi. Ces animaux, par leur tissu albumineux et mucilagineux, sont adoucissants. Ils conviennent aux personnes dont l'estomac ou la
poitrine est irritée. L'on fait parquer les huitres dans le but
de les rendre meilleures; les moules, de même, mais plutôt
pour les multiplier. Dans celles-ci, il se trouve quelquefois
du frai des asturies et des méduses qu'elles absorbent à la superficie de l'eau, où il surnage, quand la marée découvre les
lieux où elles sont fixées; c'est ce frai qui les rend susceptibles de causer des anxiétés, des maux de nerfs et d'estomac.
Pour se préserver de ces accidents, il faut, comme nous l'a-
vons déjà indiqué, n'en faire usage que dans les saisons froides. Cependant, s'il arrive qu'après en avoir mangé, l'on se
trouve malade, il faut à l'instant prendre un verre ou deux
de limonade chaude, ou d'eau sucrée, avec quelques gouttes
d'éther. Si cela ne suffit point, il faut se faire vomir avec de
l'eau tiède, et en chatouillant l'arrière-bouche avec les barbes
allongées d'une plume à écrire.

En comprimant assez les huitres pour les empêcher de
s'ouvrir et de perdre leur eau de mer, on les conserve frai-

ches assez long-temps ; on les tient d'ailleurs à l'abri de la chaleur et de la gelée par une enveloppe de paille, etc.

SIXIÈME CLASSE.

Des poissons.

Maintenant nous passons à l'examen hygiénique d'animaux bien mieux connus, ou du moins plus faciles à reconnaître, parce qu'ils sont plus volumineux, qu'ils possèdent des organes dont les caractères sont bien plus perceptibles, et par leur masse et par leur mode d'organisation, et surtout par leur ressemblance avec les nôtres. Tous ces animaux sont pourvus de pièces osseuses intérieures, très-distinctes, et qui servent de support de charpente à leurs autres organes. Il n'en est aucun qui soit, comme ceux des cinq classes précédentes, privé de colonne vertébrale.

Le grand caractère commun aux quatre classes suivantes : aux poissons, aux reptiles, aux oiseaux et aux mammifères ou porte-mamelles, c'est, au contraire, d'en être pourvus, c'est d'être *vertébrés*.

Les *poissons* sont placés au sixième rang dans la généralité des êtres animés : les *vertébrés commencent par eux*. Ils s'élèvent immédiatement au-dessus des mollusques ; si, comme eux, ils manquent de poumons, et respirent par des branchies, ils ont aussi plus qu'eux un véritable sang, rouge comme le nôtre, mais il est froid ; leur cœur n'a qu'une cavité, qu'un seul ventricule ; leur circulation est simple, etc. La vie intellectuelle commence à s'apercevoir, dans beaucoup d'entre eux, d'une manière plus distincte que dans les deux dernières classes ; leurs actes se confondent moins avec ceux que dirige l'instinct dans les mollusques et crustacées. Ils sont susceptibles d'une certaine éducation qui suppose des combinaisons intellectuelles plutôt que les directions automatiques de l'instinct.

Une série entière de poissons, ceux qui ont un squelette osseux, ne connaissent pas l'union des sexes ; cependant beaucoup d'entre eux vivent en famille, et forment des so-

ciétés nombreuses ; néanmoins l'on peut dire que généralement leur vie affective est presque nulle, qu'ils aiment peu
ou pas : ils sont trop froids pour avoir du sentiment.

Nous trouvons beaucoup d'individus qui servent à notre
alimentation, ainsi qu'à celle de beaucoup d'oiseaux et de
quadrupèdes carnassiers : ceux qui sont à chair ferme, d'une
teinte un peu brune ou rougeâtre, à goût prononcé, forment
un aliment plus substantiel et d'une nature plus excitante
que ceux dont la chair est à fibres blanches, molles, sans
arôme et sans goût prononcé. Plusieurs poissons sont dangereux (comme substance nutritive) dans leur totalité, ou seulement par quelques-uns de leurs organes. Quelques tétrao-
dous passent pour être vénéneux, en certains temps de
l'année, à cause, dit-on, qu'ils vivent de mollusques âcres.
Le foie de ce squale, connu sous le nom de chat-marin,
cause des coliques et une desquammation à l'épiderme, dans
quelques saisons de l'année. Dans l'Inde, l'on dissipe et l'on
prévient ces accidents par une infusion d'anis étoilé. Les
œufs de nos brochets, et même un peu ceux de nos barbeaux,
sont vomitifs et purgatifs.

En général tous les poissons sont très-mal sains, lorsqu'ils
ne sont pas à l'état frais ; l'on en excepte quelques-uns de la
division des cartilagineux, comme les *raies*. L'insalubrité des
autres augmente en proportion de leur altération et de leur
décomposition. Il faut bien se garder de repousser les utiles
avertissements que notre odorat nous donne à cet égard, car
autrement nous risquerions d'en être punis par une maladie
grave, par une fièvre de l'espèce des putrides.

L'on peut tirer un grand et utile parti des poissons, pour la
vie nutritive de l'homme, et la préserver en partie de ces maux
affreux qui résultent de temps à autre de la disette des vivres.
(*Voyez* l'article *Aliments.*) L'on pourrait introduire dans
nos fleuves et rivières plusieurs espèces qui ne se trouvent
que dans la mer, comme le saumon ; y propager ceux qui
conviennent le mieux à notre nourriture, et qui y prospèrent
davantage ; mieux observer qu'on ne le fait les temps où il

7

ne faut pas pêcher ; car , à ces époques où le poisson se livre à sa reproduction , il est de mauvaise qualité , et ne convient pas à notre alimentation.

Notre industrie, qui s'exerce sur tout, a eu le bon esprit de s'attacher à améliorer la chair de ces animaux, comme elle a su le faire pour celle des volailles, des porcs et d'autres espèces. En variant leur nourriture, en la multipliant selon leur goût, en les soumettant à la castration, on est parvenu à les engraisser, à les rendre plus profitables et plus agréables à manger. L'on sait mieux aussi les conserver aujourd'hui à l'état frais que dans les temps passés : pour cela, on les place sur des tablettes de marbre ou de fer, dans un lieu à basse température, à l'exposition nord, et ombragée ; on les recouvre de glace ou d'une vessie remplie à demi d'eau de puits, très-froide. Quand l'on manque de ces moyens, on les arrose de vinaigre, ou on les saupoudre au dedans comme en dehors, après les avoir vidés et lavés, d'un peu de sel et de poivre, qu'on leur enlève ensuite, en les faisant tremper dans l'eau, avant de les faire cuire ; pour les garder à long terme, on les sale et on les dessèche.

SEPTIÈME CLASSE.

Reptiles.

Dans cette classe, au lieu de branchies, les individus qui la composent ont de véritables poumons ; cependant leur sang est froid comme celui des poissons, parce qu'il n'y en a qu'une partie qui passe à travers ces organes, et qui se trouve soumise à l'action de l'air atmosphérique qui les pénètre.

Trois ordres entiers de cette classe, au lieu de nageoires, possèdent des pattes : ce sont les tortues, les grenouilles et les lézards ; un autre n'a ni pattes, ni nageoires : il renferme les serpents. Pour la plupart de leurs fonctions, ces animaux se rapprochent assez des poissons : leur instinct et leur intelligence ne les distinguent pas essentiellement des habitants des eaux ; comme eux , ils paraissent avoir peu de sensibilité et de facultés aimantes ; néanmoins, plusieurs sont susceptibles d'être amenés à la vie privée par une éducation particulière.

Nous trouvons dans un grand nombre de ces animaux une chair qui se rapproche beaucoup de celle des poissons ; comme telle elle est blanchâtre, peu animalisée, d'un goût peu relevé ; elle ne stimule pas nos organes ; elle soutient peu les forces musculaires ; cependant celle des tortues et de quelques lézards des pays chauds passe pour être nourrissante ; l'on mange dans quelques contrées celledes couleuvres et des orvets. Les grenouilles sont agréables à manger : elles plaisent et conviennent à beaucoup de convalescents, comme aliment peu nourrissant et de facile digestion.

C'est parmi les reptiles qu'on trouve les animaux les plus dangereux : deux ordres seulement de cette classe sont à redouter. Dans celui des lézards ou sauriens, il n'y a que les crocodiles, qui, par leurs fortes et longues mâchoires, soient à craindre ; mais dans l'ordre des ophidiens ou serpents, il y en a beaucoup qui, par les plus faibles morsures, peuvent nous donner la mort en peu de temps. La raison, c'est qu'ils laissent suinter dans les petits trous que nous font leurs dents recourbées (crochets à venin) une liqueur qui, par ses propriétés délétères, nous empoisonne d'une manière toute particulière. Cette liqueur, qu'on appelle venin, n'a d'effet que lorsqu'elle est introduite par une plaie ; elle agit en raison de l'espèce de serpent qui la fournit, de la quantité introduite, et proportionnellement à la masse ou au poids de l'individu mordu.

Tous les serpents qui manquent de ces dents latérales creuses ne sont pas venimeux. En France, il n'y a que la vipère qui en possède et par conséquent qui le soit. C'est à tort qu'on craint les couleuvres et ces petits serpents argentés qu'on nomme orvets. La morsure de la vipère est très-rarement mortelle (1) ; cependant, on assure le contraire de celles qu'on rencontre dans les bois de Fontainebleau et dans quel-

____

(1) Nous avons vu un certain nombre d'individus qui en ont été mordus, et qui en sont bien guéris

ques contrées du centre de la France, et qu'on croit être une espèce ou variété distincte. Le venin de la vipère, comme celui des autres serpents, rend d'autant plus malade, que l'animal est plus fâché quand il mord, et que l'individu mordu est plus petit, plus jeune et plus faible. Les accidents qui succèdent à cette morsure arrivent, d'après nos observations, dans l'ordre suivant : D'abord enflure à la partie mordue; ensuite des nausées se manifestent; puis se déclarent bientôt des vomissements bilieux et des faiblesses qui se succèdent de temps à autre; après surviennent la jaunisse, l'enflure du corps, etc. Les remèdes sont, à l'extérieur, la cautérisation profonde de la petite plaie avec le fer rouge, ou un acide concentré. Il a quelquefois suffi pour opérer la guérison, d'y verser quelques gouttes d'alkali-volatil très-fort (ammoniaque) et d'en faire prendre à l'intérieur quatre à cinq gouttes dans un verre d'eau chaude, le double quand il n'est pas concentré. On recommence l'usage de cette boisson deux ou trois fois, jusqu'à ce que la sueur paraisse. Il ne faut pas perdre de temps dans l'administration des remèdes; si on ne les avait pas à sa portée, il faudrait, s'il était possible, faire une forte ligature au-dessus de l'endroit mordu, afin de retarder l'action du venin sur tout le corps; puis laver la plaie avec du chlorure, avec de la chaux vive, de la lessive de cendres, si l'on n'a pas autre chose sous la main, puis l'arroser d'huile très-chaude, etc. ; bien entendu qu'on n'oublie rien pour ranimer le courage du patient.

Le serpent à sonnettes est le plus dangereux de tous, heureusement il ne s'en rencontre que dans les contrées chaudes de l'Amérique. Sa morsure cause en peu d'instants l'enflure du corps, celle de la langue, la gangrène, etc., et la mort, à moins que l'on n'ait eu recours dès le principe aux moyens que nous verrons d'indiquer.

Nous en dirons autant, et pour les effets et le traitement, de la vipère à lunettes des mers orientales. Celle qu'on nomme céraste produit, dit-on, le tétanos, des convulsions, etc. ; même traitement.

HUIUIÈME CLASSE.

Oiseaux.

Laisser les serpents pour s'occuper de la classe des oiseaux , c'est quitter ce qui existe de plus affreux dans la nature animale, pour ce qu'il y a de plus agréable pour nos goûts ; nous disons pour *nos goûts*, parce qu'en effet ces animaux ont généralement de quoi les flatter, comme ceux dont nous venons de nous entretenir ont à leur tour de quoi les blesser ; mais si nous voulions seulement juger ces animaux, qui nous causent tant de répugnance, d'après la nature de leur organisation, les lois physiologiques qui les régissent , si surtout il nous était donné de deviner le but que s'est proposé le puissant ordonnateur de toutes choses , peut-être alors cesserions-nous de les trouver si hideux, si anti-harmoniques avec les autres êtres de la création ; nous les trouverions au contraire, comme tant d'autres, parfaits dans leur genre et dignes de notre admiration. Notre horreur pour les serpents doit diminuer encore par cette considération qu'ils ne se servent de leurs armes que pour se défendre quand on les attaque, ou pour se procurer la proie dont il leur est impossible de se passer pour vivre, et par cette autre qu'ils disparaissent, comme le lion , le tigre et autres animaux dangereux, partout où l'homme se multiplie ; ils ne sont donc point, comme on l'a dit, destinés à être nos ennemis.

Dans la classe des oiseaux, la vie est bien plus excentrique, bien plus animée que dans les classes précédentes ; leur sang est plus élevé en température que celui de tous les autres animaux , ce qui tient en partie à ce que leurs poumons sont doués d'une capacité extraordinaire ; ils s'étendent jusqu'au bas de leur corps, contrairement à ce qui se passe chez les reptiles ; leur sang veineux est soumis tout entier à l'influence de l'acte respiratoire et devient par là un puissant stimulant de la vie. Aussi ces êtres jouissent-ils d'une extrême activité qui contraste beaucoup avec ce que l'on remarque chez ces derniers. Leur système nerveux , dans ses foyers principaux, est presque, comme leurs poumons, arrivé à un haut degré de développement. Leur tète se fait remarquer par son volume, et l'intellect chez un grand nombre semble avoir suivi la loi de ce développement. Il paraît en être de même de leurs sens ; beaucoup les ont d'une finesse extrême. Ils peuvent voir à volonté de loin comme de près ; quelques-uns odorent aussi à de longues distances, etc. Ils sont généralement curieux, très-observateurs, et dans quelques familles assez bons imitateurs : presque tous sont susceptibles de recevoir, mais à des degrés différents, de l'éducation et un commencement d'instruction, assez cependant pour leur mériter le nom d'*oiseaux savants*. C'est dans cette classe qu'on commence à voir apparaitre d'une manière très-distincte la vie sentimentale dans ce qu'elle a de plus touchant et de plus ressemblant au beau côté de la nôtre. L'attachement qu'ils contractent envers ceux qui les soignent, la reconnaissance qu'ils manifestent à la suite de bienfaits reçus, leur sociabilité, leurs liaisons d'amour, leur tendre dévoûment pour leur progéniture, etc., ne laissent pas de doute sur la perfection à laquelle est déjà parvenue chez ces animaux la vie affective. Ces êtres, si intéressants par eux-mêmes, le sont encore bien davantage quand on vient à les considérer dans les rapports qu'ils ont avec nous, et par les services qu'ils nous rendent ; beaucoup, c'est même le plus grand nombre, exercent sur nos goûts, nos plaisirs et notre santé, des influences très-multipliées qu'il importe en hygiène de connaitre et de bien apprécier. Il y a des familles parmi eux qui passent leur vie, à leur insu sans doute, à nous procurer des sensations agréables, soit au moral, soit au physique ; les unes par la beauté et la variété de leurs formes et de leurs couleurs, les autres par celle de leurs chants et de leurs mœurs ; toutes animent nos paysages, embellissent nos promenades, récréent nos loisirs et dissipent une partie de nos ennuis : chose plus importante qu'on ne pense pour le maintien de notre santé. D'autres, tout en ne s'occupant que de leur pâture, nous sont utiles d'une autre manière ; ils travaillent à la destruction de ces vers, insectes, mollusques, etc., qui, sans eux, dévoreraient nos cultures, nos grains, nos arbres et leurs fruits. Après leur mort, ils nous préservent du froid par leurs plumes, leur duvet ; de plus, nous alimentent par leur chair, comme déjà, de leur vivant, plusieurs nous ont rendu service par leurs œufs. C'est surtout dans l'ordre des gallinacées, dans celui des palmipèdes, d es passereaux, etc., que nous trouvons des substances alimentaires, aussi variées, aussi agréables que salubres.

Par suite d'un dessein tout providentiel sans doute, ce sont ceux qui nous offrent le plus de ressources qui ont le plus de dispositions à vivre avec nous, qui se plaisent le mieux dans nos habitations, qui s'y nourrissent et multiplient avec le plus de facilité ; ce sont eux enfin dont la chair est le plus susceptible de recevoir toutes les améliorations désirables pour le plus grand avantage de notre vie nutritive.

NEUVIÈME CLASSE.

Quadrupèdes mammifères.

Cette classe, par la perfection de ses organes et la multiplication de ses fonctions, est celle qui s'élève le plus au-dessus des autres, et qui, par l'une de ses familles, celle des quadrumanes, se rapproche le plus près de la nôtre, sous le rapport physique.

Tous les animaux de cette classe ont un système nerveux cérébral et ganglionnaire plus développé que celui des êtres qui appartiennent aux classes précédentes ; tous ont les organes de la circulation et de la respiration très-étendus et séparés, par une cloison qu'on nomme diaphragme, de ceux de l'appareil digestif, qui se trouve logé dans l'abdomen ou bas-ventre ; tous ont deux fonctions de plus à exercer que les autres animaux (1) des classes inférieures ; savoir : *la masti-*

(1) Il faut excepter deux genres qui ressemblent plus aux oiseaux qu'aux quadrupèdes, bien qu'ayant quatre pattes, un corps allongé et du poil ; ce sont les monotrèmes. Ces animaux de la Nouvelle-Hollande ont un museau en forme de bec de canard, qui les a fait appeler *ornithorinques* ; ils sont

cation, qui s'exécute au moyen de mâchoires pourvues de dents osseuses, et *la lactation*, fonction qui s'opère à l'aide de glandes nommées mamelles, d'une liqueur sécrétée par ces organes, et que chacun connaît sous le nom de lait.

Notre ingénieuse et persévérante activité a su retirer d'immenses services hygiéniques de toute nature de plusieurs familles appartenant à cette classe importante.

Il est vrai qu'il y a eu prédisposition primitive dans un grand nombre à se laisser captiver et mettre en domesticité ; beaucoup d'espèces même paraissent naturellement aimer l'homme et recherchent sa compagnie ; dans ce nombre, il en est qui sont devenus ses compagnons fidèles et ses amis dévoués. Quant à ceux qui avaient moins de facultés aimantes, ils se sont résignés à supporter son joug, et à marcher sous la direction de sa puissance. Partout où l'espèce humaine est apparue, elle y a trouvé, comme à souhait, le genre d'animal qui lui convenait le mieux, eu égard à la nature du climat et aux moyens d'existence qui s'y trouvaient. Tels sont, en Europe et en Amérique, le cheval, la vache, le mouton, les chiens ; en Asie et en Afrique, le chameau, le dromadaire, l'éléphant, et aussi l'espèce chevaline ; dans les contrées trop froides pour que ces quadrupèdes puissent y vivre, on trouve le renne, qui, sous plusieurs rapports, remplace le cheval et lavache.

L'on sait que les uns nous rendent particulièrement service par leur puissance musculaire ; que les autres nous sont spécialement utiles par leur laine, leurs poils et leur peau ; quelques-uns par le lait et le beurre et le fromage qu'on en retire ; un très-grand nombre par leur chair, genre d'aliment qui varie dans sa composisition comme dans sa saveur, suivant la nature de l'espèce qui le fournit et qui, à cause de cette variété même, peut s'approprier à tous les goûts, comme à tous les âges.

Il n'est guère de peuples aujourd'hui, même parmi les plus

ovipares, et vivent à la manière des oiseaux nageurs ; nous les comparons à des oiseaux-loutres.

arriérés en civilisation, qui ne sache très-bien exploiter au profit de son bien-être leur force et leur adresse, leur dévoûment et leur patience, en un mot, toutes leurs facultés, comme tous leurs produits, leur mort comme leur vie.

Les plus forts des animaux de cette classe sont arrivés, par suite de l'éducation donnée à leur race, à un degré d'abnégation et de soumission tel, que nous avons pu en faire à volonté, tantôt des leviers d'une grande énergie, tantôt des mobiles très-avantageux pour nous transporter à de grandes distances, et toujours des ouvriers très-complaisants dans tous nos rudes travaux ; sans eux, l'homme eût été condamné, dans notre Europe, à user sa vie en efforts pénibles ; il ne lui eût pas été possible d'arriver à l'état de pasteur et de cultivateur ; sa civilisation était impossible. Obligé, pour ne pas périr de faim, de consumer son temps à la pêche, à la chasse ou à la recherche de quelques mauvais fruits, il n'eût pas eu le temps ni l'occasion nécessaire pour s'observer, réagir sur lui-même et se modifier dans les loisirs de la société de ses semblables. Ses sentiments fussent restés bruts et son intellect sans développement. Concentré dans les besoins de sa vie physique, il eût vécu à peu près comme les sauvages de la Nouvelle-Hollande, au milieu des privations et des fatigues de tout genre. Ainsi, on le voit, notre bien-être, notre civilisation, tous les avantages dont nous jouissons et dont nous pourrons jouir à l'avenir, peuvent être attribués à ces excellents animaux dont nous venons d'esquisser l'histoire.

D'après les notables influences qu'ils sont appelés à exercer sur notre santé et notre bonheur, nous pouvons donc réellement dire, sans exagération, que notre existence est essentiellement dépendante de la leur ; que leur multiplication, celle des aliments dont ils ont besoin, les bons soins qui leur sont nécessaires pour les maintenir en santé, etc., sont des nécessités sociales du premier ordre ; que c'est un devoir pour chacun de s'en occuper. C'est surtout à ceux qui se livrent aux travaux de la campagne qu'il convient plus particulièrement d'apprendre à les soigner et les multiplier convenablement, et surtout à leur épargner ces mauvais traitements, ces souf-frances barbares qu'on leur fait si souvent endurer, et qui sont, il faut le dire, la honte de notre espèce et le tourment de la leur. L'hygiène de ces animaux se rapproche beaucoup de la nôtre. Ils demandent surtout à être favorisés dans leurs fonctions de nutrition. Il faut donc des aliments variés, de bonne qualité, et appropriés à leur goût. Ceux qu'on retire des prairies artificielles, des luzernes, sainfoin, trèfle, ray-gras, etc., et des gramens à tige fine et tendre, des racines fé-culentes et sucrées, comme la carotte, la betterave, etc.; des graines céréales, comme l'avoine, l'orge, etc., leur convien-nent particulièrement. Il est nécessaire d'alterner ces aliments, de ne les donner à l'état vert que lorsqu'ils sont privés d'hu-midité ou mélangés avec ceux qui sont secs; d'en proportion-ner la dose à la grosseur de l'animal et à la dépense de forces qu'il fait par le travail. En général, en fait d'aliment, il vaut mieux, pour les bêtes qui exercent, du trop que du trop peu. Le superflu est converti en engrais, celui-ci en bonnes récoltes, et les bonnes récoltes, à leur tour, profitent aux animaux, permettent de les multiplier, et le maître et la terre s'en trou-vent bien. Il convient aussi, dans leur alimentation, d'avoir égard au goût particulier de chaque espèce, aux préférences qu'elle montre pour tel ou tel genre d'aliments. Ainsi l'espèce ovine ou moutonnière aime de préférence les pâturages secs : la lupuline, la paille de pois et de gesse, le son et les racines saupoudrées de sel. Il en est de même des rongeurs, comme le lapin et le lièvre. L'espèce *bovine* préfère les gras pâturages, les trèfles succulents, etc., les pommes de terre et les bette-raves fermentées. L'espèce chevaline a un goût prononcé pour le sainfoin, la luzerne, etc. Elle se trouve bien de la bonne paille, de l'avoine, des carottes et d'une petite quantité de bon foin, de ce foin fin qui se distingue par sa couleur verte, son parfum aromatique et son goût sucré.

Ajoutons ici que nous sommes certains qu'il suffit d'une bonne nourriture long-temps continuée pour ramener des races dégénérées à leur beau type primitif. Nos parents en ont fait l'expérience sur des chevaux et autres espèces. Ces expériences réussiront toujours partout où l'on cultivera abondamment les prairies artificielles et les plantes à racines nutritives. Si un bon régime alimentaire est au premier rang des choses utiles pour les bestiaux, il faut mettre au second rang tout ce qui tend à rendre faciles les fonctions de la respiration et de la circulation, comme un air pur, souvent renouvelé, des étables spacieuses, toujours proportionnées au nombre d'animaux qui doivent s'y loger et à la capacité de leurs poumons, et des exercices modérés ; au troisième rang viennent les soins de propreté : les bonnes et abondantes litières, les frictions de la peau et tout ce qui doit favoriser les fonctions de cet organe. Enfin, n'oublions pas qu'un animal, sous le rapport hygiénique, est comme un homme ; quand il est convenablement alimenté et soigné et qu'on ne le fait pas souffrir par de mauvais traitements, il se développe mieux, il devient plus fort, il est moins sujet aux maladies, il rend plus de services pendant sa vie, et, après sa mort, cet animal qu'on a bien traité vous donne, s'il est destiné à la boucherie, une chair agréable et salubre, qu'on peut manger avec sécurité ; tandis que celui qu'on a fait languir par une mauvaise nourriture, et souffrir par excès de travail ou par des coups, nous en fournit une qui est maigre, coriace, peu nutritive, d'une difficile digestion et quelquefois pernicieuse. Ainsi, ici comme ailleurs, dans ce cas comme dans tant d'autres, l'on peut dire que la peine qu'on se donne pour faire ce qu'on doit manque rarement d'être récompensée, et que toujours le mal dont on s'abstient envers les êtres qui nous sont utiles est un bien pour nous.

Après ces considérations d'histoire naturelle et d'hygiène sur les êtres vivants, il paraissait assez logique de passer de suite à l'homme, qui paraît en être le complément, le dernier terme, le plus élevé en perfection ; mais nous devons auparavant parler des emprunts que l'hygiène doit faire à la chimie, à la physique et à la géographie, emprunts qui lui sont aussi nécessaires que ceux qu'elle fait à l'histoire naturelle; après quoi nous traiterons de l'homme dans un article séparé, parce que nous ne voulons pas qu'il soit exposé à être confondu avec les animaux, même les plus relevés; bien qu'il ait beaucoup de rapports anatomiques avec eux, à nos yeux, il en diffère trop essentiellement sous d'autres aspects pour qu'on le place, comme certains naturalistes se le sont permis, à la tête des singes, ou dans un ordre à part, comme, en dernier lieu, d'autres naturalistes l'ont fait. Nous n'admettons pas même qu'on doive le laisser dans la même classe. Il mérite bien, selon nous, qu'on en établisse une tout exprès pour son espèce et ses nombreuses variétés. C'est ce que nous ferons un peu plus loin.

CHAPITRE V.

Des emprunts que l'hygiène doit faire à la physique, à la chimie et à la géographie.

L'histoire naturelle nous fait faire un grand pas dans la connaissance des êtres qui composent et peuplent le milieu que nous habitons; mais ce n'est point assez pour connaître toutes leurs propriétés et tous leurs modes d'action sur notre organisation; pour cela, il nous faut recourir aux lumières de la physique et de la chimie.

En notre qualité d'êtres vivants, nous sommes doués de propriétés ou forces animées qui permettent à nos organes, chacun dans sa sphère et selon le degré de son énergie, de résister à l'action des causes physiques et chimiques qui tendent sans cesse à les détruire et à les ramener à l'état de matière non organique. Cependant, quelle que soit la puissance vitale de nos organes, elle ne peut aller jusqu'à les soustraire entièrement et dans tous les cas à l'action incessante de ces causes destructives. Il y a pour eux nécessité d'en subir plus ou moins les influences pernicieuses; cela est de toute vérité; mais il est également vrai que plusieurs de ces influences peuvent être modifiées d'une manière favorable à notre santé;

que nous pouvons aussi les garantir de quelques autres ou au moins pallier leur action malfaisante.

Il nous importe de bien les connaître, ainsi que leur manière d'agir sur nous et les moyens de réagir sur elles. C'est là un des grands services que nous rendent les sciences physiques et chimiques. Leur étude nous est donc nécessaire. Elle nous fournit, d'ailleurs, les moyens d'expliquer beaucoup de phénomènes intéressants sous tous les rapports, et, en particulier, sous celui de la santé. Prouvons-le par des exemples.

En physique, nous apprenons à connaître l'air qui nous environne, à estimer sa pesanteur, qui exerce une si forte action sur notre corps ; à reconnaître les variations de cette pesanteur par l'instrument qu'on nomme baromètre ; ses influences sur le tirage de nos cheminées, sur l'ascension de l'eau dans nos pompes, sur l'équilibre de nos humeurs, etc. Par un autre instrument, qui est appelé hygromètre, nous mesurons la quantité de vapeurs aqueuses qu'il contient, comme, par le thermomètre, nous apprécions sa température et nous estimons ses variations d'après une échelle dont les degrés sont calculés d'avance.

La physique nous fait connaître de même tous les autres corps qui exercent, comme l'air, une action incessante : 1° sur nos organes, tels que le calorique, par exemple, dont les effets sont si puissants sur nos humeurs, qu'il divise, dilate, et. pousse vers la périphérie de notre corps, les y fait évaporer sous forme de transpiration, etc. ;

2° Sur nos substances alimentaires, qu'il fait cuire, fermenter, putréfier, etc. ;

3° Sur la production de nos maladies, dont il est une des causes déterminantes, quand il nous pénètre en trop grande ou trop faible quantité ;

4° Sur nos machines les plus utiles : on sait qu'il devient l'âme d'un grand nombre, par la force immense qu'il communique à l'eau en la réduisant en vapeur.

C'est en agissant de même sur l'eau des mers et des fleuves qu'il devient cause des pluies, des rosées, des nuages.

C'est la même science qui nous initie à la connaissance d'une multitude de procédés, d'opérations utiles à notre industrie et nécessaires à notre bien-être; qui nous explique le mécanisme de la vision, celui de l'ouïe; qui remédie, à l'aide d'instruments calculés selon les principes qu'elle enseigne, à diverses infirmités de ces sens, ou qui aide à les prévenir.

C'est encore à la physique que nous devons la connaissance des causes de la foudre et celle des moyens de nous en préserver.

La chimie, à son tour, par les moyens qu'elle a d'étudier les corps dans leurs éléments et dans leur action intime et réciproque, peut nous mettre à même de connaître leurs propriétés moléculaires, leurs affinités diverses, et d'apprécier leur influence sur nos organes et leurs fonctions.

C'est à cette science que nous sommes redevables de ces procédés à l'aide desquels nous pouvons décomposer l'eau, l'atmosphère, et tous ces fluides qui nous environnent, qui nous pénètrent, nous composent ou circulent en nous. C'est elle qui nous apprend à déterminer la nature et la proportion de leurs principes constituants; ce qui peut les modifié, les vicier, corrompre ou régénérer. C'est à elle que nous devons ces vêtements et ces chaussures imperméables, ces teintures solides qui ne peuvent plus nuire à la santé; ces vernis, ces étamages nouveaux, qui ont fait disparaître ou modifier les anciens, qui étaient parfois si dangereux. C'est à cette science qu'est dû l'art de désinfecter les lieux méphitiques, toutes les habitations insalubres; c'est par elle aussi que nous expliquons une multitude de phénomènes, d'actions et réactions, qui ont lieu dans tous les corps qui font partie du milieu où nous vivons, comme, par exemple, ces fermentations qui font changer, en si peu d'instants, la nature et les propriétés des êtres qui ont joui de l'existence végétale ou animale. C'est par elle aussi que nous pouvons nous rendre compte de l'importance de l'air dans la fonction de la respiration, et du rôle qu'il joue dans nos poumons. C'est elle encore qui nous donne la vraie théorie des asphyxies, et nous indique les moyens propres à les prévenir et à les guérir.

Enfin, c'est par cette science importante qu'on arrive à reconnaître les sophistications de nos vins et autres boissons, les diverses altérations de nos aliments; la nature des substances vénéneuses que l'ignorance et le crime peuvent employer contre nous; les remèdes propres à neutraliser ou à pallier leurs funestes effets; les réactifs à l'aide desquels l'on peut constater leurs ravages, et indiquer particulièrement et sûrement l'espèce de poison qui les a produits, etc. Nous ne craignons pas d'affirmer que la chimie est de toutes les sciences physiques celle qui contribuera le plus au bonheur du genre humain. (*Voy.* notre article *Comestibles.*)

Quant aux lumières que l'hygiène peut retirer de la géographie et de l'astronomie, nous renvoyons au chapitre où nous traitons des causes et des circonstances qui doivent faire modifier les principes de cette science, c'est-à-dire aux articles *Climats, Saisons.*

CHAPITRE VI.

Résumé et conséquences des considérations précédentes.

De ce coup d'œil rapide que nous venons de jeter sur les êtres inorganiques et organiques qui nous entourent, et sur les sciences qui nous font connaître leurs propriétés et leur mode d'action sur notre existence, nous pouvons tirer quelques instructions importantes, savoir :

1° Que beaucoup de corps qu'on appelle bruts ou inorganiques, et dont les effets directs ou indirects sur notre santé n'ont pas encore été examinés dans les traités d'hygiène, méritent cependant une attention toute particulière; tels sont, entre autres, le sol ou sous-sol sur lequel nous établissons nos habitations, bâtissons nos villes et nos villages; les éléments, les propriétés physiques et chimiques de ce même sol, son plus ou moins de perméabilité, son abaissement ou son élévation, relativement aux objets qui l'entourent, les eaux, les mines, les combustibles qui l'avoisinent, etc., objets d'un grand intérêt pour notre santé, ainsi que les pierres, briques, chaux, plâtre, fer, zinc, argile, sable, qui entrent dans la construction de nos maisons, dans celle de nos meubles, vases et ustensiles de cuisine, etc.;

2° Que les êtres qui composent le règne organique exercent aussi sur nous, et plus activement encore, des influences fort variées, bien que beaucoup échappent à nos observations; telles sont, pour la série végétale, certaines plantes, les fleurs et leurs émanations, les forêts, etc.;

3° Que dans la série des animaux ces influences commencent aux *microscopiques*, qu'elles s'étendent et se multiplient dans les classes suivantes en proportion du volume et surtout du nombre des êtres qui la composent, et des rapports qu'ils ont avec nous;

4° Que ces rapports se multiplient eux-mêmes en raison du développement des organes de ces êtres, de leur importance pour nous, ou du besoin que nous en éprouvons;

5° Que plus ces animaux se rapprochent de l'homme, sous le point de vue organique, plus ils ont de facultés, plus ils ont d'action sur lui, plus aussi ils peuvent lui rendre service ou lui nuire; par conséquent, plus l'hygiène de l'homme doit les prendre en considération;

6° Qu'il est beaucoup d'espèces, sans doute, dont l'existence a été successive et a dû précéder la sienne, l'une ne pouvant que difficilement vivre sans nécessiter l'antériorité des autres;

7° Qu'il y a eu progrès ascendants et successifs dans le nombre, et développement des organes des êtres vivants et augmentation graduée dans leurs divers modes d'existence, selon, au reste, les époques de la création et les grandes révolutions qui ont bouleversé le globe;

8° Qu'enfin l'homme, réunissant plus d'organes essentiels, exécutant plus de fonctions importantes que tous les êtres animés, jouissant d'ailleurs de quelques facultés transcendantes, comparativement à celles des animaux les plus rapprochés de lui, doit nécessairement être distingué d'eux tous ; que bien qu'il soit le dernier créé, comme tout semble le prouver en géologie, il convient néanmoins de le placer en tête de la création, parce qu'il en est réellement l'ouvrage le plus complet, le plus fini et le plus parfait, quand toutefois il n'a pas laissé pervertir ses facultés.

Nous allons naturellement être conduit, dans le chapitre suivant, à exposer les preuves anatomiques et physiologiques de sa prééminence.

CHAPITRE VII.

De l'anthropologie ou de l'homme sujet de l'hygiène, de son rang, de ses quatre modes d'existence, des fonctions propres à chacun de ces modes, et des besoins, des droits et des obligations qui en dérivent.

Nous plaçons notre espèce dans une classe à part, parce que, comparée avec toutes les autres, nous trouvons, sous le *rapport anatomique :*

Qu'elle est la seule qui ait de véritables mains, avec un pouce allongé susceptible d'être opposé aux autres doigts ; la seule qui puisse naturellement se tenir debout, en équilibre, et marcher sur la plante des pieds ; la seule qui ait la tête implantée *verticalement* sur la colonne vertébrale, ce qui lui permet de planer sur tout ce qui l'environne ; la seule qui ait les yeux placés en avant et parallèlement à l'horizon, comme la bouche ; la seule qui ait un cerveau aussi volumineux, un angle facial aussi ouvert, une physionomie aussi expressive ;

Sous *le rapport physiologique,* qu'elle est aussi la seule qui possède un aussi grand nombre de fonctions, deux systèmes nerveux qui président à une multitude d'actes inconnus des animaux, des organes du toucher d'une finesse et d'une adresse incomparables ; la seule qui ait un langage articulé, propre non-seulement à manifester ses désirs et ses penchants physiques, mais aussi à exprimer toutes ses affections comme toutes ses haines; mais c'est surtout *sous le rapport intellectuel et moral* qu'elle se distingue et se sépare entièrement de toutes les autres espèces animées. En effet, sous le premier rapport, elle est la seule qui puisse raisonner tous ses actes, en calculer toute la portée, en prévenir toutes les conséquences; la seule dont *l'intellect* soit capable d'acquérir la connaissance, non-seulement de tous les êtres en particulier soumis à son investigation, mais aussi celle des lois qui les régissent, des phénomènes auxquels ils doivent donner lieu, du rôle qu'ils doivent jouer dans l'ordre général; la seule qui puisse avoir des idées abstraites, des idées de causes et d'effets, et de rapports entre les unes et les autres, etc.; la seule qui ait la faculté de les exprimer ou de les peindre par les gestes, la voix, et de les fixer par l'écriture, la typographie, etc.; la seule qui, par ses divers moyens de communication et de transmission des idées, puisse ajouter aux richesses intellectuelles du passé toutes celles du présent, et en faire un vaste trésor que ses descendants grossiront à leur tour, et où les arrière-descendants puiseront sans cesse sans jamais l'épuiser, puisqu'au contraire ils y ajouteront de plus en plus, et dans des proportions toujours croissantes... Ainsi, tandis que les espèces animales restent bornées, *stationnaires* dans toutes leurs facultés, l'espèce humaine développe les siennes et agrandit leur sphère d'action; cela est surtout évident sous le rapport de sa vie intellective; elle marche de connaissances en connaissances, de découvertes en découvertes; aussi l'on peut dire que le progrès est sa loi, la perfection son but, et la science son moyen; que par la puissance de son génie, unie à l'énergie de sa volonté, il lui est possible d'arriver, dans la suite des siècles, aux limites de l'infini; qu'après Dieu, enfin, l'homme est la première intelligence du monde.

Sous le rapport moral, il n'est pas non plus, comme les animaux, soumis exclusivement aux impulsions de l'instinct et aux appétits des sens; il a la notion du juste et de l'injuste; il reconnaît la puissance de la raison, puisqu'il la possède; il sait s'en servir pour diriger, régler ses volontés; et quand cette puissance rationnelle lui manque ou lui échappe, il lui reste encore pour se conduire les inspirations de sa conscience, le sentiment religieux, et ces nobles penchants, espèce d'instinct moral qui le pousse à la vertu.

Son espèce se distingue sous bien d'autres rapports encore. Quels sont ceux, par exemple, à qui il a été donné, comme à lui, d'être sensible à la gloire, d'admirer la vertu, de se passionner pour le vrai, de s'enthousiasmer pour le beau, de se dévouer à ses convictions, et de mourir, s'il le faut, pour n'être pas infidèle à la loi du devoir.

Ainsi, par le développement de ses organes, la multiplicité de ses fonctions, par la perfectibilité dont sont susceptibles les plus importantes, et surtout par sa puissante intelligence et sa haute moralité, l'homme surpasse tellement tous les êtres animés, qu'on peut et qu'on doit même l'en isoler entièrement. Donc, sans injustice comme sans orgueil, il peut se croire au-dessus d'eux tous, et prendre la première place dans ce monde, parce que réellement il est destiné au premier rôle; ce qui achève de le prouver, c'est qu'il n'est pas un seul être vivant qu'il ne puisse captiver ou dominer, pas un seul qui ne reconnaisse son autocratie, ou qui ne s'y soumette humblement. Ainsi, la prééminence et la dignité de l'homme étant bien établies et bien reconnues, c'est une raison de plus pour lui d'être fidèle observateur des lois de l'hygiène, afin de ne pas déchoir de cette prééminence et de ne pas dégrader cette dignité, sans lesquelles il ne serait que le rebut de son espèce et l'opprobre de sa race. Mais par quelle combinaison de moyens, par quelle puissance de facultés est-il parvenu à ce degré d'influence et d'élévation? Nous venons de le dire, mais nous devons le répéter sous une autre forme, parce que, d'abord, cela sera plus conforme aux vrais principes de l'anthropologie, telle que nous la concevons; ensuite, parce que cela nous est nécessaire pour mettre plus d'ordre dans la distribution de nos matières, plus de vérité et de clarté dans la manière de les traiter.

Nous avons vu dans nos considérations d'histoire naturelle que plusieurs petits êtres, qui commencent le règne animal, avaient l'organisation la plus simple; qu'il n'existait en eux qu'un seul ordre de fonction (car l'on ne pouvait compter pour une fonction animale la faculté de se multiplier comme un végétal par caïeux, section ou bouture); qu'on ne pouvait leur reconnaître qu'un mode unique d'existence : *la vie nutritive*. Nous avons également vu qu'en remontant plus haut l'organisation se compliquait davantage; l'on voyait surgir un et deux nouveaux modes de vitalité, c'est-à-dire la vie *affective* et la vie *générative*, avec quelques-uns des caractères qui sont propres à l'animalité; qu'enfin, en remontant toujours l'échelle animale, l'on arrivait à un ensemble de facultés affectives très-remarquables, à des fonctions génératives plus compliquées, et de plus à un commencement d'intellectuation plus ou moins parfait, suivant la classe dont faisaient partie les espèces qu'on examinait.

Voilà donc, pour certains animaux, un ou deux modes d'existence seulement; pour d'autres, deux et trois; et pour quelques-uns, quatre, mais à des degrés très-faibles, sous le rapport de l'intellect, et nuls sous celui de la moralité.

Ce n'est que dans la classe humaine qu'on trouve bien développées et bien caractérisées ces quatre manières de manifester son existence ; ce n'est même que dans la race. blanche qu'on peut les trouver en assez complète harmonie, c'est-à-dire dans cette sorte d'équilibre qui fait que l'une n'est pas très-prépondérante sur les autres, équilibre qui, s'il était plus complet, ferait la perfection de l'homme.

Nous allons passer en revue les diverses modalités de la vie humaine, énumérer les fonctions qui sont sous leur dépendance et spécifier leur caractère, après quoi nous arriverons à l'exposition des principes généraux d'hygiène qu'il convient de leur appliquer.

En admettant quatre sortes d'existence pour l'homme,

nous n'avons certes pas eu la prétention d'en tirer des conséquences contre son unité morale et physique, loin de nous
une telle pensée, mais nous croyons cette classification com-
mode et facile pour son étude physiologique et philosophique,
et surtout pour l'application des règles de l'hygiène ; elle
nous semble fondée sur la nature.

Ces quatre modes ont d'ailleurs tant de différences entre
eux, que nous aurions manqué à la vérité en ne les admettant
pas. Ils ne se ressemblent ni par leurs caractères, ni par leur
but, ni par leurs principes. La vie nutritive est en grande
partie dans le domaine de l'instinct ; elle est sous l'empire de
cette puissance occulte. La vie affective est régie par un autre
mode d'influence nerveuse dont nous avons la conscience par
le sentiment ; la vie intellective, par le principe de la pensée
auquel elle obéit.

PREMIER MODE D'EXISTENCE.

Vie nutritive.

Cette vie chez l'homme ne s'exerce pas par un seul organe ; elle n'a pas pour siége une seule cavité, comme cela se
remarque chez des animaux de la première classe, ni un seul
canal qui s'allonge plus ou moins. comme cela se voit dans les
classes subséquentes ; mais elle a à son service plusieurs systèmes complets d'organes creux et cylindriques, comme la
bouche, l'œsophage, l'estomac, les intestins ; glanduleux,
comme le foie, la rate, le pancréas ; vasculaires, comme les
vaisseaux chylifères, veineux, artériels, lymphatiques, etc.

Elle se compose de plusieurs actes qui consistent : 1° dans
le choix et la préhension des substances nutritives, dans leur
dégustation, leur broiement, leur insalivation et la formation
du bol alimentaire, puis dans sa déglutition, c'est-à-dire son
passage de la bouche dans l'estomac ; 2° dans l'action musculaire et vitale de cet organe, et celle des fluides qu'il sécrète, fluides qui, réunis à la salive dont ces substances ont
été pénétrées dans la bouche, aident à leur macération, favo-

risent la combinaison de leurs principes, et activent l'espèce
de fermentation ou plutôt d'élaboration qu'elles doivent subir,
et par suite de laquelle ces substances sont transformées en
une espèce de pâte de couleur grise, semi-liquide, d'apparence homogène, d'un goût sucré ou acide, suivant le temps
qu'elle séjourne dans l'estomac ou les altérations qu'elle a su-
bies : cette pâte est appelée chime, et l'opération complexe
qui l'a amenée à cet état, chimification. Enfin, pour troisième série d'opérations, ce chime passe dans l'intestin duodenum ; là, il se mélange à la bile et au suc pancréatique,
acquiert des propriétés nouvelles, et se transforme finalement en un fluide d'une couleur et d'une consistance laiteuses qui prend le nom de chyle. Ce chyle est ensuite
absorbé et transporté dans une veine située dans la clavicule
gauche, pour être conduit de là au cœur et aux poumons.
Et une fois arrivé à ces derniers viscères, il y subit avec le
sang veineux, auquel il s'est réuni, l'influence de la respiration,
c'est-à-dire qu'il absorbe l'oxigène de l'air qui y est entré, y
perd de son carbone et acquiert des propriétés qui le rendent
apte à stimuler tous les organes, à fournir à quelques-uns les
matériaux de leurs sécrétions, à quelques autres ceux de leurs
excrétions, et à tous, ceux de leur accroissement, de leur
réparation ou nutrition ; ainsi toutes opérations digestives ont
pour objet la préparation, la formation de ce fluide homogène
qu'on nomme sang.

Comme on le voit, ce mode d'existence est aussi compliqué qu'il est important ; il se compose d'une chaîne non in-
terrompue de douze fonctions au moins qui se tiennent toutes
dans la dépendance les unes des autres, et se rendent réciproquement nécessaires. Après la préparation et la formation du
chyle, il fallait bien que son *absorption* eût lieu, qu'il passât
dans des vaisseaux, de là au cœur, pour qu'il fût mis en
circulation, et poussé d'abord aux poumons afin de s'y pu-
rifier par l'acte de la *respiration ;* puis de là dans tous les
autres organes, au cerveau, pour y déposer les éléments de
l'*innervation* (de l'influence nerveuse), aux muscles et à leurs

nerfs, ceux de la force de *locomotion* ; au foie, aux reins, etc. , pour leur fournir les matériaux de la sécrétion *biliaire*, *urinaire*, et ceux de leur entretien, etc.

Ainsi donc toutes les opérations qui ont lieu dans la bouche, relativement aux aliments, les appétits et les sensations qui précèdent et accompagnent leur mastication, l'action de l'œsophage dans la déglutition, celle de l'estomac dans ce qu'on pourrait appeler la première digestion, celle des intestins dans la seconde, l'absorption du chyle par les vaisseaux chylifères, son mélange et sa circulation avec le sang veineux, la respiration qui lui fait subir un dernier degré de digestion et d'épuration, toutes ces fonctions sont du domaine de la vie nutritive ou s'y rattachent essentiellement. Cette vie est très-variée, comme on le voit, dans ses phénomènes comme dans ses instruments. Elle exige une multitude de soins qui, comme son utilité, sont de tous les jours pour l'homme adulte, et presque de tous les instants pour l'enfance. Si les fonctions nutritives ou d'assimilation ne se faisaient point convenablement, soit parce que la matière alimentaire ne serait pas suffisante ou pècherait par ses qualités, soit parce que les organes qui doivent la travailler ne seraient point dans un état convenable pour cela, tout alors languirait dans l'organisation. L'être vivant dans son ensemble se trouverait bientôt dans un état maladif qui pourrait se terminer par la mort, si l'on n'y remédiait en temps opportun. Aussi l'on peut dire que, dans notre espèce, la vie d'assimilation exige, de la part de la vie intellective, une puissante et continuelle intervention. Cette intervention est particulièrement nécessaire pour nous guider dans la recherche. dans le choix, dans la préparation et le mode d'user des nombreuses substances qui doivent nous nourrir. Nous disons nombreuses, car l'homme est créé, pour ainsi dire, *omnivore*. Les quatre espèces de dents dont il est pourvu, et la multiplicité de ses goûts gastronomiques, l'indiquent suffisamment. Il est même à penser que la diversité des tissus qui composent ses organes lui en fait instinctivement une loi. En effet, ces tissus étant formés d'éléments différents, et jouissant d'ailleurs d'un mode de sensibilité qui n'est pas le même dans chacun d'eux, ont besoin de molécules nutritives particulières, qui, d'une part, puissent convenir et s'approprier à leur nature, et, de l'autre, se trouver en rapport avec leur propre sensibilité. Ajoutons que tout organe pour fonctionner a besoin d'être stimulé, et que toute stimulation s'affaiblit et s'annule en peu de temps, là où les stimulants ne sont pas variés ou suffisamment renouvelés. Ainsi donc, la variété des aliments est une nécessité de notre nature, et le dégoût qu'on éprouve souvent pour ceux qui nous sont offerts avec trop de continuité n'est pas à dédaigner; tout au contraire, car il est un utile avertissement du principe qui régit notre vie nutitrive pour que nous ayons à modifier notre régime alimentaire.

Ainsi, il est nécessaire pour que la vie nutritive remplisse convenablement son but, qui est d'entretenir, réparer et accroître les forces et les tissus de nos organes, que les substances alimentaires, qui sont ses excitants naturels, soient :

1° De bonne qualité ;

2° En rapport avec ses goûts instinctifs ou sympathies;

3° De nature variée, pas trop abondants ni trop peu;

4° Qu'elle ne soit pas troublée dans l'exercice de ses fonctions par un travail musculaire ou mental trop actif, encore moins par des affections vives, des passions violentes.

DEUXIÈME MODE.

Vie affective.

Ce mode d'existence a été généralement mal étudié, par conséquent, mal connu, mal apprécié.

Beaucoup de physiologistes et de philosophes métaphysiciens l'ont confondu avec la vie intellectuelle, d'autres l'ont considéré comme étant seulement une de ses dépendances, une simple division de ses facultés. C'est, selon nous, une double erreur; car, manifester sa vie par ce qu'on appelle des sentiments, ou par des actes intellectuels, sont choses

fort différentes, très-distinctes, et même parfois sans corrélation. Ne voit-on pas le sentiment paraître seul dans plusieurs
circonstances, et là même où la vie intellective ne s'est pas
encore montrée? et celle-ci n'est-elle pas quelquefois anéantie
ou suspendue par une apoplexie, ou une autre cause mala-
dive, sans que pour cela le sentiment cesse de subsister? Les
foyers de ces deux modes d'existence sont donc au moins différents... La vie affective ou sentimentale a d'ailleurs beaucoup de phénomènes qui n'ont rien de commun avec ceux de
la vie intellectuelle, bien que les uns et les autres s'influencent dans beaucoup de cas, et se fassent naître réciproquement. Qu'a de commun par exemple la faculté de comparer, de juger, etc., avec la pitié, l'amour ou la haine? Par
la vie affective, nous commençons nos relations avec les êtres
qui nous entourent; nous sommes disposés à éprouver pour
eux, suivant certaines convenances ou disconvenances qu'ils
ont avec nous, une sorte d'attraction qu'on nomme *sympathie*, ou un sentiment répulsif qu'on appelle, par opposition,
antipathie. Il arrive quelquefois que nous ressentons l'une ou
l'autre de ces affections, de l'attachement ou de la répugnance,
pour tels ou tels êtres, avant que nos yeux aient pu les voir,
ou notre esprit les apprécier. C'est ce qui se remarque chez
les petits qui viennent de naître, et qui recherchent avec empressement le contact de leur mère, ou le sein de leur nourrice, comme le chien recherche le chiendent, et le mâche,
avant d'avoir appris à le connaître. Cet animal obéit aussi à un
sentiment de sa vie affective, mais d'une nature opposée, lorsqu'il recule d'horreur à l'aspect ou à l'odeur du loup, dès la
première fois qu'il lui arrive d'en être frappé. C'est à l'impulsion d'une cause semblable que des enfants, trop jeunes encore pour reconnaître, calculer et prévenir certains dangers,
comme celui de tomber dans un précipice, savent cependant
fort bien s'en éloigner.

Les organes qui président à notre vie affective jouissent
d'une sensibilité qui leur est propre, et qui paraît avoir des
rapports multipliés avec celle des organes de la vie intellec-

tive ; c'est à ce mode *sui generis* de sentir, que nous devons en partie notre instinct de sociabilité, cet attrait tout particulier que nous avons pour la compagnie de nos semblables, cette horreur de la solitude qui, quelquefois, peut être portée à un assez haut degré pour causer la mort en peu de temps. C'est ce mode d'existence qui nous rend susceptibles de ces touchantes émotions, à l'aspect de tout ce qui provoque, indique ou rappelle la souffrance et le malheur d'êtres semblables à nous ; ainsi la pitié, l'attendrissement, les pleurs, le chagrin, le désespoir, sont du domaine de la vie affective.

C'est encore à cette manière d'exister, et surtout à la direction qu'on lui donne, qu'il faut attribuer ces besoins d'admirer, d'aimer le souverain arbitre de notre destinée, de croire, d'espérer et de se confier en lui ; tous ces divers sentiments enfin qui nous constituent *êtres religieux*, bien avant que notre vie rationnelle nous en ait fait sentir la necessité, ou imposé l'obligation. C'est de la perversion de la sensibilité des organes de la vie affective, ou de leurs maladies, que proviennent ces caprices d'humeur, ces travers de caractères, ces penchants outrés à la colère, à la haine, à la jalousie, à la fureur, sans motifs plausibles, et toutes ces sombres et hideuses passions qui font l'abaissement ou la honte de ceux qui les éprouvent ; comme c'est à la bonne direction de cette même vie, et au développement de ces nobles penchants, qu'est due une grande partie de ces actes qui fondent notre bonne réputation, et assurent notre gloire. C'est du désaccord qui s'établit entre ce mode d'existence et la vie intellectuelle que résultent ces combats, tous ces tourments, dont l'explication a occupé et embarrassé tant de philosophes et de moralistes anciens et modernes (1), et qui ont fait admettre en nous, comme dans l'univers, un bon et un mauvais principe, un *Oromase* et un *Arimane*.

Comme ce mode d'existence est subordonné au tempérament, qu'il en a tous les défauts, tous les vices, il est par

____

(1) *Voyez* les OEuvres de saint Augustin, d'Horace.

conséquent nécessaire de modifier celui-ci pour arriver à corriger ces vices et ces défauts. (Voyez *Tempéraments* et *Education.*)

TROISIÈME MODE.

Vie intellective.

Cette vie est multiple dans ses manifestations, bien qu'elle soit unique dans son principe. Elle s'exerce par des organes dont l'ensemble forme le cerveau et ses annexes. Nous entendons par ces dernières les sens externes et ces parties cérébrales qui leur correspondent, et qui font intérieurement l'office de véritables sens, ce qui leur a mérité le nom de *sens internes* (1).

Il y a liaison et dépendances réciproques entre le système nerveux cérébral, et celui qu'on nomme ganglionnaire. C'est par cette union qu'on explique les rapports et l'enchainement qu'on remarque souvent entre beaucoup d'actes de la vie affective et ceux de la vie intellectuelle. Toutefois, malgré l'intimité de ces rapports, ces deux modes d'existence ne peuvent être confondus; c'est par la vie intellective que nous sommes mis en relation avec le monde extérieur, c'est elle qui nous pousse à la recherche des propriétés des corps, qui nous fait percevoir les rapports qu'ils ont entre eux, reconnaitre l'utilité dont ils peuvent être pour nous. Le résultat de ces études est de nous faire remonter de la connaissance des effets à celle des causes, arriver aux principes par les conséquences, de nous mettre à même de discerner le bien du mal; indépendamment des effets que nous en éprouvons par la vie affective, nous devenons des êtres aimants ou haïssants; nous vivons intérieurement sous l'empire de sentiments d'affection ou de désaffection. Par la vie de l'intellect, nous sommes des êtres à investigations, des êtres curieux pour arriver

(1) Nous pensons que plusieurs des organes décrits par le docteur Gall comme instruments de facultés spéciales ne sont que des sens internes, dont les impressions et perceptions sont comparées et jugées, comme toutes les autres, par le principe de l'intellect, le moi pensant.

à la connaissance de la vérité, et nous pénétrer de ses lumières. Cette vie nous sort souvent du monde matériel, pour nous placer sous l'empire de l'esprit. Par notre vie affective, notre volonté reçoit des *impulsions* ; par notre vie intellectuelle, des *directions*. Les impulsions, dans beaucoup de cas, sont brusques, instantanées ; à peine sont-elles senties. Les *directions*, au contraire, sont toujours plus ou moins réfléchies et raisonnées (bien ou mal, sans doute), ce qui achève de prouver la grande différence qu'il y a entre le sentiment et le raisonnement, entre la vie qui inspire les affections, et celle qui préside aux intellections. Cette différence doit en faire reconnaître une autre très-importante en morale et en justice : c'est celle qui existe sous le rapport de la liberté et de l'intention entre les actes inspirés par la vie affective et ceux commandés ou dirigés par la vie intellective.

Cette dernière, quand elle a reçu un développement normal, est une source d'avantages immenses pour notre bien-être physique et moral.

C'est par elle que l'espèce humaine est devenue si clairvoyante dans ses recherches et ses études, si habile dans toutes ses industries, si adroite et si audacieuse dans toutes ses entreprises ; c'est sous son influence, et à l'aide d'instruments de son invention, qu'elle a pu parvenir à parcourir la terre dans toutes ses directions, à l'étudier dans tous ses phénomènes, à la connaître dans toutes ses productions, à s'approprier tout ce qui convenait à ses besoins, et à régner en maître sur tous les êtres qui l'habitent.

C'est donc de la vie de l'intellect que dérive notre véritable souveraineté sur ce monde que nous habitons.

Pour que nous puissions jouir de tous les avantages qui y sont attachés, et la conserver long-temps en parfaite intégrité, il est nécessaire 1° que, par une instruction bien dirigée, elle soit, dès l'apparition de ses premières facultés, développée convenablement, et de manière qu'elle puisse acquérir un degré d'énergie et de prépondérance suffisant pour régler, diriger, coordonner les fonctions des autres modes d'existence ;

2° Elle doit sans cesse être entretenue par une culture soignée et par des excitants appropriés ;

3° Il faut qu'elle soit préservée de ces secousses violentes et tumultueuses que lui impriment les fortes passions ;

4° Surtout mise à l'abri des atteintes funestes que lui causent les excès de la vie nutritive, et plus encore ceux de la vie générative.

QUATRIÈME MODE.

Vie générative.

Le rôle des individus est très-borné, et leur influence dans le monde est, comme leur vie, de courte durée.

Il n'y a que les masses animées qui agissent puissamment ; c'est par elles que la nature produit les plus grands effets ; mais, pour cela, il faut qu'elle puisse continuer leur existence et perpétuer leur action dans une nombreuse descendance. C'est, sans doute, dans ce but que chaque individu qui fait partie de ces masses a été doté de la vie générative.

Chez l'homme, cette vie est, pendant long-temps, comme si elle n'existait pas ; ce n'est que lorsque le cinquième ou le sixième des années qu'il a à vivre est écoulé que ce mode d'existence commence à se manifester. Il s'annonce par des signes qui lui sont particuliers, et qui sont bien connus : d'abord, un vague besoin d'attachement se fait sentir ; de nouvelles sympathies ont lieu ; mais entre sexe opposé... Tout se prépare enfin pour une union dont les préliminaires, les actes et les résultats appartiennent à un ordre particulier de fonctions qui, à cause des caractères qui les séparent et les distinguent des autres, font comme *à parte* dans la vie générale de l'individu, et méritent d'être classées séparément. Cette vie, qui est comme exceptionnelle, a ses périodes d'intermittence, d'action et de repos. Elle commence après et finit avant toutes les autres. Elle peut être supprimée dans ses principaux organes, sans que les autres en éprouvent de très-notables dommages. Cependant, elles y perdent beaucoup de leur énergie, à raison de la durée et de la succession de ses phénomènes, et surtout pour leurs conséquences. La vie générative a besoin de l'intercession, du concours, de l'aide des autres modes d'existence. Elle exige de la vie nutritive des matériaux et des forces ; à la vie de l'intellect elle demande des conseils et des directions ; elle emprunte à la vie affective une partie de ses sentiments : la tendresse, l'amitié, le dévoûment, etc. , quelquefois ses haines, ses jalousies et ses fureurs.

A son tour, elle réagit puissamment sur toutes les fonctions qui appartiennent à tous les autres genres de vie. Elle stimule leurs organes et augmente leur énergie d'une manière avantageuse ; toutefois, quand cette stimulation ne va pas trop loin. Mais lorsque la vie de reproduction a reçu ou acquis trop de développement, qu'il y a exubérance de vitalité, ou une stimulation contre nature dans ses instruments, alors, elle tend à prendre la prépondérance sur les autres et à les entraîner dans sa sphère d'action. Son influence, dans ces cas, est très-dangereuse, et pour la santé et pour la moralité, car elle devient la source de vices et d'états maladifs, dont les uns nous peuvent conduire à la honte et les autres à la mort.

Considérée sous des rapports opposés, la vie générative mérite nos éloges et a droit à nos hommages ; en effet, c'est elle qui souvent détourne du libertinage solitaire ou qui le prévient, qui détermine au mariage, qui fonde la famille, premier modèle des sociétés, et qui assure aux enfants des soins, de l'éducation et un avenir. Sous ce rapport, on peut dire qu'elle a véritablement préparé et commencé la civilisation humaine, et aussi sa moralité ; car, en la constituant en société conjugale, elle a donné plus d'expansion à ses sentiments affectueux : elle a affaibli d'autant l'amour du moi, cet égoïsme rétréci que le célibat augmente ordinairement. Elle est la cause impulsive qui entraine les parents à tous les genres de sacrifices pour le bonheur de leurs enfants, et les place, pour le bien-être de ceux-ci, sous la loi du dévoûment.

Sous bien des rapports, ce mode d'existence ne semble pas être établi dans l'intérêt de conservation de l'individu, mais bien plutôt dans celui de son espèce ; car pour la nature, le grand nombre est tout, l'individu presque rien. Il n'y a plus de doute à cet égard, lorsqu'on considère cette foule d'animaux qui s'immolent en transmettant la vie; mais dans notre espèce, qui ne vit pas uniquement sous l'empire de l'instinct, ni sous l'impulsion du sentiment, mais aussi sous la direction de la raison et les conseils de la prudence, il n'en est pas de même. Tous nos actes peuvent être calculés dans leurs conséquences, et lorsque, par suite de ces calculs, par les résultats de l'expérience, nous savons qu'une fonction exercée au-delà de sa mesure, comme tout plaisir trop vif, use les organe, abrège la vie, ou l'afflige de maux, alors, nous devons obéir à notre intérêt de conservation, comme à la loi du devoir qui nous crie : Arrêtez, imprudents, ne sacrifiez pas votre avenir à quelques instants d'une brutale volupté ! Gardez-vous de prendre vos désirs pour des forces, et le délire de votre imagination pour un besoin ; car cette erreur pourrait vous conduire au tombeau.

L'examen détaillé des quatre modes par lesquels l'homme manifeste sa vitalité nous fait reconnaitre : 1° sa supériorité sur tous les autres êtres de la planète qu'il habite ; 2° le grand rôle qu'il doit y jouer ; 3° la variété d'actes auxquels il faut qu'il se livre ; 4° la multiplicité des obstacles qui l'attendent sur le chemin de sa quadruple existence ; 5° le grand nombre d'efforts qu'il a à faire moralement et physiquement pour les surmonter ; 6° les chocs et réactions qui doivent en résulter pour lui, etc. D'où cette conséquence qu'il est le plus vaste et le plus noble sujet d'hygiène qui existe dans la nature, et l'être le plus intéressé à s'éclairer pour devenir son propre régulateur et son conservateur.

CHAPITRE VIII.

Besoins de l'homme.

L'expérience la plus vulgaire fait reconnaître dans nos organes deux états opposés qui constamment se succèdent à plus ou moins de distance l'un de l'autre. L'un est l'état d'action ou de mouvement ; l'autre est celui d'inactivité ou d'apathie. De ces deux manières d'être tout-à-fait différentes, surgissent, pour nos organes en général, deux grandes séries de besoins. Le mouvement ou l'action leur cause des pertes, leur fait éprouver de la fatigue ; or, ces pertes il faut les réparer, et, pour cela, il est nécessaire de rechercher et de s'approprier ce qui convient pour atteindre ce but (première série de besoins); cette fatigue, il faut la faire cesser, soit en en repoussant la cause, soit en soustrayant les organes à son influence (deuxième série de besoins).

D'un autre côté, l'état d'inactivité ou d'apathie nécessite à son tour la recherche et l'usage de stimulants appropriés au mode de vitalité de chaque organe (ce qui rentre encore dans la première série de besoins). Mais, comme toute stimulation, quelle que soit sa nature, amène à sa suite, quand elle est continuée quelque temps, ou l'irritation, ou le dégoût, ou toute autre sensation désagréable ou pénible, il en résulte qu'il y a un moment où il faut repousser le stimulant ou éloigner l'organe de son contact (seconde série de besoins). Il en est de même de tout ce qui est superflu dans notre organisation et de tout ce qui la blesse. Ainsi, pour tous les cas et dans nos quatre modes d'existence, nous retrouvons toujours ces deux sortes de besoins qui alternativement nous soumettent à leur empire dans toutes les circonstances de la vie. La première série comprend tous ceux que nous nommons *attractifs*, c'est-à-dire besoins d'attirer et d'appliquer à nos organes tout ce qui leur convient, et ce qui est nécessaire à l'exercice de leurs fonctions. Leur but est de nous faire rechercher *l'utile* et *l'agréable ;* alors que ces besoins se font sentir, il y a épanouissement d'orgasme, ou dilatation des organes qui les éprouvent ; après la sensation particulière qui leur sert d'expression, c'est là le caractère physique le plus général auquel on puisse les reconnaître.

La deuxième série se compose de ceux que, par opposition aux premiers, nous désignons par l'épithète de *répulsifs.* C'est par suite de ces besoins que nous sommes portés à repousser toutes les choses qui sont onéreuses ou fatigantes, antipathiques à nos organes. Le but de cette série de besoins est toujours, en dernière analyse, de nous soustraire à l'action du *nuisible* et du *désagréable*, soit en nous en faisant repousser les causes, soit en nous éloignant nous-mêmes de leur influence.

Au moment où l'on éprouve ceux-ci, il y a resserrement, effort, contraction de la part des organes qui en sont le siége. C'est là un caractère tout opposé à celui de la première classe.

Chaque besoin a sa manière particulière de se faire sentir, son mode propre de manifestation. Quand ceux de la première série sont peu développés, qu'ils se bornent à nous faire souhaiter les choses qui sont dans les convenances de nos organes, ils portent le nom générique de *désirs* (1) ; s'ils ont assez de vivacité pour nous donner de la tendance à rechercher les choses désirées, ils prennent ordinairement celui de *pen-chants;* alors qu'ils sont parvenus à un degré de force suffisant pour nous faire marcher (au moins par la pensée) vers l'objet ou la chose désirée, ils recoivent celui d'*appétit,* des mots latins *petere*, marcher, et *ad*, vers.

Si ces besoins deviennent plus intenses encore, et au point de nous faire éprouver une espèce d'agitation et de trouble ou souffrance morale, ils sont alors désignés par le mot *passion,* expression qui vient encore du latin, du verbe *pati, patior,* endurer, souffrir. Si la souffrance a quelque chose d'aigu, qui lui donne une sorte de caractère physique, elle est appelée *douleur.*

Les sensations par lesquelles se manifestent les besoins *ex-pulsifs,* ceux de la seconde série, ont aussi leurs dénomina-tions particulières.

L'on a donné le nom de *satiété* à ce premier degré d'éloi-gnement que nous éprouvons pour les choses dont nous ve-nons de faire usage. Cette impression, portée assez loin pour

(1) Ou plutôt ce mot indique le premier degré de leur manifestation ; ce-lui de *penchant* désigne le second, comme celui d'*appétit* désigne le troi-sième, et celui de *passion* le quatrième.

blesser nos sens, est appelée *dégoût*; elle prend le nom de *répugnance* (1), si elle est assez vive pour nous exciter à repousser mentalement ou physiquement l'objet qui est la cause de cette *répugnance*. La répugnance, quand elle est forte et qu'elle est continuée quelque temps, peut aller jusqu'à l'horripilation et même jusqu'à la convulsion.

Quand ces symptômes apparaissent dans une maladie, ils indiquent qu'il y a un agent, une cause quelconque d'irritation qu'il faut chercher à découvrir pour l'expulser au plus tôt. Si les besoins expulsifs n'ont trait seulement qu'au résultat d'une stimulation trop vive ou trop long-temps éprouvée par les organes, ou qu'aux mouvements fatigants qu'ils ont endurés dans le jeu de leurs fonctions, alors, le premier degré de ces besoins est exprimé d'une manière générale par les mots lassitude, fatigue, malaise. Si ce malaise, cette fatigue se font sentir plus vivement et d'une manière plus générale, il prend alors le nom de courbature, d'accablement. Poussé plus loin encore, cet état devient douleur, maladie.

Il est une variété de besoins expulsifs, ceux d'excrétions, assez connus pour qu'on n'ait pas à les désigner d'une manière particulière. Si de ces considérations sur tous nos besoins en général, nous passions à l'examen particulier de ceux qui appartiennent à chacun de nos quatre modes d'existence, nous verrions, par exemple, que ceux qui font partie de la vie de nutrition sont appelés au premier degré *faim*, au deuxième, *appétit*, et soif, si, au lieu d'un besoin de solides, il y a besoin de liquides. La vie affective a des dénominations et des caractères qui lui sont propres, et qu'on appelle sympathie, bienveillance, amitié; ce sont ceux de la première classe, les attractifs. Antipathie, haine, mépris, colère, sont ceux de la seconde, dont les degrés et les variétés peuvent aller depuis le plus faible sentiment jusqu'à la passion la plus forte et la plus furieuse.

Quant à la vie intellectuelle, ses besoins attractifs consis-

(1) De *pugnare*, combattre, *re*, en arrière; rejeter derrière soi.

tent à rechercher les impressions des sens, à voir, à connaître, à juger, à désirer l'estime, la considération ; leurs manifestations sont connues sous les noms de curiosité, de passion de l'étude, de désir de la gloire, d'ambition. Ses besoins expulsifs sont l'ennui, la paresse, la torpeur. Ces besoins ne se font guère sentir qu'alors qu'on pousse l'occupation de l'esprit trop loin, ou lorsqu'on l'exerce contrairement à son aptitude ou sur des choses pour lesquelles il n'a pas d'attraits, qu'il ne comprend pas, dont, en un mot, il ne sent pas le besoin. Ils vont jusqu'au dégoût, à l'horreur même, pour tout ce qui tend à rabaisser notre esprit, humilier notre dignité.

Ceux de la vie générative portent, comme ceux de la vie nutritive, les noms de désirs, penchants, appétits, passions, etc. ; ce sont des besoins attractifs à différents degrés, dont le nom générique est amour, le Cupidon des anciens ; mais il est un autre amour, tout-à-fait pudique et chaste, qui n'enflamme ni les sens ni l'imagination, et qui ne se manifeste que sous la forme d'un sentiment de pure tendresse, qui ne fait naître enfin que le seul désir de s'attacher à un être que l'on estime. Ce sentiment pourrait être confondu avec celui d'une vive amitié, s'il n'était ressenti pour un sexe différent. L'amour maternel et fraternel fait aussi partie des besoins attachés à la vie générative.

Les besoins répulsifs sont le dégoût, la haine, la jalousie.

Le but des besoins de la vie nutritive est l'entretien, l'accroissement ou la réparation de nos organes. Si ces besoins ne sont pas satisfaits avec mesure, convenance et opportunité, il y a langueur ou trouble dans toutes nos fonctions. Une mauvaise alimentation est ce qu'il y a de plus pernicieux pour nous sous tous les rapports. Tous nos modes de vitalité en souffrent; elle allanguit les facultés affectives, énerve celles de l'esprit, et souvent annule celles de la vie générative. L'homme constamment mal nourri est peu sensible et peu intelligent; il n'a ni le désir de s'instruire, ni l'envie de plaire ; chez lui, il y a comme paralysie des facultés aimantes et aimables. Chose étrange ! c'est que l'excès dans l'alimentation, ainsi qu'une

stimulation trop vive, surtout ce'le causée par les boissons alcoholiques, produit à peu près les mêmes résultats moraux
que le défaut, et donne lieu à des maladies de réplétion très-
nombreuses.

Les besoins attractifs de la vie affective, non satisfaits, laissent un vide dans l'existence générale que rien ne remplace
complètement; il y a langueur dans les fonctions, dégoût ou
haine de la vie. Si le mode de sensibilité d'où ils dérivent n'a
pas été développé, ces besoins alors n'existent pas. L'être qui
est dans ce cas est un être incomplet, insociable et irreligieux;
l'amitié n'est qu'un mot et l'amour qu'un désir; le cercle de
ses jouissances est fort rétréci, il recherche la solitude, et s'il
ne sait s'y faire des occupations physiques, l'ennui l'y assiège
et le tourmente sans cesse.

Les besoins de la vie intellective doivent nous occuper non
moins essentiellement que ceux de la vie affective. C'est de
l'accord de ces deux modes d'existence, et de leur harmonie, que résultent en grande partie notre moralité et notre
bonheur.

Ces besoins ont pour but de nous faire rechercher les aliments de notre nature métaphysique, de nous procurer ces
lumières qui nous font voir dans le passé et pénétrer dans l'a-
venir, apprécier, juger l'un et l'autre pour l'avantage du présent; ils sont la source d'une foule de jouissances délicates,
qui, réglées avec mesure, éveillent et animent les organes sans
les user.

Les besoins de la vie, de l'esprit, étant convenablement
satisfaits, nous avons non-seulement plus de jouissances morales, mais aussi nous sommes plus capables d'augmenter
celles de notre nature physique.

Quant aux besoins du dernier mode de notre existence, ils
ne doivent être satisfaits que lorsque le développement et la
force de l'individu sont arrivés à leur *maximum*; que lorsqu'ils naissent sous l'impulsion de l'instinct, et non sous l'influence de l'imagination; enfin, que lorsque la nature et la
raison sont d'accord.

CHAPITRE IX.

Droits et devoirs.

De ce que notre existence et notre bien-être physique, mental et moral, se trouvent sous la dépendance immédiate de ces besoins divers que nous venons d'examiner; de ce que Dieu a voulu que nous en subissions la loi, sous peine de languir, souffrir et mourir, il en résulte nécessairement que nous sommes fondés à avoir la prétention de les satisfaire; c'est cette prétention incontestable, et aussi légitime pour les besoins affectifs et intellectuels que pour ceux qu'on appelle physiques, qui constitue nos droits; c'est cette même prétention, bien naturelle, ou plutôt cette nécessité, qui fonde et légitime la liberté que nous avons de nous *diriger*, de nous pousser directement (sens étymologique du mot droit) vers la possession ou l'usage des choses qui sont nécessaires à notre conservation et à notre bonheur, et loin de celles qui nous sont pénibles ou nuisibles. De là il est facile de déduire que nous avons autant de droits ou de libertés que nous avons de besoins véritables; mais comme nos semblables ont les mêmes besoins, par conséquent les mêmes droits que nous, il en résulte encore que nous avons le devoir, tout en jouissant des nôtres, de respecter ceux d'autrui; ce respect nous est non-seulement commandé par la justice, mais aussi par notre propre intérêt, et dans le but de notre conservation; car nous ne pourrions anticiper sur les besoins de nos semblables, ou attenter à leurs droits, sans provoquer leur haine, sans les exciter à une récrimination plus ou moins dangereuse pour nous. Ainsi, après le droit vient toujours le devoir, pour lui servir de règles et de limites.

Ce sont deux choses qui ne doivent et ne peuvent jamais se séparer. (*Voy.* notre *Traité des droits et devoirs.*) Pour dernière conséquence de ce qui précède, nous devons ajouter que notre liberté ne serait que l'abus d'une faculté, si, d'une part, elle allait au-delà d'un besoin normal de notre nature ; si, de l'autre, elle était préjudiciable à nos semblables ; si, enfin, elle n'était tout à la fois réglée, dirigée par la raison hygiénique de notre bien-être, et l'intérêt social, dont notre intérêt privé ne peut jamais s'isoler entièrement. Pour justifier ces considérations, qui pourraient paraître étrangères à notre sujet, nous ajouterons que tout homme qui voudrait, à l'exemple des animaux rapaces, se renfermer dans le cercle étroit des besoins de la vie nutritive, ne vivre que pour lui seul, et aux dépens des autres, violerait tout à la fois, et les lois de sa nature affective et sociale, et celles de sa raison ; de plus, blesserait les intérêts de ses semblables, se mettrait en opposition avec eux ; de là des collisions, des chocs et des hostilités, qui finalement causeraient son malheur. Ainsi l'hygiène, à part les considérations morales qui ne lui sont point étrangères, doit recommander la pratique des devoirs, dans l'intérêt même de la santé.

CHAPITRE X.

Lois générales d'hygiène applicables aux quatre modes d'existence de l'homme.

La santé n'existe, et le bien-être n'est possible, pour l'homme, que lorsqu'il conserve au moins, pour sa vie nutritive, les trois facultés de désirer, d'espérer et de jouir, et qu'il n'y a entre elles ni un trop long intervalle, ni des suspensions trop prolongées dans leur exercice. Ces facultés ne peuvent subsister qu'autant qu'il y a intégrité dans le tissu de leurs organes, liberté et harmonie dans leurs fonctions ; car ils dépendent tous les uns des autres, et s'influencent réciproquement. Pour que cette intégrité, cette liberté, cette harmonie se conservent, il faut :

1° Les mettre à l'abri de tout contact physique propre à les meurtrir, à les déchirer, comme de toutes actions chimiques capables de désorganiser leurs parties solides, ou de changer l'ordre de composition de leurs fluides;

2° Les préserver de toutes sensations vives et prolongées, et surtout de toutes les impressions pénibles et irritantes;

3° Ne jamais intervertir ni suspendre leurs fonctions d'une manière subite et intempestive.

4° Il importe également de n'activer aucun de leurs actes, de ne les pousser au *maximum* de leur énergie et de leur développement que par degrés successifs, et sans efforts pénibles; et il est dangereux de ne pas les laisser reposer après une certaine période d'activité, et chaque fois qu'un sentiment de lassitude l'indique, comme de ne pas faire attention aux autres signes indicateurs de leurs souffrances.

5° Il ne faut pas perdre de vue que notre organisation répugne aux impressions brusques et aux révolutions soudaines.

6° Si, pour raison de moralité ou de santé, il est nécessaire que quelques-unes de ces révolutions aient lieu, il convient, pour qu'elles n'aient pas de résultats funestes, qu'elles soient préparées lentement, désirées d'avance, et opérées avec cette prudence qu'on doit toujours apporter à changer des habitudes anciennes ou à satisfaire des besoins nouveaux. Moyennant toutes ces précautions, il est facile à tout être humain bien organisé, et arrivé à l'état de raison, de coordonner entre elles les fonctions qui appartiennent à ses quatre modes d'existence, de manière à les rapprocher de l'état d'équilibre et normal qui constitue la bonne santé; arrivées à cet état, il y a pour les y maintenir des devoirs à remplir tous les jours; ces devoirs sont d'obéir, avec prudence et opportunité, aux lois de ces deux classes de besoins attractifs et répulsifs dont nous avons parlé à la section dernière.

Avant d'exposer quelques règles générales, qui doivent nous diriger lorsqu'il s'agit de satisfaire aux diverses exigences de ces besoins, il faut faire observer qu'il en est quelques-uns qui se font peu sentir, au milieu des distractions et des occupations qui nous absorbent au sein des villes et dans les rudes travaux de la campagne, bien que cependant il soit pour nous d'une grande utilité de ne pas les négliger. Tels sont, entre autres, pour la vie d'assimilation, ces besoins de changer de situation et d'air, de varier ses exercices comme ses aliments, de s'exposer à la stimulation du calorique et de la lumière, stimulation des plus importantes pour donner du ton, de l'énergie aux organes, et les préserver des maladies de langueur, etc.

Pour la vie affective, nous devons particulièrement indiquer ceux qui exigent que nous éprouvions ces impressions variées qui découlent de la vue de nos semblables, du son de leur voix, et de toutes les émotions expansives qui résultent de nos rapports sympathiques avec eux. Si la solitude, dans un lieu obscur et retiré, est le plus triste et le plus dangereux des supplices, c'est précisément parce qu'elle empêche le malheureux qui s'y trouve condamné de satisfaire à ce besoin de stimulation affective et sociale dont il est si difficile de se passer entièrement, quoique le désir en soit généralement trop peu senti.

L'homme qui aime le moins ses semblables n'en supporte pas mieux qu'un autre la privation; aussi, combien n'est-il pas à plaindre, quand par ses mauvais procédés à leur égard il s'est isolé entièrement d'eux, et a fait de son habitation un désert.

Il est une autre stimulation morale dont le besoin est aussi fort peu développé chez beaucoup de personnes, et qui néanmoins favorise merveilleusement le jeu de tous les organes : c'est la gaîté, non cette espèce qui éclate en transports ou qui est provoquée artificiellement, mais cette gaîté sereine, douce, bienveillante, qui tient plus au contentement du cœur et à la paix de la conscience, qu'à toute autre disposition ; c'est cette sorte de gaîté qui contribue puissamment à prolonger l'existence des gens de bien, et qui les fait arriver doucement au terme de leur carrière, sans regrets et sans douleur.

Pour la vie intellective, il est aussi des besoins dont nous ne sommes pas malheureusement encore assez avertis, puisque de leur non-satisfaction résultent, comme de ceux dont nous venons de parler, des inconvénients graves qui portent atteinte à notre bien-être ; tels sont tous ces besoins qui ne peuvent se satisfaire que par le développement et l'échange faciles de nos idées, par la conversation, par la lecture de livres faits pour plaire à l'esprit et lui donner ces lumières et cette énergie qui le font réagir favorablement sur nos fonctions. Tels sont aussi, pour la vie générative, ces besoins d'attachement, quelquefois si grands qu'il y a danger de chercher à les combattre. Après avoir appelé l'attention sur tous ces besoins occultes qu'il importe beaucoup de ne pas négliger, nous allons exposer quelques-unes des lois qui font l'objet de ce chapitre. La première qu'il faut relater tient à ce principe général qui, au physique comme au moral, doit tout soumettre à son empire ; ces lois veulent que nous ne fassions fonctionner nos organes qu'avec régularité, c'est-à-dire à des époques à peu près *fixes*, et qui correspondent cependant aux heures où se manifestent le plus clairement leurs besoins. Ainsi, il convient de dormir, de se lever, de manger et de travailler à des heures réglées, et pendant une mesure de temps qui ne dépasse pas celle des besoins, et qui soit en proportion de leur force, de leur vitalité, et selon le degré de leur développement. L'on sent qu'il serait tout aussi absurde et dangereux de faire faire des études sérieuses à un enfant avant l'apparition de son jugement, que de lui faire manger des aliments durs et solides avant que la nature lui ait donné des dents ; qu'il y aurait autant de folie de le forcer à exercer un rude métier, avant qu'il ait acquis des forces musculaires suffisantes, que de le marier avant l'époque de la puberté. Ces exemples suffisent pour faire sentir l'importance de cette loi.

Selon la nature et l'étendue de nos besoins, et proportionnellement à la vivacité des désirs par lesquels ils se manifestent toujours, il faut prendre garde de rester en-deçà, encore plus d'aller au-delà ; d'où ces préceptes de morale ancienne, qui, comme tant d'autres, ne sont que de la bonne hygiène, ni *trop*, ni *trop peu*. Tous les excès sont à redouter; il faut user et non abuser, se défier toujours de ces besoins factices qui tiennent à l'imagination ou à des goûts dépravés.

L'application de ces lois doit se coordonner à une autre, qui tient sous sa dépendance toutes nos fonctions : c'est la loi de l'alternative, loi à laquelle tous les actes de notre vie ont naturellement de la tendance à se soumettre. C'est par suite de cette loi qu'il faut que tour à tour, et successivement, une impression soit remplacée par une autre d'une nature opposée ou d'un degré différent; que le calme succède à la passion, le sommeil aux fatigues musculaires et mentales, l'indifférence à une vive émotion. C'est cette même loi qui exige que les besoins d'appéter, ou d'attirer à nous ce qui peut convenir à nos organes, soient remplacés par ceux de répulsion ou d'expulsion; en d'autres termes, il faut que les excrétions viennent après les absorptions, comme la réparation doit venir après la déperdition, la satiété après la jouissance, le repos après l'activité, etc. Cette grande loi de notre économie, loi de contraste ou d'opposition, peut être violée de deux manières principales, c'est-à-dire que nos organes peuvent, ou trop agir, ou trop se reposer. De là deux genres d'effets diamétralement opposés qu'il importe de faire connaître, afin qu'il soit plus facile de comprendre les règles d'hygiène qui s'y rattachent, et dont nous faisons ici l'exposition sommaire.

Dans le premier cas, c'est-à-dire quand un organe fonctionne outre mesure, plus long-temps ou plus souvent qu'il ne le faudrait pour le maintien de l'équilibre général, il lui arrive, s'il est doué de force vitale suffisante pour résister, de se développer dans tous ses tissus, d'augmenter de volume, et d'acquérir un surcroît d'énergie dans ses fonctions, au point quelquefois d'arriver à exercer une sorte de suprématie sur les autres organes, et de commander en maître au principe régulateur de notre être, au lieu d'en recevoir les directions. De là des appétits, des penchants et des passions qui entraînent presque irrésistiblement ceux qui les éprouvent; c'est ce qu'on remarque, par exemple, chez les gourmands, les ivrognes et les libertins. De là aussi des maladies morales et physiques toutes particulières à ces individus.

Si, au contraire, l'organe qui fonctionne avec trop d'énergie ou trop de continuité est faible, peu propre à résister, alors ce sont des résultats tout opposés qui se font remarquer: cet organe s'use, il maigrit ou il s'irrite, et tombe malade, etc. Que d'enfants dont l'esprit a été occupé trop tôt ou trop activement sont devenus fous ou imbécilles, ou sont morts de fièvre cérébrale, précisément parce que leur cerveau, trop délicat ou trop irritable, n'a pu supporter ce surcroît d'action qu'on a voulu exiger de lui! Que d'accidents aussi surviennent à ceux qui, d'une autre manière, abusent de leurs précoces facultés et de leurs faibles organes!

Dans le second cas, c'est-à-dire quand un organe reste trop dans l'inaction, plus que l'ordre de ses fonctions ne l'exige, voici ce qu'on remarque : s'il est fort et énergique, il réagit sur lui-même et sur les autres avec lesquels il sympathise; il s'irrite, s'enflamme, et une maladie se déclare. (C'est ce qui arrive à un estomac énergique lorsqu'on le fait trop jeûner. Pour la même raison, les organes de locomotion sont exposés à la goutte, aux rhumatismes, s'ils ne sont pas exercés.) S'il est dans un état tout opposé, et de manière à être plus passif qu'actif, il devient paresseux, il s'engourdit, les fluides nourriciers n'y sont pas attirés par le mouvement, il se nourrit mal, se développe peu, et ses fonctions sont toutes sans énergie et sans régularité. Si peu alors que cet organe ait d'importance, une pareille situation devient bientôt un état maladif; mais si l'exercice auquel nous soumettons nos organes est gradué, s'il a lieu selon les lois de l'alternative et autres dont nous venons de nous occuper, ces organes loin de s'affaiblir se fortifieront, leurs fonctions s'en feront mieux, et la santé générale y gagnera.

L'on pourra même arriver à donner un surcroît de développement à plusieurs d'entre eux, sans nul inconvénient, si l'on y procède avec lenteur, si l'on fait usage d'un régime qui soit favorable à ce développement, et si l'on a soin de s'arrêter à temps convenable. Dans ces cas, l'habitude, comme dans tout mode d'action long-temps continuée, s'établit, l'organe s'y familiarise, et il arrive sans peine à un état qui lui permet d'accomplir les fonctions avec autant de facilité que d'énergie. C'est ainsi que, par une éducation toute particulière et persévérante chez certains hommes, l'on est parvenu à donner à quelques-uns de leurs organes une adresse et une force qui n'étaient point du tout dans leur nature.

L'on conçoit que si l'on dirige tous ses soins de manière à produire un pareil résultat sur les instruments de la réflexion et du jugement, et sur les organes qui président aux facultés aimantes, l'on parviendra à donner à la vie intellectuelle et à la vie affective une grande prépondérance sur toute l'économie, ce qui ne pourra qu'être favorable à la santé, puisqu'on n'aura développé que les facultés qui dirigent et qui conservent l'individu, celles qui le constituent bon et raisonnable, et qui le font tout à la fois aimer des autres et le rendent content de lui-même. Mais il ne faut pas que ce développement aille assez loin pour violer cette loi d'équilibre et troubler cette harmonie, à laquelle est attaché le bien-être de notre existence. En tout il y a des bornes qu'il ne faut jamais dépasser.

CHAPITRE XI.

Conséquences pathologiques de la violation des lois de l'hygiène.

Mais si, au lieu de se conformer aux lois qui président à notre existence et servent à la maintenir, nous les transgressons; si, par exemple, nous voulons pousser nos jouissance au-delà de la mesure de nos besoins; si nous nous livrons aux travaux, à la peine, avec immodération ou sans intervalles suffisants de repos; si avec cela nous négligeons les soins que nous devons donner à la réparation des pertes que nous faisons; si nous n'avons pas un air assez pur, des aliments assez substantiels, des vêtements assez chauds, etc., ou de tout cela avec excès ; ou si nous manquons de ces distractions morales qui stimulent et raniment toutes les fonctions ; si enfin nous n'exerçons pas tous les organes qui appartiennent à nos divers modes d'existence, *alternativement*, *modérément* et *proportionnellement* à leur force, à leur âge et aux tendances qu'ils manifestent, aux besoins qu'ils expriment, alors nous en sommes punis par des souffrances qui varient selon leur cause, leur siége et leur degré d'intensité. D'abord c'est un état de malaise ou de non-plaisir à vivre que nous ressentons ; c'est là le prélude, le signe avant-coureur de tout état maladif. Si nous négligeons ce premier avertissement, si nous continuons notre mauvais régime de vie, bientôt quelques-uns de nos organes, ordinairement les plus faibles, s'affectent d'une manière particulière ; leurs fonctions s'altèrent, se pervertissent, des douleurs se font sentir, et une maladie plus ou moins grave est déclarée. Dans cette situation contre nature, la plupart des besoins qui tenaient à l'état de santé disparaissent, et de nouveaux viennent les remplacer. C'est à la voix de ceux-ci maintenant qu'il faut obéir. L'art de reconnaître ces besoins et d'y satisfaire avec convenance et opportunité constitue en grande partie la médecine. Ainsi, l'appétit des aliments n'existant plus, l'on doit bien se garder de manger ; mais comme le désir d'une boisson douce ou acidule l'a remplacé, c'est à satisfaire ce nouveau besoin qu'il faut songer, ainsi qu'à la nécessité de soustraire les organes à l'influence de tous les genres d'excitants. S'il y a frisson, froid spasmodique de la peau, il faut réchauffer par des boissons tièdes, des couvertures chaudes ; y a-t-il au contraire excès de chaleur, sentiment d'une ardeur brûlante, il faut apaiser cet état par un bain frais, des boissons rafraîchissantes ; s'il y a sentiment de lassitude, courbature, antipathie pour tout mouvement, toute excitation, cela annonce un besoin général de repos pour tous les organes ; y a-t-il douleur dans l'un d'eux, c'est sur celui-là qu'on doit diriger particulièrement son attention et faire porter ses principaux soins. Les moyens qui calment.

qui adoucissent, qui diminuent la sensibilité et l'irritabilité, sont spécialement indiqués : tels sont les émollients, les saignées, les bains, le régime tempérant, etc. Ainsi, toutes les variétés de mal-être n'étant que des manifestations de besoins résultant de l'état anormal de nos organes, que des cris de notre nature en souffrance, doivent être étudiées, écoutées et respectées dans leurs exigences. Envisagée sous ce rapport, la douleur, au lieu d'être un mal, serait un bien; en effet, c'est une sentinelle vigilante qui nous crie : garde à vous ! voilà l'ennemi ! C'est même plus qu'un avertissement qu'elle nous donne, c'est une indication curative qu'elle nous fournit; ajoutons que sous le rapport moral, elle a un autre genre d'utilité; elle fait l'office d'une peine préventive et corrective, c'est-à-dire qu'elle nous punit des infractions passées faites aux lois de l'hygiène, en même temps qu'elle nous met en garde contre des infractions futures.

Ainsi, les philosophes qui ont fait de la douleur un argument contre la Providence se sont trompés, car en notre qualité d'êtres sensibles, nous ne pouvions nous conserver qu'à ce prix; d'ailleurs, comment pourrions-nous connaître le plaisir si nous n'étions pas susceptibles d'éprouver la douleur.

Si dans les premiers instants qu'on s'aperçoit d'un dérangement dans la santé, d'un commencement de maladie, l'on prend les précautions que nous venons d'indiquer, l'on a beaucoup de chance pour se guérir en peu de jours; une fois mieux, il faut se traiter en convalescent.

Dans cette nouvelle situation, qui n'est plus la maladie, mais qui n'est pas encore tout-à-fait la santé, l'hygiène recommande, comme un devoir de conservation, de se préserver avec un soin scrupuleux de toute espèce d'imprudence, de ne prendre que fort peu d'aliments à la fois et d'une digestion facile, d'éviter le froid et l'humidité, ainsi que toute impression morale vive; de ne reprendre ses travaux ordinaires quepar degrés et qu'en proportion des forces renaissantes. L'hygiène ajoute que, dans toute convalescence qui succède à une grave maladie, il faut considérer comme un suicide l'exercice de la fonction générative.

Des dispositions innées ou acquises, et quelques autres causes qui font subir de notables modifications à nos quatre modes d'existence et aux besoins qui en dérivent, doivent faire varier le régime hygiénique qui les concerne.

Parmi les dispositions innées ou organiques dont nous voulons parler, il faut placer : 1° les constitutions ou tempéraments ; 2° les sympathies ; 3° les antipathies ; 4° les vices héréditaires. Parmi les dispositions acquises, viennent se ranger : 5° les habitudes ; 6° la religion ; 7° les professions et métiers ; 8° la richesse ; 9° la pauvreté, etc. Les autres causes sont : 10° le climat ; 11° les saisons. Nous allons successivement traiter des unes et des autres, et le plus succinctement possible.

CHAPITRE XII.

Des diverses constitutions de l'homme et de leurs caractères différentiels.

Si les différences qu'on remarque entre les êtres vivants qui n'appartiennent point à la même classe, ni au même ordre, sont faciles à reconnaître, il n'en est pas tout-à-fait de même de celles qui existent entre des êtres de la même espèce ; cependant, ces différences sont nombreuses, et ont des caractères qui leur sont propres. Nous ne voulons pas parler de celles qui tiennent à l'âge et au sexe, celles-là sont palpables pour tout le monde ; il en est d'autres qui ne s'aperçoivent pas d'abord au premier aspect, mais qui deviennent ensuite palpables pour tous ceux qui veulent se donner la peine de les étudier ; telles sont celles qui tiennent à la prédominance de certains organes, ou systèmes d'organes, et à la diversité des rapports qui existent entre eux. Ce sont ces dernières différences-là qui impriment à chaque individu de notre espèce un cachet tout particulier, qui lui donnent un facies, des goûts, des penchants, en d'autres termes des besoins qui le distinguent de tout autre individu, et qui forment enfin ou établissent ce qu'on appelle sa constitution particulière, son tempérament propre.

Primitivement, l'on n'a reconnu que quatre sortes de tempéraments, à chacun desquels l'on a donné le nom de l'humeur qui, par sa prédominance, était censée en être la cause productive ; ces quatre tempéraments sont : le sanguin, le pituiteux ou lymphatique, le bilieux et l'atrabilaire. Ce dernier a été retranché par les modernes, parce qu'ils l'ont considéré comme un état maladif, une vraie misanthropie ; ainsi, il ne resterait plus que trois des tempéraments admis par les anciens ; mais depuis lors on en a reconnu deux autres, savoir : le musculaire ou athlétique, et le nerveux ; en tout cinq espèces.

Le tempérament ne devient apparent, et il n'est facile à reconnaître qu'à un certain âge. Bien souvent, au lieu de tenir à des dispositions constitutives, il est le résultat du genre de vie qu'on a mené, du climat qu'on habite...

PREMIÈRE SECTION.

Du tempérament sanguin ou constitution sanguine.

Cette constitution paraît tenir à la prédominance des organes de la circulation et de la respiration, et au développement du système capillaire sanguin.

Les individus qui en jouissent ont la poitrine assez vaste, la respiration étendue et facile, la circulation animée et régulière, le pouls développé sans être dur, le teint frais et rose, les cheveux blonds ou châtains. Ils se distinguent par la vivacité de leurs besoins, la mobilité de leurs idées, par une gaîté soutenue, une grande propension pour les plaisirs ; très-peu pour les études qui demandent une attention sérieuse et persévérante. Chez eux, les habitudes sont faciles à perdre et à remplacer par d'autres ; la variété dans les occupations et les affections paraît être un besoin attaché à cette constitution ; cependant, comme les êtres qui en sont doués sont sensibles à la gloire et susceptibles de s'enthousiasmer pour tous les nobles sentiments, l'on peut, à l'aide de ces stimulants moraux, leur faire faire de grandes choses.

Ce tempérament est celui qui est le plus favorable à l'équilibre des fonctions, et qui est le plus capable de rendre la vie douce et agréable ; c'est celui du plus grand nombre des hommes bien nourris qui habitent les pays tempérés et salubres. C'est le tempérament de la plupart des Français.

Les maladies de ce tempérament sont aiguës et de nature inflammatoire ; elles sont ordinairement faciles à guérir ; la diète, et tout ce qui compose le traitement antiphlogistique, fait la base de la médication.

Le régime doit se composer d'aliments d'une nature végéto-animale, de boissons plutôt rafraîchissantes qu'excitantes.

Les adolescents à constitution sanguine exigent un système tout particulier d'éducation et d'instruction ; il faut que les choses qui doivent leur être apprises leur soient présentées d'une manière agréable, sans contrainte et surtout avec des intervalles suffisants de repos d'esprit ; des distractions physiques doivent les occuper pendant ces intervalles ; l'on doit provoquer leur attention par des tableaux, des figures ou images qui représentent ce qu'on veut enseigner, par son côté le plus palpable.

DEUXIÈME SECTION.

Constitution lymphatique ou pituiteuse.

Les caractères de ce tempérament sont faciles à reconnaître.

La peau est lisse, pâle ou terreuse, quelquefois rosée sur les joues, mais blanche partout ailleurs ; les chairs sont enveloppées d'un tissu graisseux, abondant, et abreuvées de fluides blancs, ce qui les rend molles, flasques, et leur donne l'aspect pâteux. Le pouls est faible, les yeux peu animés, les lèvres, particulièrement la supérieure, sont grosses, la bouche presque toujours grande, les épaules et le cou gras ; tout annonce la surabondance des sucs lymphatiques. Les fonctions s'exécutent avec difficulté, et se succèdent avec lenteur. Il y a apathie au physique comme au moral. L'esprit est mou comme le corps, et les sentiments sont rarement développés. Les besoins physiques sont sans énergie, et les besoins moraux à peu près nuls. C'est le tempérament des indifférents, et de beaucoup d'égoïstes ; c'est aussi celui qui est le plus ordinaire à la généralité de ceux qui habitent les pays humides; celui des enfants nés faibles, et des hommes vivant depuis long-temps dans la misère, la servitude et l'abjection ; uni à celui qu'on nomme nerveux, il rend faible et sensible tout à la fois, irritable et peu propre à la résistance ; c'est ce qu'on remarque chez beaucoup de femmes et d'enfants habitant les villes. Ces êtres-là ont souvent beaucoup d'esprit, mais peu de santé.

Les maladies propres à cette espèce de constitution sont le carreau ou gros ventre, pour les enfants ; la disposition à la courbure des os et à leur carie, à la phthisie tuberculeuse, pour les adolescents, ainsi que pour les adultes ; le goître, pour les femmes ; l'engorgement des glandes, et les maladies de la peau pour tous, etc.

Le régime doit subir pour les êtres affligés de cette constitution d'importantes modifications. Les substances animales, comme base de la nourriture, sont tout-à-fait convenables, ainsi que l'usage modéré d'un vin généreux, du café et d'autres toniques ; les frictions sèches, les vêtements de laine et les bains fortifiants, comme ceux préparés avec des eaux tenant en dissolution des sels, du fer ou du soufre, leur conviennent dans beaucoup de cas.

Il faut surtout aux lymphatiques un air pur, chargé de calorique, et traversé par beaucoup de lumière, des exercices de gymnastique variés, des stimulants moraux et physiques d'une nature agréable ; point de travaux séden-

taires, surtout dans les lieux humides et mal éclairés, point
d'études ennuyeuses, ni aucune espèce de contrainte dans
la vie affective et intellectuelle. Comme cette dernière est
ordinairement lente à se développer, elle a besoin d'excitants.

Le régime physique dont nous venons de parler est le premier
et le plus convenable de ces excitants ; il est nécessaire de le
continuer avec une infatigable persévérance , cependant avec
des modifications convenables. L'on doit, quand on le peut,
y joindre celui de la musique... Au moral, l'on a recours aux
louanges et à tout ce qui peut exciter l'émulation, comme les
concours , les prix , etc.

TROISIÈME SECTION.

Constitution bilieuse.

Cette constitution est due au développement , ou plutôt
à l'énergie et à l'irritabilité du système digestif, particulièrement du foie.

Au physique, elle se reconnaît à la teinte brune ou jaune
de la surface du corps, à la maigreur des muscles, à la couleur noire des yeux et des cheveux, à l'état frisé ou crêpé de
cette production de la peau.

Au *moral*, à la démarche hardie, au ton décidé ou
à l'air sombre et mélancolique , à la vivacité des impressions, à la persévérance dans les projets, à la force et à la
raideur du caractère.

C'est chez les hommes à tempérament bilieux très-prononcé qu'on voit se développer au plus haut degré les facultés
de la vie intellectuelle, ce qui explique ces longues et persévérantes études et tous ces grands travaux auxquels ils se
livrent. C'est aussi chez des hommes de la même trempe
que s'exaltent toutes les facultés bonnes et mauvaises qui appartiennent à la vie affective et à celle de reproduction. De
là tous ces actes extrêmes de bonté ou de méchanceté ,
de haine ou d'amour, toutes ces passions qui poussent au

dévoûment ou à la misanthropie, au crime ou à la vertu. Ce tempérament est, en tout et pour tout, l'opposé du pituiteux ou lymphatique. Celui-ci est l'attribut des hommes des pays humides et froids, l'autre celui des habitants des pays secs et chauds. Le premier rend mou, paresseux, apathique ; le bilieux, au contraire, rend énergique, entreprenant et audacieux ; c'est chez les hommes de cette constitution qu'on voit paraître les grandes ambitions avec leurs folles entreprises, tous les genres de fanatisme religieux et politique, avec leur intolérant despotisme ; c'est chez eux que se montrent plus particulièrement l'envie, la jalousie, la colère, avec toutes leurs bassesses et leurs fureurs. Chez les lymphatiques les maladies sont généralement lentes, froides et peu douloureuses ; c'est le contraire dans la constitution bilieuse. Elles ont ordinairement une marche et des caractères aigus, du moins elles débutent par là. Elles s'accompagnent de fièvre, de douleurs, et c'est presque toujours le système digestif qui en est le siége. Chez les lymphatiques une température chaude convient, ainsi qu'un régime fortifiant, et aux bilieux, il faut au contraire un air frais, des bains, des rafraîchissants, des fruits, des légumes, des végétaux enfin, plutôt que des viandes. Les besoins, chez eux, doivent être réfrénés, au lieu d'être excités.

L'éducation du lymphatique exige l'usage des stimulants ; l'émulation, chez eux, n'est point à craindre : il n'en est pas de même chez les bilieux ; elle se change facilement en jalousie ; elle développe l'orgueil et attise l'ambition ; elle fait naître l'envie de dominer et la pousse souvent jusqu'au despotisme.

Il est nécessaire que les individus qui possèdent cette sorte de constitution s'observent constamment pour ne pas être subjugués par des passions violentes. Dans ce but ils doivent varier leurs occupations et multiplier leurs goûts. Quand l'un devient prédominant, tout de suite il faut lui en opposer un autre avant qu'il ait pu arriver à l'état de passion. Ils doivent fuir tout ce qui échauffe le physique, tout ce qui exalte l'imagination, comme tout ce qui provoque à la haine. Ce qui est le plus à craindre pour eux dans la jeunesse, c'est l'amour, dans l'âge mûr le jeu et l'ambition, dans la vieillesse l'avarice.

QUATRIÈME SECTION.

Constitution athlétique ou musculeuse.

Cette espèce particulière de tempérament, qui n'a été signalée que par les modernes, a pour principal caractère la force physique ou plutôt le surcroît de développement des muscles qui en sont les organes. On ne rencontre guère cette constitution que chez les hommes qui passent leur vie à exercer leur système musculaire, comme font les voituriers, portefaix, bouchers, etc.

Ces hommes ont la tête petite, relativement au reste du corps, le cou court, les épaules et la poitrine très-larges, les muscles gros et bien dessinés, particulièrement dans les parties qu'ils ont le plus exercées.

Ils ont peu de sensibilité; ils ne s'impressionnent pas aisément; cependant, si on les irrite long-temps ou fortement, on parvient à les fâcher, ils deviennent terribles; alors il est difficile de les arrêter. Leur intellect est peu développé, aussi ils goûtent peu les plaisirs de l'esprit et pas davantage ceux du sentiment, car leur vie affective a tout aussi peu d'étendue que celle de l'intelligence, en revanche ils jouissent d'une vie de nutrition assez active. Leurs besoins et leurs plaisirs ne s'étendent guère au-delà de ce mode d'existence. Ce tempérament était celui des peuples anciens, qui par les travaux de la guerre, le maniement des armes pesantes et les exercices de gymnastique, donnaient à leurs forces musculaires une prépondérance extraordinaire; c'est par des exercices analogues qu'aujourd'hui l'on parvient encore à faire naître un pareil tempérament, et qu'on change ou qu'on modifie ceux qui lui sont opposés, tels que ceux qu'on nomme nerveux et lymphatique. Un axiôme incontestable en physiologie, c'est que tout défaut ou vice résultant d'une constitution particulière disparait aussitôt qu'on est parvenu à changer ou modifier notablement cette constitution ; cela est vrai au moral comme au physique.

Les maladies qui attaquent les individus de ce tempérament sont presque toutes de nature inflammatoire, leur marche est rapide ; elles tuent promptement. Les remèdes à y opposer sont dès le principe de très-fortes saignées, un repos absolu et des boissons mucilagineuses.

L'on corrige les défauts attachés à cette constitution en discontinuant par degrés successifs les exercices qui ont servi à l'établir, en les remplaçant par des occupations sédentaires peu actives, en exerçant les fonctions des sens, en occupant de plus en plus l'esprit et de moins en moins le corps ; mais auparavant il est nécessaire d'en faire bien sentir la nécessité, d'avoir pour cela des motifs puissants à présenter et des moyens propres à développer le goût de ce nouveau genre d'occupations. Pour cela encore il faut n'être pas trop avancé en âge. Ici l'on voit que l'on n'a rien à redouter de l'émulation ; tout au contraire.

CINQUIÈME SECTION.

Constitution nerveuse.

Elle est tout l'opposé de la précédente. Il est facile de reconnaître la prédominance de sensibilité ou l'excès d'irritabilité qui donne lieu à cette dernière espèce de tempérament, aux signes suivants : sensations vives, facilité à s'émouvoir, tendance à l'exaltation et à l'enthousiasme, succession rapide dans les pensées, besoin de varier à chaque instant les occupations de l'esprit, disposition aux rêves et aux hallucinations, goût prononcé pour la musique et les plaisirs des sens, etc.

A côté de ces signes, que l'intellect peut seul découvrir, en voici d'autres qui sont matériels, et qui tombent par conséquent sous les sens :

Tête volumineuse, particulièrement dans sa partie antérieure, yeux vifs, agités, ordinairement noirs, face blème, traits animés et mobiles, stature moyenne ou grêle, vie nutritive imparfaite, maigreur, vie affective agitée, grande facilité à aimer ou à haïr, disposition aux maux de nerfs, à l'état spasmodique, besoins de toute nature variables, inconstants, bizarres et capricieux. Ce tempérament se remarque chez un grand nombre de femmes du monde et d'enfants, au sein des grandes villes, chez les hommes nés faibles et élevés mollement, chez la plupart des Italiens.

Le régime qui lui convient est tout à fait le contraire de celui qui est indiqué pour la constitution athlétique. Ce sont des exercices physiques fréquemment répétés sans fatigue, la vie de la campagne, des bains de mer, peu d'applications mentales à la fois, rien qui impressionne trop vivement. Cependant il faut sans cesse s'attacher à cultiver le jugement et la raison des êtres chez qui ce tempérament commence à se montrer, mais sans contrainte, et laisser reposer la vie affective, bien se garder surtout d'éveiller des sentiments vifs.

Pour nourriture, mélange d'aliments féculents et sucrés, de végétaux, de chairs tendres et rôties.

SIXIÈME SECTION.

Constitutions mixtes, moyen de les obtenir.

Il est nécessaire d'avertir que ces tempéraments *types* dont nous venons de faire une courte analyse se rencontrent assez rarement sans mélange. Le plus ordinairement ils se combinent entre eux de manière à produire des constitutions mixtes qui participent aux qualités et aux défauts de leurs composants. Ces combinaisons ou mélanges de tempéraments ont lieu suivant certaines affinités que l'expérience a fait reconnaître; ainsi on a remarqué que la constitution lymphatique se trouvait plus souvent unie avec la constitution sanguine qu'avec toute autre, celle-ci avec l'athlétique, la bilieuse avec celle qu'on nomme nerveuse, etc. Ces réunions de deux espèces de tempéraments ne sont pas toujours favorables à la santé, particulièrement les deux dernières. On reconnaît qu'un individu a un tempérament mixte quand il réunit les caractères qui sont propres à deux espèces différentes ; il arrive quelquefois que ces mélanges sont faits si intimement qu'il est difficile de dire quel est celui qui prédomine. Ce sont ces tempéraments mixtes que l'on cherche à obtenir par le croisement des races.

Pour détruire quelques vices et quelques maladies héréditaires, cette combinaison de tempéraments différents par le moyen des fonctions de la vie générative est, avec la bonne nourriture et la bonne éducation, tout ce qu'il y a de mieux à faire pour régénérer les espèces abâtardies (animaux et hommes). Nous devons ici faire remarquer que l'union de deux constitutions différentes n'a pas toujours pour résultat nécessaire de donner lieu à des produits mixtes. L'une ne neutralise pas toujours l'autre. Tantôt c'est la constitution du père qui prédomine ; tantôt c'est celle de la mère. Quelquefois c'est par l'extérieur, la physionomie, qu'on ressemble à l'individu paternel, tandis que par les organes internes et les dispositions qui en proviennent, l'on ressemble à sa mère, et *vice versâ.* Néanmoins, si le croisement a été fait selon les lois physiologiques, et surtout s'il a été continué pendant plusieurs générations de suite, il est presque impossible qu'on n'en obtienne pas de très-grands avantages pour l'amélioration morale et sanitaire de l'espèce humaine, comme l'on en obtient pour l'amélioration physique des animaux. Mais si, au lieu de ces alliances faites comme nous venons de l'exposer, l'on en forme entre des individus à tempéraments identiques, ou à peu près semblables, alors l'on en verra naître des résultats tout opposés à ceux qu'on doit désirer ; ce ne sera pas des constitutions mixtes qu'on en verra surgir, mais bien des constitutions extrêmes, dont le type sera si prononcé, les caractères si prédominants, qu'on pourra dire que ce sont véritablement des constitutions anormales et maladives. Alors qu'en résultera-t-il ? Des scrophules et tous les vices qui dépendent de cet état maladif, si l'union a été contractée entre deux individus ayant chacun

les caractères du tempérament lymphatique (Voyez l'analyse
que nous en avons donnée); des dispositions aux maladies du
foie et des autres organes digestifs, des passions exaltées , des
penchants violents , furibonds ou misanthropiques , etc.,
si ce sont des êtres bilieux qui se sont mariés ensemble;
des maladies nerveuses , des bizarreries de caractère, des
caprices déréglés d'imagination, des monomanies, etc. ,
s'il y a eu alliance entre deux êtres ayant chacun la constitution nerveuse. Si c'est le tempérament bilieux qui s'allie
à cette dernière constitution , ce mélange produira généralement des êtres outrés, exaltés dans toutes les manifestations de leurs besoins, des êtres indisciplinables, de véritables
fous.

Les croisements, quand ils doivent se faire entre des tempéraments extrêmes et d'une nature opposée, doivent , pour
être avantageux , avoir lieu entre les lymphatiques et les bilieux, entre les constitutions nerveuses et celles qu'on nomme
athlétiques ou musculaires ; alors, il y a probabilité d'obtenir
des constitutions mixtes, ou au moins des êtres moins disposés aux défauts et aux maladies qu'on remarquait chez leurs
parents ; relativement à l'éducation, au régime, à l'art de soigner et de gouverner les constitutions mixtes ou tempéraments
modérés , nous renvoyons à tous les chapitres qui traitent de
ces objets en particulier, et à l'exposition générale des lois de
l'hygiène.

Nous finirons cet article par dire un mot de ces variétés particulières de tempéraments qui tiennent à l'influence immodérée d'un viscère malade, subirrité ou doué d'une énergie anti-
harmonique.

Nous voyons, par exemple, des enfants à cerveau volumineux, très-impressionnables, se montrer avides de sensations,
rechercher avec ardeur les conversations raisonnées, les livres
sérieux , tout ce qui est matière ou sujet d'instruction, etc.
Cette constitution toute particulière ne comporte guère que la
vie intellectuelle ; elle tend à annuler ou à pervertir tous les
autres modes d'existence ; aussi, chez ces êtres, la nutrition se

fait mal, le sommeil est agité, les muscles sont sans force, et les affections sans règles. Le principal moyen hygiénique de pallier les mauvais effets de cette constitution anormale, c'est de faire vivre ces enfants comme les petits habitants de la campagne, de les tenir loin de tout ce qui provoque l'exercice de l'esprit, et près de tout ce qui excite l'activité physique.

Il est des hommes dont les entrailles, le foie, sont constitutionnellement très-irritables, sans pour cela être malades, et qui, à cause de la réaction qui en résulte sur les fonctions de la vie intellectuelle et affective, ont des idées sombres, mélancoliques, des passions concentrées et de nature haineuse. Ces hommes doivent suivre avec persévérance le régime indiqué pour le tempérament bilieux.

Il en est d'autres dont l'estomac est si énergique dans sa faculté de digérer, qu'il en résulte, pour ces êtres, des modifications notables dans leur manière de sentir et d'agir. Ils sont disposés à la gourmandise ; leurs appétits sont gloutons ; toute leur activité et leur sensibilité se dépensent en plaisirs gastronomiques. Ces individus sont disposés à la pléthore, aux maladies par excès de sucs nourriciers. Cette constitution anormale demande, comme contrepoids, le développement des facultés de l'entendement, des exercices de l'esprit, avec le régime alimentaire le moins excitant possible : le lait et ses préparations, les farineux, plus les bains tièdes, etc.

Chez les personnes dont l'appareil générateur est doué de trop de sensibilité et de force ; chez celles aussi qui ont subirrité, par des accidents contre nature, quelques-uns des organes les plus influents de cet appareil, l'on voit à diverses époques de la vie se développer des penchants ou plutôt des passions érotiques très-énergiques. De là bientôt l'annulation du sentiment de la pudeur, et, si ces passions se prolongent, l'affaiblissement ou la perversion de quelques autres sentiments moraux, ainsi que des facultés intellectuelles, particulièrement de la mémoire et de la volonté. De là encore des maladies du système nerveux, et des dispositions à celles des poumons et du cœur.

Si l'on ne se hâte d'enrayer la constitution lascive lors de l'apparition des premiers effets qui annoncent son développement, il est à craindre qu'elle n'acquière une prépondérance funeste et qu'elle ne se signale par des excès et des vices dont le mystère, aux yeux du public, ne peut effacer la honte.

Parmi les moyens que l'hygiène peut recommander, comme les meilleurs pour combattre cette variété de tempérament, il faut mettre au premier rang les occupations physiques quotidiennes, continuées jusqu'à un commencement de fatigue, un régime réfrigérant, suivi avec persévérance (1), le soin le plus scrupuleux d'éviter toute excitation libidineuse directe et indirecte, les freins religieux, etc. Ajoutons qu'à ces personnes la vie de salon ne convient pas, qu'elles doivent fuir, comme choses dangereuses, les théâtres, la musique et les romans.

CHAPITRE XIII.

Sympathies et antipathies.

Nos organes sont liés entre eux par des tissus communs, par des membranes, des vaisseaux et des nerfs. Ceux-ci paraissent être les instruments les plus essentiels de communication entre eux ; c'est par leur intermédiaire, en effet, que s'établissent ces rapports de sensibilité et d'affection, par suite desquels ils peuvent s'influencer mutuellement, dans l'état de santé comme dans l'état de maladie, lorsque l'un de nos organes vient à ressentir plus particulièrement ce qui en affecte un autre, ce qui le blesse et le fait souffrir. Il y a alors manifestation de sympathie, c'est-à-dire, dans le sens étymologique de ce mot, souffrance partagée, souffrir ensemble. On a étendu la signification de ce mot, et l'on a voulu voir des sym-

(1) *Aliquandò aquæ frigidæ injectio per anum.*

pathies là où il n'y avait pas de souffrance, mais seulement connexité d'affections. L'on est allé même jusqu'à admettre des sympathies de plaisirs, malgré le sens primitif de ce mot. Nous allons donc, pour nous conformer à l'usage, l'employer dans son acception la plus étendue.

Nous commencerons : 1° par les sympathies dont les causes sont physiques ; 2° puis viendront celles dont les causes sont morales. Après quoi, nous arriverons, en suivant le même ordre, aux antipathies.

PREMIÈRE SECTION.

Sympathies dépendant des causes physiques.

Il y en a beaucoup qui appartiennent à cette catégorie. Que la membrane qui revêt la partie inférieure et supérieure du nez vienne à être subirritée par une substance piquante, une poussière âcre, à l'instant, les muscles abdominaux, le diaphragme, etc., entrent, par effet sympathique, en contraction, et l'éternûment a lieu, fonction qui a pour but l'expulsion du corps irritant.

Qu'un chatouillement ait lieu à la trachée-artère ou aux bronches, la toux, autre fonction *expulsive*, se manifeste tout aussitôt, et il y a rejet de la matière qui, par sa présence, était devenue la cause provocatrice de la toux. Si la luette, espèce de sentinelle destinée à garder l'entrée du canal alimentaire, qui commence au fond de la bouche, vient à être affectée désagréablement par une substance qui ne convient pas à l'estomac, il y aura alors constriction de l'œsophage, nausée, et même vomissement, pour repousser ce qui aurait pu être ingéré. Ce sont là encore des effets sympathiques. Lorsque notre rétine se trouve frappée par une vive et irritante lumière, l'iris vient sympathiquement à son secours. Cette membrane se resserre sur elle-même, afin de diminuer le diamètre de la pupille et d'empêcher les rayons lumineux d'entrer dans l'œil en trop grande abondance ; alors la rétine cesse de souffrir. Lorsque nous sommes placés dans un lieu obscur, un service tout opposé nous est rendu par une opération inverse de l'iris. Cette membrane se dilate, la prunelle s'agrandit; alors une plus grande masse de rayons lumineux peut entrer dans l'œil, et nous parvenons à y voir. C'est à cette propriété, que possède la pupille, de se dilater selon le besoin, que tous les chats et tous les animaux nocturnes doivent la faculté de voir la nuit.

Il y a beaucoup d'effets qu'on regarde comme sympathiques, et qui tiennent uniquement à la communication de quelques rameaux nerveux entre eux ; c'est ce qu'on voit, par exemple, lorsque le nerf d'une dent carié cause à la face et à la mâchoire de la douleur; quand le bruit agaçant que perçoit notre oreille, comme celui d'une lime, se transmet au nerf maxillaire, et par là aux dents ; c'est ainsi encore qu'une piqûre du nerf sourcillier est suivie quelquefois de la paralysie du nerf optique et de la perte de la vision, que l'inflammation de ce dernier nerf se transmet à son voisin.

Nous avons vu un enfant, après avoir reçu un coup de fouet sur le dos de la main, ne plus pouvoir avaler le lendemain de ce coup; ses mâchoires devenir raides, ses membres entrer en convulsion, et la mort survenir peu de temps après. En l'inspectant, on a reconnu, mais trop tard, qu'un nœud de la corde du fouet s'était implanté sur un petit rameau nerveux, et avait sympathiquement occasioné tous les accidents que nous venons d'énumérer, et la mort qui en a été la suite.

N'est-ce pas de cette manière qu'on peut expliquer les effets qui résultent du chatouillement de la plante des pieds? Les nerfs de la peau, se trouvant agacés, transmettent sympathiquement leur impression aux nerfs de la gorge, de la poitrine, et puis au cerveau, ce qui explique le rire, les convulsions et le délire qui surviennent.

Il y a d'autres sympathies qui paraissent tenir à la continuité de la même membrane ou au rapport d'analogie qu'elle a avec d'autres, mais qui probablement sont le résultat de communication nerveuse.

Nous voyons, par exemple, lorsque la peau est frappée péniblement par un froid piquant ou humide, une irritation survenir à la membrane qui recouvre l'intérieur de nos organes. Si cette irritation a lieu à la muqueuse qui tapisse les fosses nasales, l'on a le corysa, ou rhume de cerveau ; si c'est celle de la gorge qui reçoit cette irritation, on a une affection plus ou moins considérable de cette partie ; celle du poumon , l'on a un catharre pulmonaire ou une fluxion de poitrine ; celle des intestins, l'on a des coliques , de la diarrhée. Si au lieu de recevoir l'influence du froid, la peau reçoit celle d'une chaleur forte , incommode , et continuée pendant quelque temps , il en résulte encore sur les organes intérieurs et les membranes qui les tapissent des effets plus ou moins dangereux. C'est d'abord une sorte de dessèchement qu'on commence à éprouver dans l'arrière-bouche, à la gorge, avec une grande soif, puis un sentiment de chaleur et d'acrimonie dans la poitrine et les entrailles, accompagné d'accablement.

Bientôt, si l'action de la chaleur a été porté trop loin et que le régime n'ait pas été convenable, que des excès aient eu lieu , des inflammations internes se déclarent, la fièvre survient, et l'on a une de ces maladies plus ou moins graves, comme l'on en voit souvent survenir pendant les saisons très-chaudes. Si à l'influence de la chaleur s'est jointe l'action délétère de quelques émanations de substances organiques en putréfaction, alors ces maladies prennent le caractère de fièvre putride, de fièvre jaune, etc., suivant les pays.

Indiquer ces effets sympathiques , c'est dire ce qu'il faut faire pour s'en préserver et s'en guérir ; c'est dire, par exemple, qu'après un refroidissement, quelquefois une irritation, quelle qu'en soit la cause, passe, quand elle se fixe sur un organe glanduleux, de cet organe à son canal, et bien plus souvent de celui-ci à la glande dont il dépend. C'est ce qui se remarque pour les reins et les uretères, le canal hépathique et le foie, les testicules et le canal de l'urètre. C'est là un effet sympathique qui lie toutes les parties d'un système d'organes entre elles, tout organe principal avec ses dépendances , et *vice versâ*.

Dans beaucoup de cas de maladies, un organe ne sympathise avec un autre que pour venir à son secours ; il prend alors pour son compte une portion du mal qu'un autre éprouve ; quelquefois il le prend entièrement : c'est ce qu'on voit quand une portion du canal intestinal s'empare de l'inflammation qui se trouvait au-dessus ou au dessous d'elle ; quand une articulation devient le siége de la douleur rhumatismale ou goutteuse qui était fixée sur une autre, qui s'en trouve débarrassée. C'est ce qu'on remarque encore quand un dépôt, une suppuration, une hémorrhagie, un écoulement quelconque, s'établissent à l'extérieur pour en faire cesser de semblables, qui existaient intérieurement, etc. Ce sont là des sympathies curatives, que les médecins appellent crises, et que nous avons l'intention d'imiter, lorsque nous établissons des cautères, des vésicatoires, que nous plaçons des sangsues, des moxas, des ventouses, etc.

Ainsi, on le voit, les sympathies sont dans le nombre de ces grands moyens que la nature, dans sa prévoyance, emploie pour entretenir la confraternité de nos organes, les exciter à s'entr'aider, à se secourir mutuellement, à les faire vivre enfin d'une vie commune.

Nous avons besoin, en hygiène, de connaître les sympathies dans leurs causes et dans leurs résultats ; nous devons prendre la peine de les étudier, afin de les respecter et de les favoriser quand leurs effets doivent être salutaires, et de les prévenir, au contraire, quand ils doivent être pernicieux.

Nous n'avons parlé jusqu'à présent que des sympathies pénibles ; il nous reste à dire un mot de celles qui sont agréables, et qui, comme les précédentes, appartiennent à la catégorie des sympathies qui sont dues à des causes physiques.

Dans l'état de santé, ces sortes de sympathies ont lieu à chaque instant ; elles sont généralement le résultat de l'action réciproque des organes externes sur les organes internes ; le but est, de la part de ces organes, de s'éveiller mutuellement, de se préparer et de s'aider à entrer en fonction. Ainsi, quand l'estomac sent le besoin de l'aliment, qu'il éprouve ce sentiment qu'on nomme la *faim*, il agit alors sympathiquement sur les sens de l'odoratet du goût, et prédispose ces instruments à l'investigation qui est dans la nature de chacun d'eux, savoir : l'un à *éventer*, à découvrir la substance *alimentaire* qui peut convenir, et à la juger par anticipation en la flairant ; l'autre à confirmer ou infirmer ce jugement par la dégustation. Si dans ces deux opérations sensuelles, il y a eu plaisir, alors il y a réaction sympathique, d'abord sur les glandes salivaires, qui à l'instant abreuvent la bouche d'une salive abondante, puis sur l'estomac, qui, à son tour, sécrète des sucs gastriques, se dilate, pour recevoir les aliments et se préparer à les digérer. Si la sensation, au lieu d'être agréable, a été, au contraire, désagréable, répugnante, alors il se manifeste des mouvements opposés à ceux de sympathies ; c'est de l'antipathie qui a lieu.

Il y a, pour chaque mode de vitalité dont nous sommes pourvus, pour chaque ordre, chaque espèce de fonction, des sympathies dans le genre de celles dont nous venons de parler ; toutes sont agréables, plus ou moins ; toutes tendent au même but, celui de réveiller, de préparer et d'exciter chaque organe à satisfaire la loi du besoin qu'il éprouve, non pour son avantage seul, mais pour celui de toute l'économie dont il fait partie.

Beaucoup de nos sens sympathisent entre eux et avec l'imagination ; par l'intermédiaire de cette faculté, il peut, chez les êtres impressionnables, en résulter des effets extraordinaires et dangereux, quoique agréables ; voilà pourquoi les femmes vaporeuses doivent s'interdire les odeurs qui affectent trop leur système nerveux, celles qui portent à la tête, qui exaltent l'imagination et peuvent donner lieu à des sympathies dangereuses : tels sont l'encens, la myrrhe, le musc, etc. Nous en disons autant de la musique tendre et passionnée ; car l'ouïe a aussi ses sympathies.

Qui ne sait que dans la jeunesse le sens de la vue et plus encore celui du toucher doivent être continullement surveillés, afin de prévenir leur action sympathique sur d'autres organes ?

DEUXIÈME SECTION.

Des sympathies morales.

Ces sympathies sont nombreuses, elles varient autant que les modes de notre sensibilité affective et intellectuelle, et en proportion du nombre et de la nature des agents moraux qui peuvent les impressionner, c'est-à-dire que nous pouvons éprouver autant de variétés de ces sympathies que nous avons moralement de manières de sentir par notre système nerveux cérébral, et celui qu'on nomme ganglionnaire. Tous les individus qui ont ces deux systèmes nerveux peu impressionnables, éprouveront par cela même peu de sympathies morales ; mais il est, selon nous, une grande distinction à faire entre les sympathies qu'on qualifie de morales. Si les unes sont généralement intellectuelles et ne tiennent qu'à l'esprit, les autres sont simplement affectives et ne dépendent que du sentiment (1). Ainsi, un individu dont le cerveau et ses dépendances ne seraient que très-faiblement impressionnables, et dont l'autre système nerveux (celui qui influence principalement le cœur, l'estomac, le foie et les entrailles) le serait au contraire beaucoup, aurait peu de ces sympathies intellectuelles, c'est-à-dire qu'on ne lui verrait pas d'entraînement pour les études, pas de goût bien prononcé pour les sciences, pas de passions pour aucune doctrine ni aucune opinion ; les plaisirs de l'esprit, enfin, exerceraient peu d'attraction sur lui, et lui, de son côté, aurait peu de sympathie pour eux ; mais aussi il éprouve un grand nombre de ces autres sympathies

_____

(1) En établissant ces distinctions, nous ne voulons pas en conclure que chaque ordre de fonctions ou de facultés est indépendant et s'exécute isolément de tout autre ; nous croyons, au contraire, qu'il y a liaison entre nos organes et influence réciproque des uns sur les fonctions des autres. Cette liaison existe surtout, d'une manière évidente, entre le système cérébral et ganglionnaire, entre les fonctions et les sympathies de l'intellect et de la vie affective.

qui dépendent de la vie affective, qui tiennent à ce mode de sensibilité qu'on appelle sentiment, qui, chez lui, se trouverait très-développé, par conséquent il serait très-disposé à être ému à l'idée de ses semblables ; le cri de leurs souffrances retentirait jusqu'au fond de son cœur, et la compassion l'entraînerait près d'eux pour les soulager. Il serait subjugué par la sympathie du malheur. Dans des circonstances opposées, il deviendrait susceptible de ressentir également des sympathies d'une autre nature, celles de ces plaisirs affectueux et expansifs qui tiennent au même mode de sensibilité. Ainsi on le verrait obéir à la voix de l'amitié et se laisser entrainer par les sentiments d'une douce tendresse, comme il l'aurait été par ceux d'une douloureuse pitié.

Supposons maintenant une organisation nerveuse ; que ce soit le système nerveux cérébral qui l'emporte sur le système ganglionnaire ; que l'intelligence soit supérieure aux affections et les domine, alors nous verrons chez ceux qui seront ainsi organisés beaucoup plus de sympathies intellectuelles que de sympathies dépendantes de la vie affective ; beaucoup plus de facultés rationnelles que de facultés aimantes ; c'est ce qu'on remarque en effet chez les hommes qui ont plus cultivé et développé les instruments de leur intelligence, que ceux de leurs impressions sentimentales. Le contraire se remarque chez les femmes, parce que, d'une part, elles sont nées avec un système cérébral moins développé, et, de l'autre, parce qu'elles ont l'autre système nerveux plus sensible que celui de l'homme. Il n'y a que l'éducation et une culture particulière qui puissent, sous ce rapport, les rapprocher de l'autre sexe. *Ici se présente cette grande question :* Les femmes gagneraient-elles à ce qu'on fit cesser, sous le rapport de l'instruction, les dissemblances qui les séparent de l'homme ? L'hygiène répond que oui, si l'on se bornait à rapprocher un peu plus qu'on ne l'a fait jusqu'alors leur intelligence de celle des hommes, et si l'on diminuait en proportion la disposition qu'elles ont à éprouver des affections et des sympathies trop vives ; alors leur raison, plus développée, pourrait avec moins de difficultés réprimer les écarts du sentiment, et prévenir les excès des passions qui en dépendent. Elles y gagneraient en force et en santé ce qu'elles y perdraient, qu'on nous passe le mot, en névrosité (irritabilité nerveuse). L'hygiène répond : Non , si l'éducation et l'instruction sont poussées très-loin chez elles, et au point d'en faire des hommes , sous le rapport de la force intellectuelle et de la débilité du sentiment. Ce système d'éducation , s'il était praticable, leur ferait perdre , en annulant leur caractère, leurs principaux avantages, une partie de leurs vertus, de leur santé , et presque toutes leurs sympathies aimantes. Ce serait d'ailleurs agir contre le vœu de la nature. Notre avis est donc qu'il faudrait , pour éviter ces extrêmes de part et d'autre , faire faire quelques progrès à l'éducation rationnelle des femmes, en même temps qu'on s'occuperait , plus qu'on ne l'a fait jusqu'à présent, de développer dans l'autre sexe les facultés sentimentales , afin de le rapprocher, sous ce rapport, de la femme, et de le rendre comme elle susceptible de ces sympathies bienveillantes qui sont une source de jouissances pour ceux qui en sont l'objet, comme pour ceux qui les éprouvent.

En modifiant dans ce double sens l'éducation et l'instruction des deux sexes, l'on arriverait à établir entre eux une corrélation morale et intellectuelle beaucoup plus grande que celle qui existe ; elle tournerait à leur avantage réciproque , et plus encore à celui des enfants.

Le comble de la perfection pour tous les êtres de notre espèce , quel que soit leur sexe, serait d'arriver à faire naître ou à développer en eux tous les bons sentiments de la vie affective , comme toutes les importantes facultés de la vie rationnelle ; ce serait de les rendre affectueux , sans excès et sans passion ; raisonnables, sans austérité et sans pédanterie ; ce serait enfin de leur donner aux uns et aux autres tout à la fois des sympathies pour le bon et le beau , pour le juste et le raisonnable.

C'est sur les premières que repose en partie notre sociabilité.

C'est par sympathie affective que l'air d'innocence d'un enfant nous charme ; que ses pleurs nous attendrissent ; que nous nous intéressons à ses destinées ;

Qu'à l'aspect d'un vieillard à belle figure et à cheveux blancs, nous éprouvons un sentiment de respect et de vénération, avant de savoir s'il le mérite ; que nous sommes transportés, électrisés par les effets d'une bonne musique, par la voix touchante d'une cantatrice, et par celle d'un acteur ; enfin, c'est par sympathie affective que nous sommes disposés à vivre avec nos semblables, à rechercher leur présence, à partager leurs émotions, leurs plaisirs et leurs peines.

TROISIÈME SECTION.

Effets des sympathies affectives sur la santé.

Ces sympathies ou plutôt les dispositions organiques qui rendent susceptibles de les éprouver, ont besoin d'être placées sous l'influence de l'intellection, de recevoir au moins une sorte de discipline et d'éducation par l'effet combiné du régime, de la gymnastique et de l'habitude modérée ; elles épanouissent les organes, rendent plus faciles leurs fonctions.

Mais quand elles se font sentir trop vivement, ce qui arrive plus particulièrement chez les enfants et les femmes nerveuses, elles nuisent essentiellement à la santé, il en résulte quelquefois des accidents aussi graves qu'extraordinaires. Ainsi l'on a vu plus d'une mère périr en voyant reparaitre un fils chéri après une longue absence ; de tendres amantes mourir aussi en revoyant sans s'y attendre un amant adoré qu'elles croyaient perdu à jamais ; mais les effets plus ordinaires des sympathies trop vives sont, suivant la nature de la cause, ou une joie immodérée et accompagnée de crises et suivie de tremblements, ou des pleurs avec sanglots, des spasmes, et comme effets secondaires, des palpitations de cœur, des digestions troublées, des étouffements ou espèces de suffocation, et souvent la jaunisse, etc.

Les moyens d'y remédier dans le présent sont des odeurs

fétides de plumes ou de cornes brûlées, des boissons anti-spasmodiques, des bains tièdes, des voyages en voiture, et surtout des compagnies propres à faire diversion.....

Dans l'avenir, tout ce qui peut diminuer la sensibilité et lui donner une bonne direction, les exercices de gymnastique, les bains froids, l'air de la campagne.

QUATRIÈME SECTION.

Sympathies intellectuelles.

Celles-ci sont plus le résultat de la civilisation que de la nature. Elles tiennent à la culture et au développement de notre esprit, aux besoins que la littérature, les sciences et les arts ont fait naitre en lui.

Nous sympathisons avec une sorte d'entrainement avec les personnes qui adoptent nos idées, qui partagent nos opinions. Souvent c'est un effet tout contraire, un sentiment antipathique qui se fait sentir alors que nous apercevons dans celles d'autrui une dissidence trop contrastante avec les nôtres. Eh bien ! ce qui a lieu en nous, sous ce rapport, a lieu aussi chez les autres, d'où il suit que lorsque nous avons envie de ne pas déplaire aux esprits qui ne voient pas comme le nôtre, et quand nous croyons utile de leur faire adopter une manière de voir et de juger qui diffère de la leur, il ne faut pas que nous les heurtions de front, que nous blessions leurs préjugés ou leurs croyances, que nous attaquions, d'une manière hostile, les idées ou les opinions que nous voulons remplacer par celles que nous pensons être plus convenables ou plus justes ; nous ne réussirions pas, parce que nous blesserions les sympathies de leur esprit, et que ce qui blesse ne persuade pas ; d'ailleurs, ces sympathies ont droit, sinon à notre respect, du moins à notre tolérance.

Vouloir se mettre *proprio motu* dans le cas de les choquer, en les contrariant, c'est tout à la fois une maladresse et une tyrannie ; c'est en outre un procédé contraire aux lois de charité, d'hygiène privée et sociale : d'hygiène privée, car on donne lieu à une souffrance morale, en contrariant, en irritant l'esprit ; sociale, parce que toute attaque contre les sympathies est une cause de désaffection et de désunion dans la société.

Les assemblées scientifiques, littéraires, ainsi que tous les lieux de réunion où les esprits peuvent se mettre en rapport, sont nécessaires pour satisfaire aux besoins qui résultent des sympathies dépendantes de la vie intellective.

C'est là où l'on éprouve avec un plaisir tout particulier cette stimulation affective et mentale qui réveille et active les fonctions du système nerveux, et par contre-coup toutes les autres qui se trouvent sous leur dépendance. C'est donc un droit hygiénique pour chaque citoyen qui en éprouve le besoin, d'avoir la faculté de se choisir de ces lieux de réunion où l'on puisse éprouver tout à la fois ces deux sortes de sympathies dont nous venons de parler, et c'est une obligation pour tous de les respecter.

Il est superflu de dire que si ces sympathies allaient jusqu'à la passion, elles seraient nuisibles à la santé ; elles produiraient tous les mauvais effets des études trop actives, des contentions d'esprit trop prolongées ; le physique languirait en proportion de la suractivité imprimée au moral, et tous les deux finiraient par être malades ; mais il est rare que dans la vie intellective les sympathies aillent aussi loin. Quant aux sympathies qui tiennent à la vie reproductive, nous renvoyons à l'article qui traite de ce mode d'existence et à celui de la débauche. Nous nous bornerons à dire ici que ces sortes de sympathies chez les jeunes gens demandent, de la part de leurs parents, une très-grande surveillance.

CHAPITRE XIV.

Des antipathies physiques.

Pour quiconque veut faire une bonne application des lois de l'hygiène, l'étude des antipathies est encore plus nécessaire que celle des sympathies. Tous les animaux, comme l'homme, se préservent d'une multitude de dangers par les avertissements qu'ils en reçoivent. Voyez comme les petits oiseaux obéissent à ces avertissements pour échapper aux serres du rapace qui les guette! Écoutez ce cri de frayeur que jette leur tendre mère dès qu'elle l'aperçoit! ce cri *antipathique* est compris aussitôt qu'il est échappé, et tout aussi bien la première fois que la seconde; d'où l'on peut conclure que les antipathies de ce genre sont un des grands moyens providentiels de la nature, qui, pour assurer le maintien de l'existence, veut soudainement et instinctivement avertir du danger, pour que plus promptement et plus sûrement il soit prévenu. En cas pareil, la réflexion ne pourrait valoir l'impression rapide du sentiment, elle eût fait perdre, en la supposant d'ailleurs possible, un temps précieux. L'enfant, peu de temps après sa naissance, éprouve déjà des antipathies; il refuse, avec une répugnance très-marquée, l'aliment qui n'est point en rapport avec la sensibilité de son goût, ou celui qui a cessé de lui plaire à cause des indigestions qu'il lui a causées. A peine a-t-il exercé ses sens, particulièrement celui de la vue, qu'il s'effraie d'un lieu obscur. Dès qu'il sait faire usage de ses jambes, on le voit reculer devant un précipice, fuir à la vue d'animaux dangereux, jeter des cris d'effroi à l'aspect d'un serpent... Dans toutes ces circonstances il obéit à des antipathies instinctives et naturelles, antipathies qu'il faut respecter autant qu'admirer.

Il est d'autres antipathies qui n'ont rien, du moins en apparence, de naturel, rien d'utile, et qui paraissent être tout-à-fait bizarres et anormales; telles sont, par exemple, celles qui se manifestent par des bâillements, des spasmes, des cris, etc., à la vue d'êtres fort innocents, comme souris, chats, ou d'objets colorés en rouge; ces antipathies, qui paraissent être fort ridicules et fort déraisonnables, ont cependant droit à des ménagements, car elles tiennent à une disposition vicieuse de la sensibilité qu'on ne doit point brusquer, mais réformer avec lenteur et précaution. Si l'on agissait autrement, l'on risquerait de faire naître des accidents nerveux, peut-être même des convulsions, comme on en produit quelquefois quand on veut réfréner ou combattre violemment le sentiment antipathique de la peur.

Arrivées à l'âge où l'on a du jugement et de l'expérience, plusieurs personnes sont encore exposées à avoir des antipathies aussi puériles que celles dont il vient d'être question ; en les raisonnant beaucoup, elles s'en guérissent quelquefois, mais pas toujours.

L'hygiène doit avertir qu'il y aurait danger à vouloir triompher de celles qu'on éprouve contre certains aliments, contre certaines odeurs, etc.

Un ancien professeur de l'Ecole militaire de Paris tombait en syncope chaque fois qu'il mangeait de l'anguille. Deux fois dans sa vie l'on est parvenu, par distraction, à tromper son goût; mais son estomac ne s'y méprit point, il éprouva les mêmes accidents que de coutume.

Une femme que nous avons connue se trouvait mal, disait-elle, chaque fois qu'on plaçait, même à son insu, une pensée, ou violette tricolore, dans sa chambre. On voulut s'assurer de la vérité de cette *antipathie*, à laquelle on croyait peu, parce que cette plante est inodore. La personne qui voulut tenter cette expérience, entra un jour chez elle avec une seule fleur de cette plante bien cachée dans la manche de son habit; bientôt cette femme se plaignit d'un grand malaise, et tomba dans un évanouissement qu'on eut peine à faire cesser.

La seule odeur d'une rose causait des spasmes très-violents à une autre dame vaporeuse que nous avons aussi connue. Mais une antipathie bien plus bizarre et plus inexplicable, c'est celle d'un ancien capitaine, endurci par quinze années de guerre, et qui ne pouvait s'empêcher de frissonner, comme s'il avait peur, chaque fois qu'il regardait une boucle d'oreille. Dans la même ville où se trouvait ce militaire résidait un homme âgé, et tout aussi vigoureux que lui, et qui néanmoins ne pouvait supporter la vue de l'un de ces petits et innocents lézards, si communs pendant l'été, sans éprouver une espèce de frayeur qui tenait de la convulsion : sa fille a hérité de cette antipathie.

Le sens du toucher et celui de l'audition ont aussi, comme celui de la vue, leur antipathie particulière. Combien de femmes élevées délicatement, ou nées avec des nerfs très-impressionnables, ne peuvent toucher des corps soyeux, mous et veloutés, comme la pêche, sans éprouver ou une espèce de frémissement ou des maux de nerfs d'une autre nature! Et combien d'autres se trouvent mal en écoutant certains airs, ou seulement le son de quelques instruments!

Nos viscères ont, comme nos sens, leurs antipathies particulières; nous en avons cité qui sont propres à l'estomac, nous pourrions en citer beaucoup d'autres encore, mais il importe bien plus à tous ceux qui nous liront de connaître celles auxquelles ils peuvent être sujets eux-mêmes, que celles des autres; pour cela, il leur suffit d'être avertis et de recevoir le conseil de ne pas se mettre en révolte contre leurs antipathies, surtout contre celles de leurs organes digestifs. Nous connaissons des individus dont les intestins aussi ont une horreur *antipathique pour le melon*, le concombre, les tomates, car ils ont des coliques chaque fois qu'ils en mangent, et cette colique se renouvelle rien qu'à la vue de ces fruits. Les purgatifs ne sont pas autre chose que des substances qui agissent antipathiquement sur ces organes.

Les bronches et les poumons, chez certaines personnes, sont horriblement tourmentés par des vapeurs ou des poussières qui ne font pas le moindre mal aux autres; c'est encore là une antipathie. La plupart des antipathies physiques doivent être respectées. Celles qui tiennent à une irritabilité nerveuse peuvent être modifiées par les mêmes moyens qui servent de modificateurs aux tempéraments nerveux et bilieux.

PREMIÈRE SECTION.

Antipathies morales.

Nous distinguerons ces antipathies, comme nous l'avons fait pour les sympathies, en celles qui dépendent de la vie affective et en celles qui dépendent de la vie intellectuelle, toutefois en avertissant qu'elles s'enchainent les unes aux autres, qu'elles se provoquent mutuellement, et que par leurs causes, comme par leurs phénomènes, elles tendent parfois à se confondre les unes avec les autres; c'est comme les sympathies entre elles. Les liaisons qui existent entre nos deux systèmes nerveux, et leur influence réciproque, expliquent assez cette espèce de confusion.

Il est d'autres espèces d'antipathies qui se rattachent à la vie de reproduction : telles sont celles que presque tous les hommes éprouvent à la vue de ces femmes qui, par leur ton hardi, leur air martial, leur taille élevée, leurs traits durs et leur barbe, paraissent ne plus être de leur sexe.

Dès que la loi de contraste ou d'opposition est violée entre des êtres qui ne se conviennent pas, il y a antipathie. Pour la même raison, les femmes n'aiment point les hommes qui sont efféminés, c'est-à-dire qui ont la voix faible, la figure imberbe, la stature grêle, qui sont enfin sans force et sans courage.

DEUXIÈME SECTION.

Antipathies affectives.

Il est des physionomies qui, sous le rapport moral, nous déplaisent; d'autres qui font naitre en nous un sentiment de répulsion bien plus vif, et qui va quelquefois jusqu'à l'antipathie la plus prononcée. Il en est de même de la voix, des gestes, etc., de quelques autres individus, et qui nous choquent sans que nous puissions dire pourquoi. Ces sortes d'antipathies sont fréquentes chez un grand nombre de personnes, d'ailleurs assez raisonnables; mais par cela même qu'elles affectionnent sans motif, elles haïssent de même.

Il y en a d'autres si malheureusement organisées, sous le rapport nerveux, que le plus faible prétexte suffit pour exciter chez elles des antipathies singulières; pour convertir par exemple un sentiment d'émulation en sombre envie, pour changer celui de l'amitié en haine, l'amour en fureur jalouse, les sentiments religieux en intolérant et haineux fanatisme. Il y a des antipathies de métiers, d'états ; celles-ci sont toujours dues à une ambitieuse ou à une avare et sordide jalousie.

Elles sont le partage ordinaire des hommes à petit mérite et à grandes prétentions, des hommes qui ne voient dans leur état que le profit et non la gloire.

Nous ne citerons pas d'exemples d'antipathies de métiers : tout le monde les connait ; mais nous en citerons d'une autre nature et de bien plus inexplicables.

Un jour, un militaire qu'on avait toujours connu pour être fort raisonnable, prit tout-à-coup l'un de ses anciens camarades en horreur, et cela parce que celui-ci lui avait dit bonjour plus froidement que de coutume. De là des provocations incessantes pour le décider à un duel ; et quand des amis communs voulaient lui prouver qu'il n'y avait pas de raison de se battre, il répondait : Cela est vrai ; mais sa présence m'est insupportable, il faut absolument que je m'en délivre, car cela est plus fort que moi. Le duel a eu lieu sans malheur, et l'antipathie a fait place à la plus tendre amitié.

Un jeune adolescent ne pouvait pas rencontrer l'une de ses petites cousines, sans avoir envie de lui mordre les doigts, et plusieurs fois on l'a vu céder avec une sorte de frénésie à cette cruelle et singulière antipathie. Cependant, ce jeune homme, comme le militaire, était, dans tous les autres actes de sa vie, d'une douceur et d'une raison qui rendaient inexplicable celui que nous racontons ; un an après, cette antipathie avait disparu comme elle était venue, sans qu'on sache pourquoi.

Qui n'a entendu parler de ces antipathies quelquefois si bizarres qui surviennent chez les femmes, quand elles sont en état de gestation ? L'on en a vu haïr leurs enfants, qu'auparavant elles chérissaient, frapper leur père, etc.

Il est chez certains hommes bilieux et hypochondriaques des antipathies qui prennent comme par accès, et qui ont, pendant sa durée, tous les caractères de la monomanie homicide. Telle était celle qui tourmentait ce Papavoine lorsqu'il a tué deux petits enfants dans le bois de Vincennes. Nous le disons avec conscience, cet homme ne devait pas être conduit à l'échafaud, mais bien dans une maison pénitentiaire ou dans un hôpital de fous ; il ne méritait pas plus la mort que ce militaire qui a voulu tuer son ami en duel.

Nous pourrions citer beaucoup d'autres exemples d'antipathies dangereuses qui se manifestaient par des penchants désordonnés à la jalousie, à la haine ou à d'autres passions, comme celle de Papavoine à la fureur homicide ; mais nous en avons assez dit.

TROISIÈME SECTION.

Ce que l'hygiène conseille contre les antipathies affectives.

Quand une antipathie est légère, il suffit souvent pour la faire disparaître de la combattre par le raisonnement ; mais si l'antipathie est de nature à faire craindre des résultats dangereux, il est nécessaire alors d'éloigner l'individu qui l'éprouve de la cause qui l'a produite ou qui lui sert d'excitant ; de lui faire faire un voyage, de changer son régime ou de l'occuper constamment et fortement. Le temps et les distractions, qui guérissent tant de maladies, guérissent aussi les antipathies. Cependant, quand on a à faire à un sujet d'un caractère irritable, à dispositions organiques haineuses, jalouses, comme cela se remarque si souvent dans les constitutions bilieuses et nerveuses, il faut alors recourir (*voyez* l'article *Tempérament*) à l'usage des bains doux, aux aliments féculents, comme le maïs, le lait, le miel, les fruits, etc. ; à ce régime enfin qui rend les habitants de l'Inde les plus pacifiques des hommes ; puis, diriger l'instruction de manière à faire prédominer la raison sur les penchants et les habitudes instinctives, et l'éducation, de telle sorte qu'on ne développe que les bons sentiments. Dans ce double but, l'on emploie, pour ce qui est relatif aux facultés rationnelles, les lectures choisies d'ouvrages de philosophie et de morale, les études scientifiques, et les travaux mécaniques ou de culture, tout ce qui peut enfin occuper sérieusement l'esprit et le corps, et en ce qui touche les facultés affectives, l'on a recours à tout ce qui peut impressionner doucement, agréablement, moralement, le système nerveux qui préside au sentiment, celui qui se distribue au cœur, aux entrailles. Ces moyens consistent dans l'emploi bien gradué et bien dirigé de toutes les attentions, de tous les soins et de toutes les caresses affectueuses qui peuvent adoucir et captiver le caractère de l'individu ; dans des occupations qui plaisent à son esprit, et qui charment son imagination : comme la culture des fleurs, la botanique, les voyages, etc. ; dans les impressions d'une musique mélodieuse, et principalement dans l'influence d'une religion douce et tolérante, comme celle qu'a enseignée et pratiquée Fénélon.

Si l'usage de tous ces moyens long-temps continués n'est suivi d'aucun succès, alors il faut faire naître le sentiment de la crainte, et s'en servir avec cette prudence qu'on doit toujours apporter dans l'emploi des moyens extrêmes.

Il ne faut pas laisser ignorer qu'il est très-difficile, pour ne pas dire impossible, de guérir : 1° les antipathies qui sont anciennes ; 2° celles qui ont un caractère très-prononcé de monomanie ; 3° celles qui reconnaissent pour cause des dispositions organiques héréditaires ; 4° celles qui arrivent par accès de folie délirante. Ces dernières réclament la réclusion, et un traitement spécial ; ces moyens sont d'une nécessité rigoureuse.

Quant aux antipathies qui reconnaissent pour cause la différence dans les croyances religieuses, on les guérit par l'instruction, par le secours des lumières philosophiques ; mais la difficulté est d'avoir accès sur l'esprit de ces personnes ; tout ce qui aurait l'air d'être en opposition avec leur croyance les révolterait. Il n'est pas de plus fâcheux malades que ceux qui ne veulent pas être guéris ; mais quand il est question d'être utile, il faut se rappeler qu'avec de la douceur, de la patience et de l'adresse, l'on vient à bout de vaincre les plus grands obstacles.

QUATRIÈME SECTION.

Antipathies intellectuelles.

Chez les enfants qui commencent à s'instruire, on voit souvent se développer des antipathies contre certains genres d'études.

Les uns en éprouvent contre les langues mortes, les autres contre les mathématiques; quelquefois c'est la faute des mauvaises méthodes dont on se sert, ou celle des maîtres qu'on emploie. Quoi qu'il en soit, il faut avoir égard à ces antipathies, si l'on veut que les élèves profitent de leurs études, et ne tombent pas malades.

Beaucoup de ces hommes qui bornent leurs études à quelques spécialités, qui s'y livrent avec ardeur et constance, se passionnent pour elles et avec une énergie qui tient parfois du fanatisme.

Dans cette situation d'esprit, toutes les occupations qui n'ont pas de rapport avec celles qui sont l'objet de leur prédilection exclusive, leur inspirent du dédain.

Il en est de même des personnes qui rencontrent des goûts opposés à ceux qui les captivent, et il n'est pas rare de voir ce dédain se changer, chez plusieurs d'entre eux, en véritable antipathie. On nous a cité des exemples très-remarquables qui ont été choisis parmi des savants devenus hypochondriaques à force d'études roulant toujours sur le même sujet. Chez l'un d'eux, cette antipathie avait tous les caractères d'une vraie monomanie; cet homme, pendant dix ou douze ans, ne s'était occupé que d'antiquités, et particulièrement de médailles. Il passait tout son temps à visiter les collections publiques et particulières, les expositions et les ventes après décès, ou à copier, à acheter ou échanger des médailles. On ne comprendra jamais rien à l'histoire, disait-il souvent, on ne connaîtra pas bien les révolutions, les mémorables événements qui les suivent, les grands hommes qu'elles font naître, tant qu'on ne sera pas comme moi versé dans la noble science qui fait mes délices et ma gloire.

Malade, on ne pouvait obtenir aucun éclaircissement sur sa situation, qu'après avoir commencé la conversation sur quelques objets d'antiquité ; bien portant, il était moqueur, insolent même contre ceux qui, au lieu de partager son admiration pour sa science favorite, avaient une passion différente. Nous avons vu des fleuristes, des mathématiciens et des théologiens avoir chacun dans leur genre des antipathies de cette nature.

Mais dans un ouvrage ou tout ce qui a une grande influence sur la santé doit trouver une place de préférence, nous devons alors plus particulièrement signaler deux ou trois autres espèces d'antipathies appartenant aussi à la vie de l'intellect, et qui, ayant quelques rapports avec celles qui tiennent à la passion des études spéciales, en diffèrent par un caractère de généralité que celles-ci ne peuvent jamais avoir ; ce sont les antipathies qui résultent de l'opposition des opinions politiques, qui tiennent à ce qu'on appelle *l'esprit de parti.*

Il n'est pas nécessaire d'en citer des exemples ; cette espèce est malheureusement connue de tout le monde. Elle est chez tous ceux qui l'éprouvent à un haut degré une cause permanente d'agitation et d'effervescence ; elle jette le trouble dans les familles, met en état d'hostilité les amis comme les parents, et quelquefois la société tout entière en est bouleversée. Chez les êtres irritables rien n'est plus propre à exalter les facultés mentales, à pervertir les sentiments de famille, et à détériorer la santé, que cette espèce d'antipathie. Si on ne sait la réfréner de bonne heure, elle peut aller jusqu'à causer ce délire inquiet et farouche qui pousse les hommes de parti à la persécution de leurs adversaires et quelquefois au sacrifice de leur vie. N'est-ce pas à cette antipathie homicide qu'il faut attribuer une grande partie des crimes qui accompagnent toutes les grandes crises politiques.

Dans les temps de révolution il faut être pourvu d'une bien grande dose de tolérance et de raison, ou être doué d'un tempérament très-phlegmatique, pour échapper à la contagion de cette antipathie et à ses funestes conséquences.

La seconde espèce de ces antipathies générales dont nous voulons parler, a pour cause la différence d'origine; elle tient à l'esprit de caste, aux préjugés de la naissance, à cette manie de distinguer les hommes par classes, suivant les plus futiles différences.

Celle-ci est encore moins raisonnable dans ses causes que la précédente, et elle est beaucoup plus pernicieuse par ses résultats. Lorsque, dans des temps d'ignorance et de barbarie, un pays comme les Gaules est envahi par des armées nombreuses qui se le partagent comme une proie; lorsque, pendant des siècles, les vainqueurs, abusant orgueilleusement de leur force, traitent avec ignominie les vaincus, que ceux-ci, mis en servage, sont obligés de consacrer leur existence aux plaisirs et au profit de leurs maîtres, souvent injustes et tyrans, on conçoit qu'entre les uns et les autres une ligne de démarcation a dû s'établir, et qu'une secrète et profonde antipathie a dû régner entre ceux qui ont ainsi imposé et continué un tel joug, et ceux qui l'ont subi pendant si long-temps.

C'est aux causes de cette antipathie qu'il faut attribuer l'oppression qui pèse encore sur les trois quarts des populations, la misère qui les accable et l'ignorance qui les abrutit.

Il y a loin, sans doute, de la caste nobiliaire d'aujourd'hui à celle qui a expulsé les Romains de la Gaule. Ce ne sont plus ces farouches vainqueurs, qui ne respectaient d'autre autorité que celle du glaive, d'autres propriétés que celles qui ne leur convenaient point.

Le temps, qui change et détruit tout, a aussi changé et détruit leur puissance. A la noblesse d'armes sont venues s'ajouter successivement celles de faveur, d'intrigues, de parvenus, celle *à prix d'argent*. Les rois ne se sont pas fait faute d'user du privilége d'en multiplier les titres à toutes les époques, et pour toutes sortes de motifs. Il n'est pas jusqu'aux plus petits princes qui ne se soient permis d'user de ce prétendu droit. Ces nouveaux nobles, à l'aide du temps, ont pris place parmi les anciens, les ont en partie remplacés, en partie absorbés ; tandis que tout en se multipliant, ils perdaient de leur prépondérance, les uns en se ruinant, les autres par des mésalliances ou par une sorte de dégénération physique et morale, tous par la diminution de leurs priviléges, les plébéiens, de leur côté, s'élevaient par le commerce, l'industrie, et par l'instruction. Ils acquéraient par les concessions des rois ennemis de la noblesse, des priviléges, ou plutôt des droits ; ils arrivaient aux places. Enfin, la classe des nobles et ennoblis baissant sous le rapport de la puissance et de la fortune, l'autre classe montant par le mérite, la faveur et la richesse, des points nombreux de contact s'établissaient entre eux, des alliances même avaient lieu, et une sorte de fusion semblait être sur le point de s'opérer, lorsque la révolution française survint et fit éclater entre ces deux classes la plus furibonde des antipathies qu'on ait jamais vue exister entre les hommes.

Les guerres si cruelles de la Jacquerie sont peu comparables aux proscriptions que les plébéiens ont fait subir aux patriciens de notre époque.

L'humanité a de douloureux motifs pour en gémir et s'en plaindre. La médecine y trouve la cause d'un grand nombre de maladies, l'explication de ces irritations nerveuses et viscérales, de ces nombreux anévrismes, peu connus avant, et qui ont affligé un grand nombre de ceux qui ont survécu à ces terribles proscriptions. L'hygiène y voit d'utiles enseignements. Elle doit, comme la morale et la philosophie, en faire ressortir la preuve que les hommes ne peuvent que perdre et souffrir chaque fois qu'ils se laisseront entraîner par leurs penchants antipathiques. Depuis ces malheurs on a vu Napoléon, entraîné par les idées d'une vieille politique, vouloir réconcilier les peuples avec les castes nobiliaires. Sa puissance a bien pu comprimer ou assoupir un moment cette vieille et profonde antipathie qui existait contre elles, mais il ne lui a pas été donné de la détruire. Il y a dans le sentiment de la dignité humaine, lorsqu'il est réveillé, des oppositions tellement fortes, tellement tenaces, qu'on peut dire : malheur aux puissants de la terre qui voudront lutter contre elles ! Ce géant des batailles en a fait l'expérience. Il n'est tombé si facilement du haut de sa grandeur que parce qu'il a voulu rétablir les vieilleries des temps passés et résister aux idées nouvelles. Le combat entre les unes et les autres n'est pas terminé, malgré les progrès de la raison publique. Ne voit-on pas encore, d'un côté, l'orgueil de la domination, qui ne veut pas céder, le préjugé de la naissance, qui ne souffre pas qu'on le raisonne ? Et de l'autre, n'évoque-t-on pas à chaque instant les souvenirs de tant d'humiliations éprouvées, en même temps qu'on exalte cette vanité bourgeoise qui est toujours prête à se révolter contre toute supériorité qui la blesse ? Voilà malheureusement des causes qui sont de nature à faire durer bien long-temps encore, du moins nous le craignons, cette terrible antipathie que l'hygiène, d'accord avec la religion et la raison, blâme et déplore comme ce qu'il y a de plus contraire au repos des familles, à l'harmonie sociale et au bonheur individuel. Mais une antipathie bien plus contraire encore aux lois de l'humanité et de l'équité est celle qui se remarque entre la race blanche et la race nègre et entre les hommes de couleur. L'on a peine à croire tout le mal que produit l'aristocratie de la peau. La moindre différence dans la couleur suffit pour exciter le mépris et séparer à jamais des hommes qui sous d'autres rapports devraient s'aimer et vivre en bonne union.

Que peut l'hygiène contre des antipathies aussi barbares et aussi enracinées ? Conseiller la diffusion des lumières, la culture des sciences, celle des beaux-arts, de l'industrie, surtout de l'agriculture ; presser les gouvernements de travailler à réunir les hommes par tous les moyens que la raison approuve, en les faisant vivre d'une vie commune, en les occupant d'intérêts généraux, en établissant entre eux une communauté de goûts, de besoins et d'occupations, en faisant naître dans leur cœur ces penchants bienveillants qui les attirent, et dans leur esprit, ces idées, ces opinions qui les unissent, et surtout en supprimant ces hochets de vanité, qui sont une cause incessante de répulsion et de division.

Il faut le dire à la louange de la plupart des fils de nobles, ils ont déjà fait beaucoup pour arriver à cette union pacifique que l'hygiène conseille.

Ils ne croient pas aujourd'hui, comme leurs aïeux d'autrefois, déroger en se livrant à l'industrie, au commerce et à l'agriculture. Le temps n'est plus où le travail était envisagé dans leurs familles comme une honte, et l'oisiveté comme un honneur. C'est là un progrès qui doit en faire présager beaucoup d'autres. Mais, tandis que les patriciens éclairés, philanthropes religieux, marchent sans regret vers l'égalité, il ne faut pas que les plébéiens, en usurpant des titres, en se chamarrant de croix, de rubans, en dénaturant, estropiant le nom de leurs pères, y ajoutent, comme on le fait tous les jours, ces particules qui sont tout à la fois un mensonge historique et un contre-sens grammatical, ou ces sobriquets qui blessent autant le bon goût et la raison que les idées et les convenances de cette époque. Cette folle et ridicule vanité est d'autant plus blâmable en eux, qu'on sait qu'ils ne la supportaient pas facilement dans les autres. Elle est encore plus blâmable sous un autre rapport, c'est qu'elle tend à perpétuer cette futile distinction de classes, ce sot préjugé de caste qui, d'une part, faisant naître ou entretenant des sentiments d'orgueil, de l'autre, ceux d'envie, empêche les familles de se rapprocher et de vivre dans cet esprit de paix et d'harmonie qui serait pour chacune d'elles une source pure de jouissances et de bien-être moral, que l'hygiène met au rang des moyens qui sont les plus propres à prolonger l'existence humaine et à la rendre heureuse.

CHAPITRE XV.

Des vices héréditaires.

Ce qu'on appelle vice héréditaire est un état anormal, maladif, provenant de la dégénérescence de l'un ou de plusieurs des systèmes d'organes qui composent la machine humaine. Quand des familles et leurs descendants ont été long-temps placés dans les mêmes conditions, et que ces conditions ont été telles que les influences qu'elles ont exercées ont dû avoir pour résultat l'altération du tissu d'un organe ou le changement de son mode de vitalité, alors, si ce changement, cette détérioration viennent se continuer par le concours et la succession des mêmes circonstances, l'on conçoit qu'ils auront de la tendance à devenir organiques, c'est-à-dire à faire partie de l'organisation, et la maladie ou le vice qui en dépend sera susceptible de se transmettre par voie de génération; si ce n'est pas le vice qui est lui-même héréditaire, c'est au moins la disposition organique dont il est la conséquence.

Il y a beaucoup de dégénérescences d'organes qui consistent presque toutes dans l'excès ou le défaut de développement de leurs tissus, dans l'affaiblissement ou le trop d'énergie de leurs fonctions, ou dans quelque altération de leurs humeurs; mais celles qui sont plus particulièrement susceptibles de passer aux descendants, sont :

1° Celles ou quelques-unes de celles du système dermoïde, donnant naissance à quelques espèces de dartres et autres éruptions bien connues dans quelques races ou familles.

2° Celles du système respiratoire, tenant tantôt à l'étroitesse héréditaire de la poitrine, le plus souvent à la disposition tuberculeuse des poumons, toutes les deux pouvant conduire à la phthisie, comme nous en avons acquis la certitude pour trois générations successives.

3° Celles du système nerveux cérébral, se manifestant à l'extérieur par une petite tête ronde ou pointue qu'on voit de père en fils dans plusieurs familles, sans proéminences frontales et pariétales, et se caractérisant par la faiblesse ou l'absence des plus importantes facultés de la vie intellectuelle.

4° Celles du système nerveux ganglionnaire, se reconnaissant à ces appétits et ces passions d'une nature particulière et qui ne sont point sous la dépendance immédiate du cerveau. Ainsi on voit des individus être gourmands, voraces, d'une manière désordonnée, ou avoir des dispositions instinctives à la jalousie, à la vindication , sans motifs apparents, tout comme cela s'était vu chez leurs ascendants.

5° Celles du système lymphatique, qui déterminent les ulcères scrophuleux , squirreux , cancéreux, le ramollissement des os, leur curvature.

Chaque vice héréditaire a son temps d'évolution et d'apparition ; la dégénérescence rachitique des os apparait la première, la phthisie de dix-huit à quarante ans, les dartres de quarante à soixante, l'hypochondrie au même âge.

Pour combattre des dégénérescences dans les individus, ou au moins en affaiblir les fâcheuses conséquences , l'hygiène reconnait ou veut d'abord, comme principe général, qu'on place ceux qui en sont menacés ou atteints dans des conditions tout-à-fait opposées à celles qui les ont produites ; ainsi, le changement de climat et celui du régime sont les premières choses qu'il faille faire ; en suite, pour les combattre dans les races, c'est principalement le croisement selon les principes physiologiques qu'il faut employer, et puis vivre avec persévérance dans d'autres contrées , où toutes les influences contraires au développement du vice ou de la maladie qu'on veut prévenir se trouvent réunies.

Si ensuite , voulant spécialiser nos prescriptions hygiéniques, nous passons en revue chacune des catégories que nous avons établies, nous dirons, relativement à la première, qui comprend les vices héréditaires de la peau, que l'habitation dans des lieux secs et chauds est particulièrement indiquée ; qu'il faut, de plus, s'astreindre à l'usage des bains tièdes simples, ou, mieux, sulfureux et alcalins, dans quelques cas, et ne prendre pour aliments que des substances végétales et animales à l'état frais ou bien conservées, et jamais de celles qui possèdent quelques principes d'acrimonie , d'alcalescence ou de rancidité.

Relativement aux vices qui disposent à la phthisie, il est nécessaire, outre le climat chaud et les aliments doux qui sont indiqués comme pour les maladies de la peau, d'avoir recours à tous les exercices particuliers de gymnastique qui sont propres à développer le système des organes de la respiration et à les fortifier. Tels sont l'action de grimper, en se suspendant par les bras, l'exercice du cheval, etc.

Quant aux dégénérescences dans les instruments de la pensée, il est assez difficile d'y remédier. Le régime stimulant, la variété dans les impressions des sens et un système d'instruction bien dirigé dès la plus tendre enfance, voilà ce qu'on peut indiquer de mieux. Il y a de grandes difficultés, pour ne pas dire impossibilité, à surmonter, lorsqu'on veut entreprendre de combattre celles qui appartiennent à la quatrième catégorie ; pour celles-là c'est à l'éducation qu'on doit principalement recourir. (Voyez ce mot.)

La cinquième catégorie, qui comprend les vices ou dégénérescences sympathiques, exige l'usage de tout ce qui a été indiqué pour corriger la prédominance du tempérament lymphatique. (Voyez ce mot.)

CHAPITRE XVI.

Puissance de l'habitude.

La faculté que possèdent les êtres vivants de se familiariser avec les mêmes impressions, d'avoir de la tendance à répéter facilement les actes auxquels ils se sont livrés un certain nombre de fois, est nommée *habitude*, ou, plus exactement, *puissance de l'habitude*. Cette puissance peut aller jusqu'à nous faire trouver supportables des choses qui paraissent être en opposition avec notre organisation, et cela sans dommages notables pour notre santé ; c'est ce qui a fait dire qu'elle devenait souvent une seconde nature. Cependant elle ne peut aller aussi loin qu'on s'est plu à le dire. Notre sensibilité se révolte, et tout notre être repousse tout ce qui est diamétralement contraire aux lois de notre organisme. Les historiens nous racontent une folie, lorsqu'ils nous disent que Mithridate faisait un usage fréquent de poison, afin de s'y habituer, et d'échapper par là à l'action de celui par lequel on aurait voulu le faire mourir. Nous ne conseillerons jamais à personne d'imiter de pareils exemples, ou plutôt nous conseillerons à ceux qui les rapportent de se défier de leur crédulité et de ne pas tromper celle des autres.

Si, pour se donner une habitude, il faut faire quelques efforts, il n'est plus, dès qu'elle est établie, nécessaire d'en faire pour la continuer.

Alors que cette habitude a duré quelque temps, elle devient, ou plutôt elle agit comme une force instinctive qui nous pousse, comme une espèce de pouvoir mécanique qui nous entraine. Cette force ou ce pouvoir est d'autant plus énergique que l'habitude contractée s'écarte moins des lois de notre organisation, qu'elle est plus ancienne, que les actes qui la constituent ont été répétés plus fréquemment, que cette répétition a eu lieu à des époques plus fixes, plus régulières, que les occupations ordinaires de la vie ont été moins en opposition avec elle, et de nature enfin à moins la contrarier.

PREMIÈRE SECTION.

Résultats physiologiques de l'habitude.

L'habitude a la puissance de modifier les tempéraments, les caractères, les effets de l'âge et des saisons; à son tour aussi elle en est modifiée. Qu'on habitue un enfant qui est né avec tous les caractères du tempérament lymphatique, à l'usage d'un air chaud et sec, à un régime et à des exercices fortifiants, on changera son tempérament. Qu'un homme d'une constitution bilieuse se soumette à l'habitude de se nourrir de végétaux, d'user de bains doux, d'éviter les excitants moraux et physiques, et d'habiter un pays froid, au lieu d'un pays chaud, sa constitution en sera fortement modifiée. L'habitude change les caractères comme les mœurs. Voyez les hommes nés d ns l'esclavage, comme ils sont serviles et rampants!

Et quelle différence de mœurs dans ceux qui ont été habitués à vivre sous un régime de liberté!

Dans l'enfance, une habitude se contracte facilement et se perd plus facilement encore; c'est le contraire dans la vieillesse. Les adultes doués de la constitution sanguine sont, sous ce rapport, à peu près comme les enfants. Il n'en est pas de même des bilieux; leurs habitudes sont tenaces; les climats chauds ont aussi pour effet de les rendre persévérantes : c'est là une des causes de l'immobilité qu'on y remarque. Dans les pays tempérés, les habitudes sont plus inconstantes. Plus un être vivant a de manières d'être impressionné, plus il est modifiable, plus il est, en termes explicites, susceptible d'éprouver des variations dans les modes de sensibilité de ses organes, dans le degré de leur énergie, plus il est exposé aussi à subir quelques changements dans leur forme, dans leur volume, dans leurs propriétés, et, par suite, dans leurs fonctions. Eh bien! de toutes les causes capables d'opérer ces modifications, il n'y en a pas de plus puissante que *l'habitude* : l'expérience nous en fournit tous les jours des preuves. Il est facile de concevoir, en effet, que tout organe (soit un sens, ou un muscle, ou même un viscère) qui aura été long-temps dirigé (toutefois avec précaution) dans le même sens, formé aux mêmes impressions, élevé à exécuter souvent et par degrés insensibles la même série de mouvements ou de fonctions, finira nécessairement par acquérir beaucoup plus d'aptitude, plus de force, et surtout plus d'adresse que s'il fût resté abandonné à son action ordinaire; c'est ce que, chez les animaux et chez l'homme, produit constamment la puissance de l'habitude. Elle a toujours pour effet primitif de familiariser tous les organes qui sont sous son influence avec les actes auxquels ils se livrent, de les leur rendre plus faciles, d'augmenter leur énergie, en y appelant l'influence nerveuse; pour effets secondaires, de développer leurs tissus, d'augmenter leur volume par l'amas des sucs nourriciers qu'elle y détermine, et de faire naître en eux le besoin d'un surcroît d'action, des penchants, une sorte d'appétit pour l'acte ou la fonction devenue *habituelle*.

Maintenant, supposons que le même genre d'habitudes développe, chez les enfants, les mêmes organes qui l'ont déjà été chez leur père et leur grand-père, sous l'influence de cette puissance, qu'en résultera-t-il?... c'est que ce développement pourra s'adapter aux lois de l'organisme, devenir un état normal et finir par être véritablement constitutionnel, par conséquent héréditaire. C'est, en effet, ce qui s'observe dans beaucoup de cas; c'est ce qui a constitué une grande partie de ces variétés qu'on remarque dans les races d'animaux domestiques.

L'on sait qu'en Angleterre on est parvenu à former des races bovines qui n'ont que de petits os et sont tout en chair; que, dans l'espèce ovine, on a obtenu des variétés qui donnent plus de graisse que de chair; d'autres, plus de chair que de graisse.

C'est à des causes semblables qu'il faut attribuer, en partie, ces grandes différences qu'on remarque entre les chevaux de trait et ceux de course, entre les chiens chasseurs et ceux qui ne le sont pas.

Dans beaucoup de familles appartenant à l'espèce humaine, l'on peut observer des effets à peu près analogues, qui n'en diffèrent que parce que les exercices n'ont pas été de même nature, ou n'ont pas été faits par les mêmes organes. Cette hérédité des modifications imprimées aux organes par une longue habitude, et par le concours de quelques autres causes, doit servir, d'une part, à nous faire comprendre combien d'avantages l'on pourrait en tirer pour le perfectionnement et l'agrandissement de nos plus utiles facultés! Que de belles actions, par exemple, seraient possibles et faciles chez les descendants, si leurs ascendants avaient été soumis à l'empire de bonnes habitudes! Remarquez que ces résultats, passant des individus aux familles, et de celles-ci à d'autres familles, pourraient ainsi se propager successivement jusqu'à une nation tout entière. Joignez-y en outre tous les bons effets que la faculté imitative, dont tous les êtres humains sont doués, peut produire, et vous comprendrez facilement qu'il ne faut que du temps et une bonne éducation, c'est-à-dire une continuité de bonnes habitudes, pour arriver à toute la perfection possible de notre race. (Voyez *Education et Instruction*.)

DEUXIÈME SECTION.

Des modifications particulières que l'habitude imprime à nos fonctions.

Il n'est pas de fonction, soit qu'elle appartienne à la vie nutritive, ou intellectuelle, ou affective, etc., qui ne puisse être soumise plus ou moins aux influences de l'habitude, parce qu'il n'est pas d'organe qui ait la propriété de pouvoir se soustraire complètement aux modifications que cette puissance tend à leur imprimer. Nos actes les plus instinctifs, ceux qui tiennent aux sentiments comme ceux qui dépendent du principe intellectif, obéissent tous, plus ou moins, à sa loi. Certainement nous ne pouvons nous passer de manger, c'est un de nos besoins les plus impérieux ; cependant l'habitude fait que ce besoin peut s'ajourner assez long-temps, que souvent il ne se fait sentir et qu'il ne se renouvelle qu'à certaines heures, plutôt qu'à telles autres qui seraient cependant plus dans les convenances naturelles d'un bon régime nutritif. Les mets les plus délicieux ne deviennent-ils pas insipides si l'usage en est continué plusieurs jours de suite ? et les liqueurs les plus fortes ne cessent-elles pas d'agir comme telles, si on s'y accoutume ?

Le besoin de respirer ou de digérer l'air (car c'est une vraie digestion que nos poumons opèrent par la fonction respiratoire) est bien plus impérieux et bien autrement pressant que celui de prendre et de digérer des aliments. Eh bien ! ne voyons-nous pas comme l'habitude rend facile au plongeur de vieille date la faculté de passer quatre et huit fois plus de temps sous l'eau qu'il n'en faudrait pour submerger et étouffer un autre homme ? Si des actes de la vie nutritive nous passons à quelques-uns de ceux qui appartiennent à la vie affective, nous verrons que l'habitude les tient aussi sous sa dépendance. Se trouver tous les jours en contact avec l'objet qu'on affectionne, n'est-ce pas s'exposer à sentir diminuer le plaisir qui résultait de sa présence ? car toutes les espèces d'amour, comme toutes les haines, s'affaiblissent avec le temps. Et pourquoi ? C'est parce que, comme on l'a dit avec raison, l'habitude émousse le sentiment. Cependant l'on a remarqué que la disposition que l'on avait à la colère, à la jalousie, ou aux affections d'une nature opposée, augmentait par l'habitude de s'y livrer. Cela est encore vrai, mais il faut distinguer. Il y a une grande différence pour les résultats entre l'habitude de continuer la même impression, de persévérer dans le même acte, et celle de recevoir cette impression par intervalles ou de recommencer cet acte par accès. Dans le premier cas, c'est une habitude de continuité, d'uniformité, dont l'effet va diminuant de jour en jour. Dans le second cas, c'est une habitude de renouveler une impression, de recommencer un acte, d'y revenir par accès, après un intervalle de repos. C'est une habitude d'intermittence qui se fortifie avec le temps ; c'est le contraire de l'autre. Cette distinction était très-importante à faire, afin qu'on pût s'expliquer pourquoi les défauts, les maladies, les vices qui sont intermittents se renforcent par l'habitude, ainsi que les actes de courage, de dévoûment, etc. (1), tandis que l'effet contraire a lieu pour les vices, les maladies et les vertus qui sont continus, qui se trouvent dans un état de permanence. Dans cet état de continuité, l'habitude tend sans cesse à les affaiblir. Que de temps en temps l'on éveille les dispositions que l'on a à la pitié, à la bienfaisance et aux autres affections et vertus sociales ; qu'on cultive ces dispositions en les exerçant, non avec continuité, on les affaiblirait, mais par intervalles rapprochés, alors on les développera et on les fortifiera. Si nous continuions à examiner les effets de l'habitude sur chaque fonction particulière, nous verrions, par exemple, que

____

(1) L'on ne peut être brave, courageux, dévoué au même point, sans interruption, pendant plusieurs semaines de suite, mais on est disposé à l'être, à le redevenir à des intervalles plus ou moins rapprochés.

les mouvements musculaires sont susceptibles d'acquérir sous son influence une facilité, une vigueur, une dextérité vraiment extraordinaires. Les lutteurs, les boxeurs, les danseurs ou sauteurs nous en donnent journellement des preuves étonnantes. Nos sens, à leur tour, ne sont-ils pas capables d'arriver à développer en eux une grande aptitude pour exécuter certains actes, et une merveilleuse délicatesse pour recevoir certaines impressions ? Voyez ce musicien, quelle finesse d'oreille ! quelle rapidité et quel ordre dans les mouvements de ses doigts, lorsqu'il exécute un air sur son violon ou son piano ! Et cet habile dessinateur, quel coup d'œil juste il possède ! Tout cela cependant est dû à l'habitude. Ne sait-on pas que le malheureux qui est renfermé dans un cachot obscur s'habitue dans peu de jours à voir dans les ténèbres ? que l'odorat de quelques hommes peut arriver par un exercice soutenu à distinguer la transpiration d'un ennemi et à reconnaître au milieu de la foule celle d'un être adoré ? Cela n'est guère plus difficile pour un nez qui en a contracté l'habitude, qu'il n'est difficile à un aveugle qui a long-temps exercé son toucher, de distinguer, non les couleurs, mais les objets colorés. N'est-ce pas aussi une chose que l'habitude rend facile à beaucoup de militaires, de s'endormir au bruit du canon, de même que des meuniers au bruit de leur moulin ?

Eh bien! ce que nous remarquons pour les sens, nous le remarquons pour les facultés de l'intellect. Qu'on contracte l'habitude d'exercer le jugement par l'étude des sciences exactes, par de fréquentes opérations logiques, l'imagination par la poésie, la musique, la mémoire comme font les acteurs, et l'on verra quel développement ces facultés acquerront. Il en sera de même de la volonté, par le soin qu'on prendra de s'imposer des freins et de se soumettre souvent aux ordres de sa raison.

Socrate était né avec des dispositions vicieuses ; il s'est, par l'effort de sa volonté, habitué à les vaincre, et il est devenu le premier des sages.

Tels sont les résultats de la puissance de l'habitude ! Il est donc bien vrai que cette *reine impérieuse*, comme l'appelait un ancien, nous façonne à tout, nous rend tout possible et facile, sous-entendu, *tout ce que notre économie peut permettre*.

TROISIÈME SECTION.

Conseils hygiéniques relatifs aux habitudes.

Il y a de bonnes habitudes ; il y en a de mauvaises. Les premières doivent être respectées, les secondes combattues. Il en existe qui ne sont ni bonnes ni mauvaises, ou qui ne le deviennent que par l'effet des circonstances. Parmi les bonnes, il faut compter celles qui sont en concordance avec les dispositions de notre organisation, avec notre tempérament, le milieu que nous habitons et les divers besoins qui en dépendent. Telles sont, par exemple, en première ligne, les habitudes d'ordre et de sobriété ; en seconde ligne, celles qui nous poussent alternativement du travail au repos et du repos au travail ; celles qui nous assujettissent à des heures fixes pour nos repas, pour notre sommeil, nos études, nos distractions.

Il y a des habitudes qui ne sont bonnes que d'une manière relative, qu'il faut tolérer dans certains cas et changer dans quelques autres, mais avec précaution. Telle est l'habitude de fumer. Il y a des individus à qui cette manière d'employer le tabac cause constamment quelques symptômes d'un léger narcotisme, une sorte d'embarras du cerveau, ou des nausées. Chez ces personnes, cette habitude doit être d'abord diminuée par degrés, puis remplacée par un mélange de feuilles de plantes innocentes avec celles du tabac le plus doux, puis enfin supprimée. En général l'on ferait bien de ne jamais contracter d'habitudes semblables, qui ont toujours au moins l'inconvénient d'ajouter à la somme de nos besoins factices. Il est cependant des cas où une pareille habitude paraît avoir de bons résultats, c'est dans les voyages sur mer, dans les lieux humides, et partout où l'on risque d'éprouver un commencement de nostalgie, un ennui prolongé. La fumée du tabac paraît avoir non-seulement la propriété de raffermir les gencives et d'empêcher que l'excès de l'humidité ne les rende saignantes, mais elle a aussi, à ce qu'il paraît, la vertu de dissiper les ennuis ou de les prévenir par la distraction qu'elle cause, ou plutôt elle empêche de les sentir, par l'espèce d'engourdissement qu'elle produit; sous ce rapport, et dans ce cas, l'habitude de fumer doit être tolérée. Nous en dirons autant des autres manières d'user de la poudre du tabac. Quand cette poudre agit comme un révulsif utile, ou comme une cause de sensations propres à reposer l'esprit de ses fatigues ou le distraire de ses peines, l'habitude en est bonne. Elle est mauvaise si elle ne remplit pas au moins l'un des buts indiqués. Néanmoins elle doit être respectée si elle est très-ancienne.

Nous assimilons l'habitude de porter des vêtements de laine à toutes celles qui présentent dans quelques circonstances des avantages certains, et dans d'autres des inconvénients sensibles. C'est à un médecin qu'il appartient de déterminer les cas où il convient de quitter cette habitude, quand et comment on doit y procéder. En général, lorsqu'on est âgé, qu'on habite un pays froid et humide, et que l'habitude est bien établie, il y a des inconvénients à y renoncer.

Parmi les mauvaises habitudes qui doivent être supprimées, il en est qui ne présentent de dangers qu'alors qu'elles sont continuées un certain temps, et par des individus dont l'âge ou la constitution les prohibe. Telles sont celles qui entraînent les personnes corpulentes et adultes à dormir plus de huit heures dans le courant de vingt-quatre, à faire dans le même espace de temps plus de deux légers repas, etc. Nous plaçons dans la même catégorie l'habitude de travailler d'esprit ou de corps pendant les heures qui doivent être consacrées au sommeil.

Des maladies graves du système nerveux, comme l'apoplexie, en sont assez fréquemment le résultat; c'est dire assez qu'il faut y renoncer. Enfin, parmi les plus mauvaises habitudes qu'il faut combattre et détruire à tout prix, parce qu'elles compromettent tout à la fois notre physique et notre moral, nous placerons : 1° toutes celles qui troublent notre repos et nuisent à notre sécurité, en nous mettant en guerre avec nos semblables ; telles sont les habitudes d'intolérance, de bouderie, d'emportement et de malveillance ; 2° celles qui nous tyrannisent et nous rendent leurs vils esclaves, comme font celles du jeu et de l'avarice; 3° celles qui nous dégradent et qui nous font perdre tous nos titres à la confiance et à l'estime d'autrui ; telles sont les habitudes du mensonge, de l'hypocrisie, etc. ; 4° celles qui nous avilissent et nous hébétent, comme l'ivrognerie, la gourmandise ; 5° toutes celles enfin qui épuisent nos forces et ruinent notre santé, comme font les habitudes qui nous entraînent aux vives et tumultueuses jouissances, particulièrement à ces actes dont le but naturel est et devrait être seulement de propager notre vie, mais dont le résultat inévitable, pour peu qu'on en abuse, est au contraire de la détruire.

QUATRIÈME SECTION.

Comment détruire ou corriger les mauvaises habitudes.

C'est là un vaste et beau sujet d'hygiène, qu'on ne peut malheureusement qu'effleurer dans un ouvrage comme celui-ci. D'ailleurs, pour le traiter avec toute l'étendue qu'il exige, il serait nécessaire d'avoir des moyens qui nous manquent. Il est bien à regretter que jusqu'à présent l'on s'en soit peu occupé, et cependant en est-il, sous le rapport physique et moral, qui soit aussi important ? Non, car un pareil sujet comprend presque tout l'art d'élever les enfants et celui de corriger les hommes.

Posons de nouveau cette question : Par quels moyens peut-on détruire une mauvaise habitude ?

Commençons par faire l'aveu que cela n'est pas toujours facile, que dans beaucoup de cas cela nous parait impossible, que du moins pour réussir dans une pareille entreprise il y a de bien grandes difficultés à surmonter quand il est question d'individus dont l'éducation a été essentiellement vicieuse, surtout de ceux chez qui les habitudes qu'on se propose d'attaquer sont la suite de dispositions héréditaires ou constitutionnelles.

Cependant, si ces habitudes n'ont pas encore acquis un caractère de fixité très-prononcé, si les personnes chez qui elles existent sont encore jeunes, on peut essayer, avec quelques espérances de succès, de les faire disparaître, ou au moins de les affaiblir ou de les modifier d'une manière notable.

Posons quelques principes généraux. Ce n'est qu'avec précaution et par degrés insensibles qu'il faut tenter de faire disparaître la plupart des habitudes.

Puisqu'on ne peut en acquérir une qu'en répétant souvent les actes qui la constituent, il s'ensuit que pour la perdre, il est nécessaire de penser souvent à ne plus faire ces mêmes actes, de s'habituer à cesser de les répéter, et, s'il est possible, d'en faire de tout opposés.

Avant tout, il faut placer le sujet qu'on veut corriger d'une pernicieuse habitude dans des circonstances tout-à-fait différentes de celles où il se trouvait lorsqu'il l'a contractée, l'isoler de tout ce qui peut en réveiller le souvenir, l'éloigner par conséquent des compagnies et des objets qui pourraient l'entraîner à y revenir.

L'occuper constamment de travaux de son goût, qui soient de nature à captiver son attention et à la détourner de ce qu'il doit oublier.

Les longs voyages en bonne compagnie sont encore un très-puissant moyen de diversion.

Enfin, quand il existe un grave intérêt moral à vaincre une habitude, il est nécessaire, pour la combattre avec plus de succès, d'agir tout à la fois sur *la vie de nutrition*, sur *la vie affective*, sur celle de l'intellect, enfin, dans quelques cas, sur *la vie générative*. Sur *la vie physique* ou de *nutrition*, par l'usage gradué de substances alimentaires peu excitantes, comme les farineux, les légumes et fruits sucrés ;

le lait et ses diverses préparations , et par des exercices propres à faire naître des goûts purs , des penchants nobles ,
comme l'horticulture, l'agriculture , etc. Un tel régime, s'il
est imposé et dirigé par des personnes bienveillantes, a presque toujours pour résultat , surtout s'il est continué long-
temps , d'affaiblir l'influence de l'appareil gastrique , et d'ô-
ter à la bile ses propriétés irritantes , par conséquent de
diminuer la vivacité des désirs , de calmer l'ardeur des passions , d'enlever au caractère de son énergie , et de rendre la
volonté moins récalcitrante. L'on conçoit tout l'avantage qu'on
peut en retirer dans beaucoup de cas.

Sur *la vie affective* , en faisant naître des affections qui
seraient antipathiques aux penchants qui ont pu donner lieu à
l'habitude qu'on veut nous faire perdre, en excitant quelques-
uns de ces sentiments ou l'une de ces passions qui seraient,
par leur nature ou leur énergie , propres à en distraire puissamment ou à donner à la volonté des directions tout autres
que celles que lui imprime l'habitude qu'on veut supprimer
ou corriger. Ainsi, par exemple , on peut arriver (nous en
avons l'expérience) à réfréner l'habitude de la chasse , celle
de la bonne chère, etc., par le goût de l'étude , par la passion des fleurs , celle de l'agriculture ; l'on détruit l'habitude du jeu par l'étude de la musique, par la passion de la
gloire.

Tout comme par un amour honnête, l'on fait cesser celui
qui ne l'est pas. Nous dirons à ce sujet qu'on ne sait pas encore quel puissant secours l'hygiène pourrait tirer de l'anta-
gonisme des affections et de la moralité des sentiments , surtout de ceux qui sont susceptibles de revêtir le caractère aimant , bienveillant et religieux.

Sur *la vie de l'intellect.* Quoique l'influence des facultés
rationnelles ne soit pas ordinairement très-grande sur ceux
qui sont en proie à de mauvaises habitudes, cependant ce
n'est pas un motif pour ne pas recourir à son usage. Quand
il s'agit de combattre un ennemi redoutable, il est bon d'a-
voir à son service plusieurs espèces d'armes, quelque faibles

qu'elles soient ; leur concours peut d'ailleurs doubler leur puissance. L'on raisonnera donc l'individu entaché d'une mauvaise habitude ; on lui fera sentir qu'elle ravale sa dignité, blesse son honneur et ternit sa réputation ; quant aux inconvénients et aux dangers qui doivent en résulter pour sa santé, on ne se bornera pas à les lui faire pressentir, mais on les lui démontrera. Enfin, on lui fera alternativement de la morale rationnelle et hygiénique.

Sur *la vie générative*, en recourant à la puissance, toujours très-grande, d'une personne aimée. L'on sait quel empire exerce une femme sur celui qui en est épris, empire d'autant plus grand que le sentiment qu'elle inspire est plus pur. Eh bien ! c'est de cet empire-là dont il faut se servir pour conseiller, diriger l'individu qu'on veut corriger d'une mauvaise habitude. Qui ne sait d'ailleurs que les sentiments de tendresse, indépendamment de la personne qui les inspire, opèrent des révolutions salutaires dans le caractère, et qui seules suffiraient pour améliorer celui qui les éprouve ?

De ces principes généraux, passons à l'examen de quelques cas particuliers, pour leur en faire l'application.

Il est des habitudes dangereuses, seulement pour l'individu qui les a contractées : comme celles de dormir trop longtemps, de prendre une nourriture trop succulente, des liqueurs trop échauffantes, etc.; celles-là sont susceptibles d'être combattues avec succès par les conseils d'un médecin, par les prières des amis, par les exhortations d'une mère ou d'une épouse, ou enfin par les injonctions de ses supérieurs, quand on est d'âge à en avoir encore. On peut rendre plus efficaces ces moyens par le soin qu'on prendra de développer chez ces personnes des besoins moraux, les appétits de l'esprit et le goût des exercices propres à combattre et la tendance au sommeil et la tendance aux plaisirs de la table. Si l'habitude de se livrer à ce dernier genre de plaisir tenait à un surcroît d'énergie dans les facultés digestives, l'on y remédieraitpar des aliments choisis parmi ceux qui sont de na-

ture à amortir cette activité trop grande, par les mucilagineux, les farineux, etc.

L'habitude de s'enivrer est difficile à guérir ; cependant on
peut réussir à la détruire par les moyens précédents, si l'individu qui s'y livre est jeune encore ; mais lorsque cette funeste habitude est ancienne, elle n'est pas curable ; la raison
alors est perdue ou très-affaiblie ; la volonté est sans force ;
donc les points d'appui manquent pour les leviers qui pourraient servir à les faire disparaître ; il ne reste qu'un moyen ,
un peu brutal à la vérité, et que nous hésitons à indiquer ,
c'est de rendre le vin antipathique à l'estomac de l'ivrogne ,
en y faisant infuser des substances nauséeuses, comme la peau
d'anguille et du jalap , etc. Il faut que ces moyens soient répétés secrètement et assez souvent pour opérer un long dégoût pour cette liqueur.

Il y a de mauvaises habitudes morales que l'éducation ,
l'instruction et le sentiment ne peuvent vaincre, parce qu'elles
tiennent à des dispositions organiques ou au tempérament.
Telles sont : 1° les habitudes de cet égoïsme froid et apathique qu'on remarque chez un certain nombre de lymphatiques ; pour combattre ce genre d'habitudes , il faut modifier
ce tempérament, et s'efforcer de lui donner, en partie au
moins, les caractères de celui qu'on appelle sanguin.

(*Voyez* l'article *Tempéraments lymphatiques.*)

2° Telles sont encore ces habitudes de jalousie, d'emportement ou de haine concentrée qu'on remarque chez beaucoup
d'hommes à constitution bilieuse et nerveuse, particulièrement chez ceux que les travaux de l'esprit ou l'inoccupa-
tion physique, la vie de salon, des malheurs non mérités ,
l'ambition non satisfaite, ont rendus irritables, hypochondriaques.

Ces habitudes, si tourmentantes pour ceux qui en sont in-
festés malgré eux et souvent à leur insu , et si fâcheuses pour
la société qui en reçoit le contre-coup, ne peuvent guérir que
par un long régime et un traitement qui est plus du ressort
de la médecine que de l'hygiène. Il nous suffira de dire ici

qu'on ne peut perdre ou affaiblir ces habitudes qu'en modifiant puissamment la constitution sous la dépendance de laquelle elles se trouvent , qu'en soustrayant les personnes qui en sont les victimes à l'action des causes qui ont contribué à les faire naître et qui tendent à les entretenir. Ainsi , ces personnes, au lieu d'habiter les villes, devraient habiter la campagne ; au lieu de se pousser dans la carrière de l'ambition , elles devront se lancer dans celle de l'industrie , et mieux encore dans les travaux agronomiques ; au lieu de se passionner pour les études abstraites , pour les arts qui exaltent l'imagination ou pour les plaisirs qui la dépravent , elles devront au contraire s'efforcer de faire naître en elles des goûts tout opposés , et se livrer à des occupations moins sérieuses , à des exercices qui occupent plus le corps que l'esprit ; à des distractions qui amusent sans pervertir , et à des plaisirs qui charment la vie sans la bouleverser. Ces moyens , combinés avec l'usage des bains tièdes et avec le régime végétal, peuvent, en faisant perdre au tempérament bilieux une partie de son âpre caractère et de sa sombre et haineuse énergie, contribuer pour beaucoup à la correction des mauvaises habitudes qui en sont la suite, et dont nous venons de parler.

(*Voyez* l'article *Tempéraments bilieux et nerveux.*)

(*Voyez* aussi, relativement à d'autres vices habituels, ce que nous disons à l'article *Variétés de tempéraments.*) Parlerons-nous de cette cruelle monomanie, heureusement bien rare pour l'honneur de notre espèce, qui porte certains hommes à immoler leurs semblables, à les détruire par le fer ou le poison ? Cette propension, quand elle n'est pas l'effet d'un véritable délire, tient à une perversion *sui generis* de la sensibilité, qui est ordinairement due à de longs écarts dans le régime, à une vie de paresseux, d'envieux, de libertins, d'ivrognes ou de jaloux. Quand cette habitude résiste au mode de régime tracé à l'article *Tempérament bilieux*, et à celui qui sera indiqué à l'article *Pénitentiaire* , il faut recourir, non à la mort, car cette peine ne corrige personne, ni ne prévient aucun crime, mais à la déportation dans un pays lointain, ou à la détention prolongée; que si l'on voulait continuer à répandre le sang pour effrayer les coupables à venir, il faudrait plutôt recourir à cette espèce de mutilation dont l'effet certain est de changer le caractère, de calmer toutes les passions et de rendre toutes les habitudes pacifiques.

FIN DU LIVRE PREMIER.

LIVRE DEUXIÈME.

HYGIÈNE PRIVÉE.

CHAPITRE PREMIER.

Hygiène des fonctions appartenant à la vie nutritive et réparatrice.

La vie qui a été départie aux races humaines est un vaste champ d'études ; ses instruments comme ses phénomènes sont bien au-delà du nombre de ceux qu'on remarque dans toutes les classes d'animaux (Voyez nos considérations d'histoire naturelle) ; elle ne consiste pas seulement, pour l'homme, à sentir, à se mouvoir, à se nourrir et à se propager, mais aussi à désirer, à connaître, à comprendre, à aimer avec choix ; à se dévouer, tout en ayant l'idée du sacrifice..... ; de plus, à penser, à méditer, à croire, à espérer et vouloir, après avoir pesé et réfléchi ses motifs. Ainsi, penser, croire, espérer, vouloir, en résumé, jouir ou souffrir, telle est la vie de l'homme.

Ce mode compliqué d'existence est le résultat de fonctions diverses, qui ont été désignées sous les noms de sensoriales, motrices, nutritives, génératrices, affectives, sympathiques et intellectuelles. Toutes ces fonctions ont leurs instruments ou appareils spéciaux, sympathisant plus ou moins entre eux, et vivant sous la dépendance commune du système nerveux, qui, lui-même, a pour régulateur un principe d'animation et d'intelligence connu par ses effets et non dans sa nature.

Il n'y a aucune de ces fonctions qui, sous le rapport de sa durée et de son activité, ne soit sous la dépendance nécessaire des quatre modes principaux d'existence, et plus ou moins immédiate d'une fonction générale qu'on nomme *nutritive*, et qui a pour but, comme son nom l'indique, de nourrir, de raviver tous nos organes, c'est-à-dire d'entretenir leurs forces, de réparer leurs pertes, soit en rétablissant l'équilibre des rapports de quantité et de qualité entre leurs parties solides et fluides, soit en ajoutant à ceux-ci de nouveaux principes, tant pour modifier la composition des anciens, que pour en ajouter d'autres.

C'est au résultat quotidien de cette même fonction que sont dus l'entretien et l'accroissement de toutes les parties solides ou fluides qui entrent dans la composition de notre corps.

Sans son secours, d'une nécessité journalière, tous nos tissus maigriraient, toutes nos humeurs s'altèreraient, se décomposeraient, et, au bout de plus ou moins de jours, la mort surviendrait pour commencer un acte de dissolution et nous rendre à la matière inorganique ; c'est dire assez combien la fonction de nutrition est importante et nécessaire. Aussi, chez les animaux, toutes les fonctions qui se rapportent à celles-là, comme la recherche et la préhension des aliments, leur mastication et leur déglutition, sont-elles l'objet principal de leurs soins, le but presque unique de toutes leurs actions. Plus l'homme se rapproche d'eux, sous le rapport des besoins ou appétits gastriques, plus il aime, à son tour, à s'occuper de son alimentation, plus aussi il a de jouissance dans ses repas. C'est à ce plaisir, c'est à son influence bien naturelle, quand il n'est pas poussé trop loin, que nous devons d'être entraînés à la recherche des substances alimentaires qui nous conviennent. Nous sommes guidés dans cette recherche par les sens de l'odorat et du goût. Ces sens sont des espèces de sentinelles au service de l'estomac, qui se réveillent sympathiquement, et sont mises en action par le sentiment instinctif de la faim, dont cet organe est le siége principal. La faculté d'odorer les aliments, de les reconnaître en les flairant, et celle de les apprécier en les goûtant, est d'autant plus grande que le besoin d'en prendre est plus vif, plus développé, et que la faim, qui est l'expression, le cri de ce besoin, est elle-même plus impérieuse. Le sentiment de la faim peut, comme tout ce qui sert à exprimer nos besoins, se montrer à divers degrés. Très-faible, ce sentiment n'est qu'un léger désir de rechercher les aliments ; un peu plus prononcé, c'est une tendance, un penchant à se les procurer. Le désir est-il assez vif pour nous faire marcher à la recherche des aliments, alors il a le nom bien mérité d'appétit ; s'il est plus actif encore et qu'il cause de la souffrance, c'est alors une véritable passion. Il ne dépend pas seulement de l'état de vacuité de l'estomac et du frottement de ses parois, comme on l'a dit, mais bien de la faculté qu'il possède, comme foyer central de sympathies, d'être impressionné par les besoins de réparation que ressentent tous les autres organes, de partager le malaise qu'ils en éprouvent, et d'être porté, en sa qualité de premier fonctionnaire du système nutritif, à venir à leur secours. L'on peut dire qu'en général il s'acquitte de ce devoir avec un instinct de bienveillance et d'entrainement qui vaut mieux, sans doute, que s'il était raisonné et réfléchi. L'estomac, avec ses dépendances, forme le système d'organes le plus essentiel de notre vie organique, le plus sympathique de tous les instruments de la machine, c'est-à-dire celui qui a le plus de rapports avec tous les organes de notre économie, celui qui est le plus exposé aux impressions irritantes et pénibles, celui qui souffre le plus de nos fatigues, de tous nos excès, soit qu'ils aient lieu dans les fonctions de la vie intellectuelle ou dans celles de la vie affective. C'est lui, enfin, qui exerce aussi le plus de réaction sur les autres systèmes de l'organisme, sur les ganglions, le cerveau particulièrement, soit à l'état de santé, soit à l'état de maladie. Aussi, voyez quand il éprouve du bien-être et qu'il exerce facilement ses fonctions, comme alors sa situation heureuse, son bien-être individuel se communiquent vite à toutes les autres parties du corps ; comme il réagit promptement sur le cerveau, quand il éprouve, à un degré modéré, la stimulation d'un vin agréable ou celle du café. A l'état de maladie, les réactions sont encore plus sensibles, parce que nous sentons mieux la douleur que le plaisir (cela était nécessaire pour notre conservation). Une mauvaise digestion suffit pour nous rendre tristes, impatients, colères, etc.; un irritation trop forte pour l'estomac, comme celle des boissons alcoholiques, cause le délire, l'ivresse, une espèce de folie; que cette irritation aille jusqu'à l'inflammation, alors il y a trouble, gêne, fièvre... etc.

L'estomac est donc l'organe qu'il importe le plus d'étudier et de soigner, tant en santé qu'en maladie. Ce que nous disons de l'estomac s'applique à toutes les parties du système nutritif, car toutes sont dans la dépendance les unes des autres; l'une ne peut être lésée que les autres à l'instant ne soient entravées dans leurs fonctions.

De ces notions découle ce précepte hygiénique d'une haute importance en l'état de santé et de maladie : soignez particulièrement vos organes digestifs; sans de bonnes digestions, vous ne pouvez espérer ni plaisirs, ni bonheur dans la vie. Donnez-leur des aliments de bonne qualité, et en quantité suffisante. La qualité se juge bien par l'odeur, par le goût, par le plaisir qui en résulte, etc.; mais cette manière de juger une espèce d'aliment n'est pas toujours sûre, à l'état de civilisation où nous sommes; l'instinct peut être un guide trompeur. S'il est prudent de s'y fier quand il porte à repousser un aliment qui cause de la répugnance, il ne l'est pas toujours quand l'olfaction ou la dégustation de ces aliments nous cause du plaisir; car il y a des aliments fort dangereux, et que pourtant nous trouvons fort agréable; c'est alors à l'expérience ou aux conseils de l'hygiène qu'il faut s'en rapporter.

Quant à la quantité, trop peu n'apaise pas assez le sentiment de malaise, l'espèce d'irritation qui accompagne la faim.

L'on éprouve encore le désir assez prononcé de continuer à manger, si l'on sent que l'on n'est pas assez substanté; on le reconnaît bientôt au peu d'énergie des organes, au manque d'aptitude et de goût à penser, et de force pour supporter les travaux.

L'on manque d'énergie, l'on est peu propre à soutenir des fatigues, à se livrer à des travaux après des jeûnes trop prolongés.....

Trop, cause un sentiment de plénitude pénible, de satiété, qui va jusqu'au dégoût ; la digestion est pénible ; elle s'accompagne de malaise, d'anxiété ; la pâte chimeuse, mal préparée par l'estomac, irrite les intestins. Le chyle qui en résulte est de mauvaise qualité. Si l'estomac digère bien, quoique surchargé, il y a trop de sang, il y a pléthore. Il faut que les repas soient divisés en deux ou trois par vingt-quatre heures, selon les âges, le degré d'appétit, etc. ; proportionnés aux pertes que l'on fait et aux forces digestives. Les enfants doivent manger plus souvent que les adultes. Ceux qui sont dans l'âge vigoureux de la croissance doivent manger plus que ceux qui ont cessé de croître ; ceux qui travaillent plus que ceux qui vivent dans l'oisiveté. Qu'ils ne soient point trop immédiatement suivis de travaux actifs, soit des muscles, soit de l'intelligence ; encore moins exposés à être troublés par des émotions fortes.

Les aliments qui s'éloignent le moins de l'état dans lequel la nature les fait naître, sont, en général, ceux qui prolongent le plus la vie.

On en trouve de nombreux exemples dans plusieurs contrées de l'Asie, où, malgré un climat brûlant, la vie se prolonge au-delà de cent ans. Dans les pays du Nord, cette longue durée de la vie va au-delà d'un siècle. On l'attribue aux effets du froid, mais elle tient plus encore à la simplicité du régime. Dans les climats tempérés, l'on trouve encore un grand nombre de centenaires, comme en Suisse.

Il faut qu'ils soient soumis à la loi de la régularité et de l'intermittence ; c'est-à-dire qu'il faut du repos aux organes digestifs, des entr'actes qui leur permettent de se remettre de leurs fatigues. Voilà une partie des conditions d'une bonne digestion dans l'estomac, dans les intestins. Il est nécessaire de recourir à la diète chaque fois qu'il y a perte d'appétit, embarras ou douleurs. Elle est nécessaire dans les maladies.

et d'autant plus nuisible dans l'état de santé, qu'on est plus jeune, plus vigoureux, plus actif.

Ce n'est pas tout. Pour que l'estomac s'acquitte convenablement de ses fonctions, il faut que ses auxiliaires, ses préparateurs soient en bon état, et s'acquittent bien à leur tour du rôle dont ils sont chargés. La bouche, les dents, la mastication, l'action des intestins, du foie, etc., la liberté du ventre, y concourent.

PREMIÈRE SECTION.

Mastication, déglutition, digestion stomacale et intestinale.

C'est à la bouche que le travail préliminaire de la digestion commence; c'est là où le stimulant de l'appétit a fait instinctivement porter la substance qui doit, en le satisfaisant, le faire cesser. Si cette substance plaît, flatte le sens du goût, il y a alors action facile des mâchoires et des dents, sécrétion abondante de salive. La substance, après avoir été broyée, ramollie et mélangée avec, dans toutes ses parties. est bientôt ramassée par la langue en forme de bol, et ensuite poussée dans le conduit qu'on nomme œsophage, par lequel elle est introduite dans l'estomac. Cette action de passer de la bouche à l'estomac est appelée *déglutition*. Cette pâte alimentaire, qui a déjà subi une première modification vitale, un préliminaire d'animalisation dans la bouche, par l'imprégnation d'une salive sécrétée sous l'influence du plaisir (1), subit, dans l'estomac, où elle est déposée, une autre élaboration bien plus

(1) Il est utile de rappeler ici que beaucoup de nos humeurs, et surtout la salive et le lait, changent de composition et de propriété suivant la nature des impressions que reçoivent les organes chargés de les sécréter. Ainsi, si ce qu'on met à la bouche cause du dégoût, la salive devient épaisse, gluante; elle s'accompagne du besoin de cracher et quelquefois de vomir. Si l'on est sous l'impression d'une forte colère, cette humeur sort de la bouche sous la forme d'une bave mousseuse; elle est âcre, irritante, dit-on, au point d'enflammer les plaies qu'elle pénètre; voilà ce qui rend la salive si dangereuse chez les animaux qui sont dans un accès de rage. Le lait prend aussi de mauvaises qualités.

importante, c'est-à-dire qu'elle est mélangée avec les sucs fournis par cet organe, et qui, comme la salive, sont de nature à varier de qualité, suivant l'impression de bien-être ou de mal-être qu'il éprouve, pressée, travaillée, mélangée par l'action des parois de ce viscère, et animalisée par l'action vitale de ces sucs, de manière qu'au bout d'un certain temps, elle soit transformée en une pulpe homogène, d'une couleur grise, d'une fluidité visqueuse, d'une saveur douceâtre ou acide, suivant l'époque de la digestion, et qu'on nomme *chyme*. Cette pâte, suffisamment délayée par les sucs gastriques, est poussée, par la force contractive des parois de l'estomac, dans les intestins. Là, se fait un second travail digestif dans le premier des petits intestins (*duodenum*); la bile et le suc pancréatique viennent se mélanger avec la pâte chymeuse, en modifier la nature, changer sa consistance, opérer la séparation de certaines parties, rendre plus intime la combinaison de quelques autres, etc. Enfin, de toutes ces opérations, résulte la formation d'un suc blanc comme du lait, d'une saveur douce, de la consistance d'un fluide un peu gluant, qu'on nomme chyle. Ce chyle, en circulant sur les parois internes des intestins, y est absorbé, pompé par les orifices des vaisseaux qu'on nomme absorbants; ensuite il est conduit dans un réservoir particulier, et de là, introduit dans un vaisseau qui se trouve sous la clavicule gauche, d'où il va, après s'être mêlé au sang, gagner le poumon, où il éprouve une dernière modification qui le métamorphose tout-à-fait en ce liquide rouge, stimulant, réparateur de tous nos organes, qu'on nomme sang artériel.

Il est une dernière opération, qui a pour but de séparer, d'expulser tout ce qui n'a pu servir à fournir la liqueur nourricière qu'on nomme chyle. Cette opération, c'est la défécation, l'expulsion des matières devenues étrangères. Cette fonction est du ressort des gros intestins; c'est une partie complémentaire et nécessaire du travail digestif. Cette dernière fonction est influencée et influe à son tour toutes celles dont elle est la terminaison. Elle est, comme elles, d'une haute importance, et joue un grand rôle dans la vie organique et nutritive.

De tout ce qui précède, nous pouvons tirer ces conséquences, qu'il faut, pour que les fonctions de digestion et de nutrition s'opèrent d'une manière convenable au maintien d'une bonne santé :

1° Avant tout un désir suffisamment développé de prendre des aliments, c'est-à-dire qu'il est nécessaire que le besoin de réparation existe pour que la faim qui constate ce besoin se fasse sentir;

2° Que les aliments soient bien broyés, et mêlés avec la salive et les autres fluides de la bouche; que les dents, principaux organes de la mastication, se correspondent et soient en nombre suffisant et en bon état (1) ;

3° Que la réplétion de l'estomac ne soit pas trop forte; qu'il n'y ait pas une trop grande variété dans les aliments pris dans le même repas, ni une trop grande uniformité (il faudrait au moins deux ou trois espèces de substances alimentaires) ;

4° Que la chaleur ou le froid ne se fasse pas trop péniblement sentir sur la surface du corps pendant le travail de l'estomac ;

5° Comme la digestion est une fonction éminemment nerveuse (elle est complètement arrêtée et rendue impossible par la ligature du nerf qui va du cerveau à l'estomac), elle est toujours plus ou moins troublée ou pervertie par la colère, l'amour ou autres passions vives, ainsi que par les travaux sérieux de l'esprit, les stimulations irritantes, des liqueurs fortes, l'injection des substances, âcres ou narcotiques et tout exercice trop violent ;

6° La seconde digestion (duodénale de l'intestin qui porte ce

---

(1) S'il importe d'en faire replacer quand il en manque, il est bien plus nécessaire encore d'éviter tout ce qui peut hâter la destruction de celles que la nature nous a données, en les préservant de l'action trop brusque du chaud et du froid ; en évitant l'air humide, tout ce qui donne des fluxions, enflamme les gencives; en les tenant très-propres.

nom), se suspend, se ralentit ou se trouble et se pervertit par les mêmes causes.

7° L'on a remarqué qu'il suffisait que le travail de l'estomac fût gêné ou rendu imparfait, pour que celui des intestins en fût à son tour retardé et troublé ; de même celui-ci mal fait rend la défécation trop prompte ou trop lente.

CHAPITRE II.

Des aliments.

L'on sait qu'on entend par cette désignation toute substance qui a joui de la vie végétale ou animale ou qui est apte à en jouir ; qui, par ses qualités, flatte notre goût, plaît à notre estomac, et qui, pouvant être digérée et convertie en liquide nourricier qu'on nomme chyle, mérite le nom d'aliment, soit à l'état de fluide ou solide : ainsi les boissons sont aussi des aliments.

Il y a des animaux qui, par la forme de leurs dents, la longueur extrême de leur tube digestif (longueur qui est vingt-cinq fois plus grande que celle du corps), sont herbivores ; d'autres, frugivores, granivores, etc. ; d'autres exclusivement carnivores. Quelques-uns peuvent tout à la fois se nourrir dans certaines proportions de substances végétales et animales. L'homme seul est omnivore, seul il est capable de préparer, mélanger, composer ses aliments ; seul il sait, pour varier son alimentation, puiser dans tous les règnes, mettre à contribution tous les pays et tirer parti de tous les éléments ; bientôt il pourra, à l'aide de transformations chimiques, organiser, créer en quelque sorte de nouveaux produits alimentaires. N'a-t-il pas déjà tiré du bois, du vinaigre, de la gomme, du sucre, etc. ? La métamorphose du sucre en alcohol est facile ; il n'y a qu'un pas à franchir pour arriver à une substance huileuse. Celle-ci est déjà dans le domaine des substances nutritives.

Courage! Messieurs les chimistes, et vous arriverez par votre science merveilleuse à affranchir l'humanité de l'une de ses plus poignantes inquiétudes, celle de la disette.....

Les animaux qui, comme les herbivores, ne peuvent vivre que de végétaux, ont des dents et un canal digestif appropriés à ce régime; leurs intestins ont vingt-cinq fois la longueur de leur corps, afin que les substances végétales, en parcourant ce long trajet, aient le temps de subir toute la série lente et successive d'élaboration et de modification nécessaires pour arriver au degré d'animalisation indispensable à la nutrition.

Ceux qui peuvent entremêler à leur régime quelque peu de nourriture animale ont le tube digestif moins long et quelques dents propres à déchirer la chair.

L'homme a des dents incisives, comme les herbivores et les rongeurs; des canines, comme les carnassiers, et des mâchoires propres à écraser des substances corticales, à moudre des farineux secs, à broyer des os et des chairs durcies.

Son canal intestinal est de quatre à cinq fois la longueur de son corps.

Il est donc par son organisation fait pour vivre d'herbes, de fruits, de graines, de racines, et de chairs d'animaux. Son goût instinctif pour la chasse, la pêche et la culture, en est une nouvelle preuve.

PREMIÈRE CLASSE.

Des aliments végétaux.

Nous allons faire pour les aliments de cette catégorie ce que nous ferons pour ceux qui appartiennent à la classe des substances animales, c'est-à-dire que nous allons les distinguer, à l'exemple de plusieurs auteurs, par le principe qui domine en eux, et qui sert à les caractériser. Le règne végétal nous offre : 1° les aliments mucilagineux; 2° ceux qui sont acides; 3° les sucrés; 4° les féculents, et 5° les huileux.

PREMIÈRE SECTION.

Des aliments qui se distinguent par le principe mucilagineux.

Qu'est-ce que le principe mucilagineux?... Plus le mucilage abonde dans la substance que nous voulons employer à notre alimentation, plus elle est fade, insipide, moins elle plaît à notre goût, moins elle stimule notre estomac et nos autres organes ; plus aussi elle est adoucissante, propre à calmer les irritations, à émousser l'action des corps âcres, et à diminuer la chaleur animale : aussi c'est parmi ces substances qu'on choisit celles dont on veut faire des tisanes propres à combattre les inflammations des muqueuses de l'estomac, de la poitrine, de la vessie ; tels sont la guimauve, la gomme, la graine de lin, le tussilage ; les figues, les dattes, sont aussi très-mucilagineuses (mais il y a ici mélange d'une autre substance féculente sucrée qui fait placer ces fruits dans la catégorie des aliments). Ils peuvent, avec les laitues, les bettes, les fruits acidulo-sucrés, comme cerises, fraises, raisins, faire partie du régime de ceux qui souffrent de sub-inflammations pulmonaires, rénales, vésicales, intestinales, etc. Mais pour être propre à devenir alimentaire, et pour qu'il n'affadisse pas trop l'estomac, l'élément mucilagineux ou gommeux a besoin d'être associé ou à un acide, comme dans certains fruits, dans l'oseille ; ou à une matière colorante verte, comme dans l'épinard ; ou à du sucre, comme dans la betterave, la carotte ; ou à de l'osmazome, comme dans l'asperge, ce qui la rapproche des aliments animaux ; ou à un principe stimulant, comme dans l'artichaud ; à de la fécule ou à des huiles, comme dans beaucoup de graines, dans les amandes, etc. ; ou à un principe amer (chicorée), légèrement stimulant, et diffusible dans les choux, les navets, plus âcre dans la rave, sucré dans l'oignon, odorant et piquant dans l'ail, l'échalotte. Ces dernières substances sont beaucoup plus employées comme assaisonnement stimulant que comme aliments.

Quoique le principe mucilagineux apaise la faim (1), cependant il contient peu de matière alibile et nourrissante. Pour avoir cette qualité, il faut qu'il soit associé à de la fécule ou du sucre, alors il convient à des individus échauffés, aux constitutions sanguines, à ceux qui sont exposés aux rhumes, aux crachements de sang. Associés aux acides, les aliments de ce genre doivent, selon l'urgence des circonstances, faire le quart, la moitié et plus du régime alimentaire des personnes à constitutions irritables et bilieuses. Ces aliments conviennent peu à ceux qui ont de forts travaux musculaires à supporter ; ils ne conviennent pas davantage aux lymphatiques. Si, à ceux qui sont de cette constitution, il est nécessaire d'administrer des adoucissants, il faut alors les prendre parmi les substances animalisées, dans les viandes blanches, par exemple.

DEUXIÈME SECTION.

Aliments dans lesquels domine le principe acide.

Ces sortes d'aliments en méritent d'autant moins le nom que les principes aqueux et acides se trouvent dans des proportions plus grandes ; mais l'acide, qui est le signe le plus sensible de cette classe, est toujours combiné avec une plus ou moins grande quantité d'autres éléments qui leur communiquent quelques propriétés alimentaires ; nous plaçons parmi ces espèces peu nutritives l'oseille, les boissons acides gazeuses qui contiennent de l'acide combiné avec des solutions d'extraits nourrissants, comme le cidre, la bière et surtout les fruits. Dans ceux-ci se trouvent, outre le principe mucilagineux, plus ou moins de sucre, et un acide particulier dans chaque espèce, comme le malique dans la pomme, le gallique dans la grenade, le tartarique dans le raisin, le

______

(1) On sait que les Arabes, dans des voyages de plusieurs jours, ne prennent souvent que de la gomme pour toute nourriture ; mais, chez eux, il fait très-chaud, il faut peu d'aliments.

citrique dans le citron, etc.; plus, des sels neutres, comme le tartrate et l'acétate de potasse, et dans beaucoup d'espèces, un arôme *sui generis* qui ajoute au plaisir qu'on éprouve de les manger et à la facilité qu'on a à les digérer. Quelques-uns de ces fruits contiennent de plus un principe acerbe, surtout quand ils ne sont pas assez mûrs, qui les rend astringents et difficiles à digérer. La cuisson fait sur un certain nombre l'effet de la maturité, elle change la substance acerbe en substance sucrée, par exemple, certaines poires, etc. D'autres contiennent quelques sels; plusieurs, comme les fraises, les cerises, les framboises, renferment beaucoup de mucilage, de l'acide, et plus ou moins de sucre.

L'instinct des organes nutritifs dirige très-bien dans le choix des fruits; en général, c'est plutôt à lui qu'il faut s'en rapporter pour leur usage qu'à toute autre faculté, pourvu toutefois qu'on ne soit pas trop outré dans leur usage, qu'on en observe les bons comme les mauvais effets, et qu'on se conduise ensuite en conséquence de l'expérience acquise, mais toujours dirigé par l'instinct. D'ailleurs, on modifie à volonté leur propriété par la cuisson, avec l'addition du sucre et de quelques légers arômes, comme celui de fleurs d'orangers.

Les saisons sont, ainsi que la prédominance de la constitution, des tempéraments des individus, de bons régulateurs dans l'emploi des fruits.

Les grandes chaleurs, et les constitutions bilieuses et bilioso-sanguines, requièrent l'emploi de ceux qui sont mucilagineux, sucrés et acides, comme groseilles, framboises, cerises, fraises, raisins, etc.

Les saisons froides, humides, et les tempéraments nerveux, irritables, exigent que les fruits soient moins acides, plus sucrés, plus parfumés. Les constitutions lymphatiques en sentent peu le besoin; cependant, l'on peut dire qu'en général tous ceux qui vivent de substances animales, qui s'échauffent, ou qui sont altérés par l'effet de leurs travaux, par l'influence d'une haute température, ou par une légère fièvre lente, se trouvent bien de l'usage des fruits de bonne qualité et d'une maturité parfaite. On peut d'ailleurs ajouter à leurs vertus, ou corriger leurs mauvaises qualités, par l'eau, le sucre et d'autres mélanges ; c'est ce qu'on fait en les convertissant en compotes, gelées, confitures, extraits.

Nous rangeons le melon, les pastèques, et autres cucurbitacées, à cause de leurs propriétés douces, mucilagineuses et sucrées, dans la catégorie des fruits calmants et rafraîchissants ; ils mé paraissent avoir, à un plus haut degré que les fruits, cette dernière propriété, à cause d'un principe qui n'est pas encore connu, mais que nous soupçonnons d'une nature un peu vireuse, qui nous paraît agir comme un sédatif, comme un remède propre à calmer, à ralentir la circulation, et par conséquent très-rafraîchissant.

TROISIÈME SECTION.

Aliments dans lesquels domine le principe sucré.

Il ne faut pas se dissimuler que quelques espèces d'aliments, qui appartiennent aux classes précédentes, pourraient être assez naturellement rangées dans celle-ci, *et vice versâ*, telles que les betteraves, les carottes, les figues, les raisins de table, etc. Mais quand on a beaucoup d'objets à traiter, il est nécessaire, pour éviter la confusion et le désordre, d'établir des divisions entre eux, de les partager en classes, suivant les qualités les plus apparentes. Ces divisions, quoique fort arbitraires, ont cependant l'avantage d'aider l'esprit dans ses recherches, de faciliter son travail, et d'être aussi d'un grand secours pour la mémoire, qui se rappelle d'autant plus aisément les objets, qu'ils sont mieux groupés selon la loi de leur analogie.

En général, toute substance qui est capable de subir la fermentation vineuse, alcoholique, ou le premier degré de celle qu'on nomme panaire, est de nature sucrée. Quand un corps, par sa saveur, fait reconnaître que le principe sucré prédomine et efface tous les autres, il doit être rangé dans cette classe.

Tels sont, au premier rang, le miel, les mélasses et le sucre cristallisé, qui est le principe dont nous parlons, dans toute sa pureté. Ce sucre peut être cristallisé en prisme tétraèdre à base rhombe, comme celui de cannes, de betteraves; ou en tête de choufleur, comme celui de raisin, d'amidon, etc.

Les substances alimentaires sucrées fournies par la nature sont tous les bons fruits, les fruits fins, comme certaines poires fondantes, les raisins muscats, les chasselas, le cornichon, et d'autres variétés de raisins de treilles. Celles que nous devons à l'art sont fort nombreuses : ce sont les marmelades, les confitures, les nougats, et autres préparations huileuses (1), farineuses (2), mucilagineuses, où l'on a fait entrer comme partie dominante le sucre.

Ces sortes d'aliments nourrissent assez sous un petit volume; ils possèdent des propriétés adoucissantes, variables, au surplus, selon les principes auxquels ils sont associés. En général, ils soutiennent mal les forces, ils affadissent l'estomac, disposent aux flatuosités, et finissent par débiliter, à moins qu'ils ne soient entremêlés de principes plus nourrissants et plus stimulants, comme les fécules, les huiles, les arômes, les œufs, la viande; mélangés avec d'autres substances, ils aident à la digestion. Ils conviennent plus aux femmes, aux enfants, aux vieillards, qu'aux hommes; plus aux individus nerveux, qui font peu d'exercice, qu'à ceux qui dépensent leurs forces en s'exerçant d'une manière active.

QUATRIÈME SECTION.

Des aliments dans lesquels domine le principe huileux.

Les substances dans lesquelles se trouve ce principe sont très-nombreuses. Les huiles fines les plus employées sont celles que l'on retire de l'olive, du chènevis, de la faine, du cacao,

(1) Chocolat.
(2) Certaines espèces de pâtisseries très-sucrées.

de l'amande douce, des noisettes, des noix, des graines de pavots, etc.

Les quatre premières sont d'un usage général dans l'alimentation. Par expression, avec ou sans chaleur, on les obtient sous forme d'un liquide onctueux d'un jaune verdâtre, insoluble dans l'eau, soluble dans l'éther, inflammable.

Les huiles et les graisses, d'après M. Chevreul, ne sont pas des principes immédiats, mais elles sont composées de stéarine et d'élaïne, principes non acides dans lesquels l'hydrogène et le carbone sont en excès sur l'oxygène, et qui ne contiennent pas d'azote. La graisse est fournie par les animaux; unie à la fibre musculaire, elle la rend plus tendre et plus facile à digérer.

Ces deux principes, unis au mucilagineux, produisent l'alimentation relâchante et peu réparatrice. Elle ne convient pas aux constitutions molles et lymphatiques, dont elle tend à augmenter les effets et les maladies qui en dérivent, en diminuant les forces digestives par le relâchement qu'elle produit sur la muqueuse de l'estomac et des intestins. Cette alimentation au contraire sera utile aux constitutions sèches et bilieuses; dans tous les cas où il y aura excitation générale et tendance à la pléthore, en un mot, où il sera nécessaire d'augmenter les sécrétions et de diminuer l'absorption, tout en nourrissant modérément.

Remarquons que les huiles sont plutôt prises comme assaisonnements, que comme aliments. Beaucoup de substances végétales et animales, qui seules offriraient des mets désagréables, deviennent, par l'addition des corps gras, agréables à manger. Le pauvre, qui ne peut se procurer une petite partie de la viande qui surcharge la table du riche, est heureux de pouvoir remplacer le régime animal, qui lui manque, par des légumes cuits avec de la graisse, et des plantes assaisonnées avec l'huile.

Tous les moyens qui peuvent en augmenter la quantité, et en diminuer le prix, doivent être mis en pratique : car l'art, plus que la nature, a multiplié les plantes, les fruits et les graines qui en contiennent.

CINQUIÈME SECTION.

Aliments dans lesquels domine le principe féculent ou amilacé.

Ces aliments sont nombreux et se trouvent dans toutes les parties du monde, disséminés et comme placés tout exprès sous la main de l'homme.

Les plantes et les arbres qui fournissent, par leurs graines, leurs fruits, ou par leurs racines, cette importante substance alimentaire, croissent et se multiplient avec une extrême facilité. Exemples :

En Amérique : patates, igname, manioc, pommes de terre.

En Europe : les céréales, orge, avoine, blé, châtaignes, pommes de terre, toutes les semences légumineuses.

En Afrique : sagou, millet, les froments.

En Asie : maïs, salep, riz.

Iles du Sud et quelques Antilles : le jaquier, igname, patates.

La substance féculente, qui se trouve si abondamment dans toutes les plantes que nous venons d'énumérer, n'y est jamais à l'état de pureté ; toujours, au contraire, elle y est mélangée, ou avec beaucoup de sucre, comme dans la châtaigne, les pois tendres et verts ; ou avec le mucilage et un peu de sucre, comme les patates, le fruit du jaquier ; ou avec une espèce d'arôme, comme dans le salep ; ou avec un suc âcre, vénéneux, comme dans les racines d'arum, de brione, de manioc, de colchique. Cependant le sagou, le riz, l'orge et l'avoine, décortiqués, l'offrent presque sans mélange de principes hétérogènes.

A l'état de pureté, le principe féculent se présente sous la forme d'une poudre blanche, connue de tout le monde aujourd'hui, et qui a pour caractère d'être inaltérable à l'air, par conséquent de se conserver avec une grande facilité, insoluble dans l'eau froide et l'éther, de se colorer en bleu par la plus petite portion d'iode, de se dissoudre dans l'eau chaude, et de se convertir en espèce de colle, ou gelée, par le refroidissement.

La fécule pure demande peu d'action, de la part des organes digestifs, pour être convertie en chyle; elle passe vite, et n'apaise la faim que pour peu de temps; cependant elle est, dans tous ses éléments, essentiellement nutritive (1), puisqu'elle donne très-peu de résidu excrémentitiel; mais l'alimentation qui en résulte n'a pas de durée, et elle n'est point propre, seule, à soutenir les forces des travailleurs; il faut pour cela qu'elle soit mélangée avec d'autres substances alibiles ou stimulantes. Au surplus, ses résultats sur notre économie, comme aliment, offrent autant de variétés que ses combinaisons en présentent elles-mêmes. Exemples : Unie à une substance *butireuse* ou *huileuse*, comme dans les gâteaux d'amandes, dans certains chocolats, etc., la fécule apaise la faim très-promptement, et l'empêche de revenir beaucoup plus tard que si elle eût été ingérée seule; ainsi mélangée, elle est passablement nourrissante. Quelquefois elle séjourne sur l'estomac, au point d'y causer un sentiment de pesanteur, et de donner lieu, chez quelques individus, à la formation de gaz, à des éructations.

Combinée avec la matière colorante et avec quelques autres principes qui se trouvent dans les lentilles, les haricots, les pois secs, elle nourrit alors plus que toutes les autres substances végétales, et de manière à soutenir très-bien les forces musculaires; mais pour un grand nombre d'estomacs elle est, dans ce mode de combinaison, difficile à digérer; elle ballonne les intestins en les remplissant de gaz; elle empâte les viscères, et ne convient point aux constitutions lymphatiques, à ceux qui mènent une vie sédentaire. *Mélangée au principe sucré*, elle flatte le goût des enfants, des femmes, et de tous ceux qui aiment la matière sucrée. En cet état elle digère fa-

(1) **MM.** Gay-Lussac et Thénard la trouvent composée de 43,55 de carbone, de 49,68 d'oxygène, de 6,77 d'hydrogène. M. Saussure y a trouvé de plus quelques atomes d'azote.

cilement ; mais elle donne quelquefois lieu au développement du gaz acide carbonique, et ne reste pas long-temps dans les voies digestives.

Quand les racines ou les graines qui contiennent de la fécule ou amidon ont un goût âcre, vireux ou amer, il faut s'en défier ; ce goût tient souvent à la présence d'un suc dangereux, ou à une altération de ses éléments ; par exemple dans la brione, l'arum, le manioc, elle est mêlée à un suc acrimonieux, très-irritant pour l'estomac, quand on ne l'a pas enlevé par un lavage répété à l'eau fraîche ; dans les pommes de terre, dont une partie a été exposée à l'air, et par suite est devenue verte, alors la fécule est très-âcre aussi, et de plus vireuse et fort mal saine ; dans les noyaux de cerises, de pêches, d'abricots, d'amandes amères, elle renferme un acide très-dangereux qu'on nomme prussique, et qui pourrait faire mourir, ou au moins rendre très-malade si l'on mangeait beaucoup de ces noyaux.

Enfin la fécule, unie au gluten, forme cette farine que nous tirons des diverses espèces de froment et du seigle.

Lorsqu'on lave entre ses doigts, à l'eau froide, de la farine de blé, on en sépare une partie qui est d'un blanc sale, et qui en forme une pâte élastique et contractile à l'état humide, transparente et cassante à l'état sec ; cette matière contient de l'azote, et sous ce rapport elle se rapproche des substances animales.

C'est le gluten qui fait toute la différence qui existe entre les farines susceptibles de faire du pain, et celles qui n'ont pas cette propriété ; c'est lui par conséquent qui distingue essentiellement les farines de blé, de celles d'orge, d'avoine, de riz, de maïs ou blé de Turquie, etc.

C'est à la présence du gluten qu'est due la faculté qu'a la farine de blé et de seigle de faire une pâte collante avec l'eau, de fermenter et de se gonfler par l'addition d'une certaine portion de ferment qu'on appelle levain. Cette fermentation, qu'on a appelée panaire, parce qu'elle est nécessaire pour la formation du pain, est d'abord sucrée ; puis, poussée un peu plus loin, elle devient acide ; ce qui explique pourquoi le pain qui n'est pas assez levé paraît fade, un peu sucré, et par conséquent, celui qui l'est trop est acide, et dispose ceux qui en mangent aux aigreurs. Les farines de riz, d'avoine, d'orge, mêlées dans certaines proportions avec celle de froment, sont susceptibles de se panifier.

Signes auxquels on reconnaît un bon pain.

L'on distingue plusieurs variétés de pain : le bis, le blanc, le pain de seigle, d'orge, d'avoine, de pommes de terre ; ce qui le rend mauvais, ce sont les farines d'orge et d'avoine ; quand on en a laissé trop long-temps les graines sur la terre, elles prennent un goût désagréable ; il en est de même des farines qui viennent du blé mouillé, ou qui sont altérées par les insectes, ou auxquelles on a mêlé des substances étrangè-res. Le pain, pour être bon, doit donc être fait avec des fa-rines de froment de bonne qualité, c'est-à-dire qui n'aient pas été avariées, ni altérées par aucun mélange ; puis, après avoir subi l'action soutenue du pétrissage, propre à mêler beaucoup d'air à la pâte, et à lui donner du liant, il doit être mis en levain le moins de temps possible, et cependant être assez fermenté pour avoir acquis le volume désiré, et perdre le goût fade ou sucré ; puis, enfin, cuit convenablement, et dans le moins de temps possible.

La saveur du pain est modifiée agréablement par l'addition de quatre à cinq livres de farine de pois secs, cent livres de farine de blé, pour celle de trente à quarante livres de farine de pommes de terre ou de seigle, et d'un peu de sel.

Le pain est la base du régime alimentaire d'une partie des habitants de l'Europe, et de presque toute la France. Seule nourriture des hommes de peine, l'art de le bien préparer de-vrait faire partie essentielle de la science économique, être enseigné à tous les ménages. La surveillance des boulange-ries, l'art de reconnaître les mélanges frauduleux et dange-reux de certaines substances avec les farines, devraient être exercés par des hommes habiles.

Quoique le pain bien conditionné, point trop frais ni trop vieux, soit un aliment assez bon et assez substantiel, cependant l'on peut dire qu'on en mange trop en France; quand les céréales qui servent à le former viennent à ne pas réussir, quand les moissons sont avariées par les pluies, alors le peuple est exposé à souffrir de la faim; il serait donc à désirer que l'agriculture fût arrivée à ce point de perfection de cultiver trois à quatre fois plus de plantes à fourrage que de coutume, avec cela, force racines propres à nourrir l'espèce humaine et les animaux; alors la viande, beaucoup plus abondante, serait à bon marché; le peuple en mangerait davantage, il y joindrait des légumes, il en serait mieux nourri, plus propre à supporter ses travaux; il n'aurait plus à redouter ces disettes qui, pour l'ordinaire, lui sont si fatales; car les récoltes de légumes, de pommes de terre, sont moins chanceuses que celles du blé. Nous arriverions enfin au régime allemand et anglais, qui rend l'homme plus propre à résister aux épidémies et aux autres causes d'insalubrité.

SIXIÈME SECTION.

Préparations des substances farineuses et féculentes.

Parmi ces substances, il faut mettre au premier rang le riz, le maïs, le millet, la farine de pommes de terre, les purées de pois, de lentilles; celles qu'on convertit le plus aisément en pain sont : les farines de froment, de seigle, d'orge, d'avoine, décortiquées à l'état pur, etc. Ces substances, cuites avec le lait, forment des bouillies qui sont adoucissantes et nourrissantes tout à la fois; le riz en Asie, le millet en Afrique.

Pour les enfants, il faut que ces bouillies soient peu épaisses, et composées de bonne farine de froment; celles faites avec le gruau, le maïs, nourrissent moins, et sont moins animalisées, parce que ces substances ne contiennent pas, comme la farine de froment, de gluten, qui, comme nous l'avons dit, est un principe qui se rapproche, à cause de l'azote qu'il contient, des substances animales. Leur vertu nutritive est d'autant moins grande, que leur fécule est plus séparée de toute autre substance. Le mélange d'œufs à ces pâtes ajoute à leur propriété nutritive.

Avec du beurre, des huiles, ou des graisses, les farines font des pâtes d'autant plus lourdes et plus indigestes, que le corps gras qui entre dans leur confection est plus abondant, que la pâte est moins fermentée et moins cuite; si le beurre est vieux, la graisse rancie, alors la pâtisserie qui en contient devient malsaine. L'on augmente les propriétés digestives et salubres de ce genre d'aliment par l'addition des œufs, par celle du sucre, du citron, ou d'un autre arôme léger et agréable.

La meilleure manière de manger, à l'état sec, les graines féculentes, comme lentilles, pois et haricots, c'est en purée préparée au jus de viande ou au lait.

Un bon emploi à faire de la fécule et de la farine de pommes de terre, c'est celui qui consiste à la mélanger, à la pétrir avec du lait et un peu de sel.

L'on en fait aussi des espèces de fromages qu'on fait dessé-cher pour les conserver, et qu'on amollit ensuite quand on veut les manger. Toutes les familles peu à l'aise devraient toujours avoir en réserve de ces espèces de fromage, en cas de disette ou de cherté du pain; ils ont l'avantage de se con-server long-temps, et d'être économiques; on en fait qui coûtent encore beaucoup moins, avec le caséum ou caillé du lait.

Tous les aliments qui abondent en principe féculent ne conviennent pas aux constitutions lymphatiques et scrophu-leuses, surtout quand ils sont donnés exclusivement; ils con-viennent peu aux tempéraments qui tiennent de cette consti-tution; mais en revanche les bilieux et bilioso-sanguins, les hommes vifs et irritables, s'en trouvent bien. C'est pour cette raison que les habitants des pays chauds, qui en font la base de leur régime alimentaire, ne sont pas, ou très-peu exposés aux maladies inflammatoires de poitrine ou d'entrailles, et qu'ils vivent très-long-temps, quand toutefois ils sont sobres sous les autres points de leur régime. Exemple : les brames indiens, les Arabes, etc. Dans les contrées froides et tempérées, cette sorte d'alimentation demande à être alternée avec l'usage des viandes, des œufs, alors elle est très-saine ; toutefois, il faut qu'on ait égard aux dispositions et aux goûts particuliers des individus, à leurs habitudes, et avoir soin de ne pas violenter notre nature, quand elle repousse un genre quelconque d'aliments.

L'on peut considérer tout ce qui a été dit par Pythagore sur le régime végétal, et par J.-J. Rousseau, qui l'a si éloquemment vanté, et au nom de ce philosophe, comme l'erreur de grands esprits, et comme une utopie de bons cœurs.

Le régime animal est utile aux hommes de labeur ; il leur est indispensable, dans les contrées et les saisons froides, surtout s'ils sont obligés de faire une grande dépense de forces.

La discipline religieuse, qui prescrit le maigre aux pauvres comme aux riches, doit être modifiée, sous peine d'être enfreinte et de marcher contre son but.

CHAPITRE III.

Des aliments tirés du règne animal, de ce régime et de ses effets moraux.

D'après des observations (1) faites sur des personnes affectées d'anus contre nature, il est prouvé 1ᵉ que les aliments d'une nature animale satisfont mieux la faim et surtout pour beaucoup plus de temps que ceux tirés du règne végétal ;

2° Que les premiers sont plus faciles à être attaqués, élaborés par les organes digestifs, que les seconds ;

(1) *Voyez* entre autres celles de M. Lallemand, célèbre professeur à l'École de médecine de Montpellier, publiées danss sa thèse ; et celles que Ch. Londe (auteur d'un ouvrage très-recommandable sur l'*hygiène*, et que nous avons plus d'une fois consulté avec intérêt et profit) a publiées dans son mémoire sur *les aliments*.

3° Que les aliments animaux séjournent plus long-temps dans le tube digestif que les végétaux ; preuve : la salade, les pruneaux, les pommes, les épinards, se présentaient toujours à la plaie de l'intestin des personnes atteintes d'anus artificiels, une heure après avoir été avalés, et sans être sensiblement changés, tandis que les aliments animaux n'y arrivaient jamais avant trois heures, et de manière à faire voir qu'ils avaient subi les changements qu'opère la digestion ;

4° Que les aliments séjournent d'autant plus dans le tube digestif qu'ils contiennent davantage de sucs nutritifs, quelle que soit leur nature ; le résidu des substances bouillies arrivait chez Mme L... plus vite à la plaie que celui des substances grillées. Quand cette dame avait mangé de la soupe maigre avec des herbes, le résidu arrivait bien plus tôt, et les herbes n'avaient pas changé de nature ; il en était de même des carottes, lors même qu'elles les avait mangées avec de la soupe grasse (*Voyez les Mémoires*

5° Que parmi les aliments qui séjournent le plus, qui calment le mieux la faim et qui nourrissent davantage, se trouvent précisément tous ceux qui augmentent le plus la circulation et la respiration, qui fournissent le plus de sang, de chaleur et de ton aux organes.

Les conséquences à tirer de ces observations sont qu'il faut conseiller les substances végétales à tous ceux qu'il est convenable de peu nourrir à la fois, à tous ceux qui pèchent par excès de sang, de chaleur et de force ; qu'il faut au contraire les interdire à ceux qui sont obligés de travailler, aux tempéraments phlegmatiques ;

Que ces mêmes substances conviennent peu à ceux qui sont calmes, froids, qui ont besoin de soutenir ou d'augmenter leurs forces, encore moins aux individus chez qui prédominent les humeurs lymphatiques, qui ont la peau blanche, les cheveux blonds, etc., qui habitent un climat humide et froid ; ces mêmes aliments ne conviennent pas davantage aux hommes de labeur, qui sont obligés de dépenser beaucoup de forces en exerçant leur métier. On se plaint souvent que ces malheureux sont indolents, apathiques, paresseux ; mais cela tient presque toujours à leur mauvais régime. Faites-leur manger de la viande et boire avec modération du vin, et vous verrez comme ils seront actifs : la bonne viande, pour l'homme de notre pays, avec quelques légumes farineux, est l'aliment par excellence.

Cependant, il faut remarquer que les substances végétales qui sont le plus rebelles à l'action digestive et décomposante de l'estomac et du premier des petits intestins (le duodenum) cessent de l'être, lorsque le besoin de manger a duré quelque temps, et que la faim est fortement développée, surtout si ces mêmes substances ont été attendries par la cuisson, si leur qualité a été modifiée par des mélanges, et leur saveur augmentée par l'art d'un cuisinier habile.

Nous allons faire pour les substances alimentaires tirées du règne animal, ce que nous avons fait pour celles qui proviennent du règne végétal, c'est-à-dire que nous allons les diviser et les classer d'après la prédomination de leurs principes.

Ces principes sont au nombre de six, savoir : le butireux, le caséeux, le séreux, l'albumineux, le gélatineux et le fibrineux.

PREMIÈRE CLASSE.

Du lait.

Comme les trois premiers principes énumérés au titre ci-dessus sont renfermés dans le lait, et servent à le composer, il nous paraît naturel de n'en parler qu'après avoir d'abord porté notre attention sur ce fluide alimentaire, tel que la nature le présente avant sa décomposition.

Le lait est la nourriture première de tous les animaux porte-mamelles, nommés à cause de cela mammifères. Elle est la plus convenable, la plus saine, la plus utile de toutes celles qu'on peut donner aux enfants, depuis leur naissance jusqu'après la sortie des dents.

Dans notre état de société, il y a deux situations extrêmes, l'une de pauvreté, l'autre de richesses, dans lesquelles il est souvent difficile de trouver des mères qui aient tout ce qu'il faut pour être de bonnes nourrices. Dans la première de ces situations, la mère n'est pas convenablement nourrie, ou est trop fatiguée par de rudes travaux, pour avoir un lait suffisamment nutritif.

Dans la seconde situation, les mères mènent un genre de vie qui souvent est loin de convenir aux nourrissons. Les passions sont trop exaltées. Il y a souvent des vices héréditaires qu'il faut craindre de transmettre; ou bien la mère vit dans une trop grande oisiveté pour faire de bonnes digestions, et sans cela il n'y a pas de bon chyle, par suite, point de bon lait. Alors, il est nécessaire d'associer à son usage, quand on ne peut changer de nourrice, quelques autres aliments qui s'en rapprochent, comme les fécules cuites dans du lait de vache, les panades très-claires, etc.

Le lait et ses dérivés (crême, beurre, fromages fermentés et non fermentés) fournissent un genre d'alimentation qui réussit d'autant mieux aux hommes en général qu'ils s'éloignent moins de cet état de simplicité qu'on remarque chez les peuples pasteurs et agriculteurs éloignés des villes. Voyez quelle force et quelle fraîcheur en même temps l'on remarque chez les montagnards de la Suisse, chez les Tartares et ces Arabes Bédoins qui n'ont d'autres biens que leurs troupeaux, et presque d'autre nourriture que le lait et le fromage.

Nous pensons que beaucoup d'habitants de nos villes retrouveraient leur santé à la campagne, s'ils voulaient, par degrés, s'accoutumer à ce genre d'aliments, et lui adjoindre, quand il ne suffit pas, les œufs ou les viandes blanches.

Dans nos cités, le lait, en le supposant exempt de falsification, n'a pas les qualités qu'il aurait, si les vaches qui le fournissent étaient élevées en bon air, et s'il y avait variété et mélanges convenables dans la nature de leurs aliments, si elles pouvaient enfin en prendre proportionnellement à leur appétit et suivant leur goût dirigé par l'hygiène.

Qu'on ne s'y trompe pas, les animaux qui servent à l'homme lui rapportent d'autant plus de profit, qu'il les soigne mieux, qu'il les nourrit davantage sans excès. Leur santé, leurs forces, tous leurs produits sont sous la condition d'un bon régime, et il n'y a de bon régime pour aucun animal domestique, s'il n'est pas tenu proprement, exercé en plein air modérément, et surtout alimenté abondamment, c'est-à-dire avec des fourrages variés de bonne qualité, entre autres avec des légumes sucrés, carottes, betteraves; des farineux, comme avoine, orge concassés; avec ceux surtout dont l'industrie agricole sait aujourd'hui tirer un si bon parti.

Les propriétés du lait varient, non-seulement suivant la nature du régime alimentaire de la femelle qui le fournit, mais aussi selon qu'elle est plus ou moins éloignée de l'époque où elle est accouchée.

Dans les premiers mois après le part, le lait est peu consistant, il abonde en sérum, il donne peu de beurre, il est alors peu nourrissant; il convient aux nouveau-nés; car, dans les premiers mois, ils ne peuvent digérer le lait épais, gras. Quand on n'a que du vieux lait à leur donner, il faut alors le couper avec de l'eau d'orge, ou de l'eau sucrée.

Il existe aussi des différences dans cette substance nourricière, qui tiennent à l'espèce animale dont on la tire. Par exemple, celui de vache, toutes choses égales d'ailleurs, renfermant plus de caséum et de butirum que tous les autres laits, est plus nourrissant pour les estomacs robustes, et, pour la même raison, plus indigeste pour les enfants très-jeunes ou très-faibles. Quand ceux-ci digèrent le lait trop gras ou trop vieux, on le reconnait aux vomissements fréquents ou aux coliques qui les tourmentent, et surtout aux espèces de boulettes de caséum qui se trouvent dans leurs excréments. L'on fait cesser ces accidents en le coupant et en le faisant prendre avec de la bouillie.

Le caséum entre dans sa composition pour environ o,1; la matière butireuse pour o,o8; le sérum ou petit-lait, pour o.20.

Les éléments chimiques du lait écrémé, d'une pesanteur spécifique, d'après Berzélius, de 1,033, sont, sur 1000 parties, de 928,75 d'eau, 28 de caséum, avec quelques traces de beurre, 35 de sucre de lait, 1,70 d'hydrochlorate de potasse, 0,25 de phosphate de potasse, 6,0 d'acide lactique, d'acétate de potasse et lactate de fer, 0,05 de phosphate terreux. 100 parties de crême, d'une densité de 1,0224, renferment 92 de sérum, dans lequel il entre 4,4 de sucre de lait et de sels ; 4,5 de beurre et 3,5 de caséum.

Le lait de chèvre diffère peu du lait de vache. Son caséum est moins abondant et plus mou, son beurre plus dur et plus blanc. Celui de femme a peu de consistance ; il ne se coagule point, sa crême ne se change pas en butirum ; il est plus sucré que les autres.

Le lait d'ânesse, pour la légèreté, la saveur et la composition, ressemble beaucoup au précédent ; cependant il peut fournir (avec peine, à la vérité) du butirum ; son caséum est plus dur et plus abondant.

Celui de jument abonde en sérum. Il a, dit-on, des propriétés intermédiaires entre celui de femme et celui de vache.

Usage des différentes parties du lait. — Du sérum.

Le sérum ou petit-lait est très-rafraîchissant. Filtré, il convient pendant les saisons chaudes aux malades qui ont besoin d'être très-légèrement nourris, et surtout désaltérés. Il peut remplacer chez ceux qui peuvent le digérer beaucoup de tisanes rafraîchissantes. C'est la limonade des campagnes ; mêlé et agité avec le caséum, il nourrit un peu plus. Il peut même sous cette forme servir tout à la fois d'aliments et de boissons, dans les saisons chaudes, dans les travaux de la campagne, pourvu qu'il soit précédé le matin et suivi le soir d'un repas d'une autre nature. Les voyageurs, dans les plaines brûlantes de l'Asie, ne vivent que de lait aigri ou fermenté, et s'en trouvent bien. Beaucoup boivent celui de leurs juments, après l'avoir fait fermenter.

Le caséum, séparé du petit-lait et de la crème ou matière butireuse, est, à l'état frais et mou, d'une nature rafraîchissante. Beaucoup d'estomacs irrités, d'entrailles échauffées, se guérissent par l'usage de cette substance alimentaire, qu'on peut rendre plus digestible en la délayant avec de la très-jeune crème, ou du bon lait et un peu de sucre. C'est surtout pendant l'été que cet aliment convient. Desséché, salé et ensuite fermenté et ramolli, le caséum est la base de tous les fromages. Ceux-ci diffèrent en goût comme en propriétés, suivant la quantité de crème dont ils sont mélangés, suivant les herbes, épices ou arômes dont ils sont quelquefois chargés (dans la crème, on met de l'anis, du persil, etc.), suivant enfin la fermentation plus ou moins ammoniacale qu'on leur fait subir.

Le beurre, principe constituant du lait, est composé d'une huile particulière, de stéarine, d'oléine, d'une matière colorante, et d'un principe odorant acide, acide butirique.

D'après l'analyse de M. Bérard, il est formé, de carbone 66,31, oxigène 14,02, hydrogène 19,64. Retiré de la crème, que l'on introduit dans une barate et que l'on bat jusqu'à ce que les parties qui la constituent se réunissent intimement et se séparent du sérum et du caséum, il fournit un aliment très-nourrissant et facile à digérer lorsqu'il est frais. Il peut, en rancissant, acquérir des propriétés irritantes capables de déterminer des accidents.

Il est très-employé dans les usages domestiques ; frais, salé ou fondu, il est une des substances dont on se sert le plus pour assaisonner les aliments. En médecine, on le fait entrer dans quelques onguents, pommades, et cataplasmes ; on en met une petite couche sur une feuille de poirée ou de papier brouillard, pour panser les vésicatoires qui ne doivent pas suppurer long-temps.

Digestion du lait. — Ses effets.

Le lait ne peut se digérer sans au préalable se cailler ou se coaguler dans l'estomac ; c'est sous cette forme semi-solide qu'il parcourt le canal intestinal.

Jadis on croyait le contraire ; c'est une erreur. Les ruminants ont même un estomac tout exprès, qu'on nomme caillette, qui fournit dans leur enfance une humeur particulière, qui a la propriété de coaguler le lait. On se sert dans beaucoup de pays de cet estomac, sous le nom de présure, pour préparer une eau avec laquelle on caille le lait frais non écrémé, pour faire le fromage.

Quoique la coagulation du lait soit une condition indispensable pour sa digestion, ce n'est pas une raison pour ceux qui en font usage de se permettre d'avaler les acides qui ont, comme on sait, la propriété de le réduire en coagulum.

Quand on est au régime de ces aliments, tout au contraire, il faut s'en abstenir, surtout quand l'on n'en a pas un vif désir. Remarquez cependant que les individus qui ont une grande soif, suite d'échauffement ou de fièvre lente, se trouvent quelquefois très-bien de l'usage des fruits acidulés et sucrés, alterné avec celui du lait. Mais, quand après l'ingestion de ce liquide l'on ressent ce qu'on appelle des aigreurs (le soda ou le cuisant à l'estomac), il faut alors se les interdire et faire usage de substances alcalescentes, telles que le carbonate de soude, deux à trois grains par tasse de lait, ou d'une eau de chaux pour le couper.

Souvent l'estomac se trouve comme paralysé dans son action sur le lait, faute d'être suffisamment stimulé par ce liquide adoucissant, onctueux, et naturellement fade ; alors il faut le couper avec de l'eau de fleurs d'orangers sucrée, ou avec des eaux de Seltz, quand il fait très-chaud et que les individus sont bilieux, ou avec celle de Vichy, quand ils sont d'une constitution qui se rapproche de la lymphatique, ou l'animaliser par l'addition d'un tiers de bouillon de viandes fraîches. Par l'usage opportun de ces moyens, le lait ne fatigue point l'estomac. Celui-ci, comme tous les systèmes de notre organisme, en éprouve l'influence salutaire.

Son effet local sur tout le tube digestif est d'apaiser les irritations dont il peut être le siége ; c'est d'étendre, d'adoucir les humeurs sécrétées, telles que la bile, les sucs gastrique et pancréatique, qui doivent être en contact immédiat avec sa membrane interne; c'est enfin d'agir à la manière de tous les aliments doux et relâchants, c'est-à-dire d'exciter peu l'action de la contractilité ou de développer peu de chaleur, de n'activer ni la circulation ni l'irritabilité nerveuse. Tout au contraire, ce sont ces effets-là qui le rendent précieux dans les anciennes gastro-entérites, bronchites, c'est-à-dire dans presque toutes les sub-inflammations internes, les fièvres lentes, et la maigreur qui en est la suite, chez les individus très-impressionables.

Effets généraux.

Le lait et ses préparations non fermentées, seul ou associé à des farineux, au maïs ou aux autres fécules, aux fruits sucrés, et continué ainsi comme aliment habituel, donne, s'il est bien digéré et assimilé, une sorte d'embonpoint, et fait perdre aux fibres leur rigidité et un peu de leur force. La peau devient blanche et légèrement rosée. Les chairs des animaux engraissés par le lait et les farineux prennent cette teinte. Enfin, il fait perdre au système nerveux son surcroît d'énergie, et aux autres organes leur irritabilité anormale. Sous ce rapport l'on peut dire qu'il agit indirectement comme un remède moral, car il rend les passions plus douces, les caractères plus modérés. Il apaise le désir des sensations fortes, le besoin d'une vie agitée et tumultueuse, par conséquent il convient aux épicuriens débauchés, aux ivrognes, aux ambitieux et aux criminels ; mais pour qu'il produise tous les bons effets qu'on désire en obtenir, il faut qu'il soit la base permanente de tout le régime alimentaire ; de plus, que tout dans ce régime tende à favoriser son action adoucissante. Ainsi il est nécessaire que ceux que l'on soumet à la lente et paisible influence du lait, respirent l'air pur de la campagne, y contractent le goût du travail, se livrent à la culture ou au moins à l'horticulture, ou à d'autres exercices propres à activer quelques systèmes d'organes et calmer l'irritabilité nerveuse. Il faut de plus que ces exercices physiques se pren-

.nent dans une mesure raisonnée et s'alternent dans des proportions convenables avec ceux de l'esprit et des facultés sympathiques , car l'homme ne peut dépenser toute sa vitalité en actes musculaires et automatiques , il faut aussi qu'il en dépense une partie en affections , en sentiments , en pensées et en raisonnements.

En résumé, les effets du lait sont :

1° D'apaiser l'irritabilité nerveuse, soit qu'elle tienne à la constitution , soit qu'elle provienne d'excès dans les plaisirs, ou qu'elle soit le résultat de maladies ;

2° De fournir une alimentation légère , peu fatigante pour des organes digestifs affaiblis (quand toutefois on les a préparés à recevoir cet aliment ou qu'on a su le modifier dans ses propriétés d'une manière convenable) ;

3° De donner peu de résidu excrémentitiel, ce qui convient beaucoup quand les gros intestins sont irrités ou ulcérés ;

4° Enfin , de fournir un sang moins excitant que celui qui provient des autres substances animales ; de faire prédominer les sucs blancs dans beaucoup de cas , d'engraisser les sujets maigres , et de blanchir leurs chairs , s'ils ne s'exposent pas souvent à la lumière du soleil (1).

PREMIÈRE SECTION.

Des aliments dans lesquels domine le principe albumineux.

La liste des aliments où ce principe abonde est peu étendue. C'est particulièrement dans les œufs frais qu'on trouve l'albumine pure. Elle est blanche, visqueuse , transparente ; sous cette forme elle peut servir, étant délayée avec de l'eau sucrée , à faire des émulsions très-adoucissantes, qui conviennent dans les irritations de l'estomac et dans les empoisonnements par les substances corrosives. Le jaune , délayé dans de l'eau chaude, fait ce qu'on appelle le *lait de poule*. Le blanc d'œuf n'est pas autre chose que l'albumine.

(1) Nous avons expérimenté que la fibre brune de vieux dindons prenait, par l'usage exclusif du lait et des farineux, une teinte blanche.

Les mollusques, comme les escargots, les huîtres, les moules, etc., en sont presque exclusivement formés. Cette substance abonde aussi dans la moelle des animaux. Elle se trouve encore, mais en moindre quantité ; dans leurs tissus blancs. Elle est très-abondante chez les nouveau-nés.

Ce principe, s'il est cuit de manière à devenir résistant, dur, solide, est difficile, pénible même à digérer. A l'état liquide ou mou, il nourrit passablement bien, il donne peu de résidu ; mais dur, il perd ses bonnes qualités alimentaires. Il en est de même relativement aux huîtres et aux moules. (Voyez ce que nous en avons dit en parlant des animaux de la classe des mollusques, chapitre *Considérations sur l'histoire naturelle.*)

L'albumine des œufs, mêlée à l'huile grasse du jaune, à sa partie colorante, donne, à l'état frais et sous diverses formes, une excellente nourriture.

Les œufs de la plupart des oiseaux qui n'appartiennent pas à la famille des rapaces qui vivent de chair, et même ceux des poissons (il faut cependant en excepter ceux de brochets, de barbeaux, etc., qui sont vomitifs), possèdent des propriétés analogues à ceux des gallinacées ; ceux de tortues passent pour être fort agréables et très-sains.

Ce genre d'aliments, qui semble être intermédiaire entre les végétaux et la viande, seul ou mélangé au lait avec des fécules, est très-convenable pour le plus grand nombre des estomacs, particulièrement pour ceux qui digèrent mal les autres substances alimentaires; il faut avoir soin que la cuisson qu'on lui fait subir soit légère.

DEUXIÈME SECTION.

Des aliments dans lesquels domine le principe gélatineux.

Ces aliments sont toutes les viandes d'animaux jeunes, comme veaux, agneaux, poulets. La gélatine s'extrait principalement des membranes et tissus blancs, comme les aponévroses, les ligaments, la peau, les oreilles, les os ; on la tire aussi des poissons.

C'est particulièrement par l'ébullition qu'on extrait le principe gélatineux de toutes ces parties animales ; c'est ce principe qui, à l'état concentré, forme les gelées animales, la colle. A cet état il est à demi transparent, plus ou moins dur et flexible, suivant qu'on l'a plus ou moins épaissi ; son odeur est nulle, sa saveur douce et fade ; elle ressemble presque à celle de la gomme. Très-desséchée, la gélatine se conserve bien. Donnée seule comme aliment et en quantité suffisante, sous forme semi solide, elle forme un aliment assez nutritif, qui réussit aux estomacs faibles des vieillards, des convalescents, des enfants, mais son défaut de limpidité rend nécessaire l'addition en petite quantité de quelque autre principe végétal, comme un acide, ou animal, comme l'osmazôme (c'est la partie juteuse, colorée ou odorante, des viandes). Délayée, fondue dans beaucoup d'eau, sans mélange, elle est adoucissante, relâchante ; elle rend le ventre libre. C'est ce principe qui fait la vertu d'un bouillon de veau, de tortue et de poulet. Quand ces bouillons ne sont pas chargés et qu'il n'y a pas d'autres extraits de viandes, alors ils conviennent dans les phlegmasies des entrailles et de la poitrine; concentrés et mêlés avec un peu de gomme et de sucre, on en fait des sirops utiles dans les catharres pulmonaires. Tel est le sirop de mou de veau.

Chez les très-jeunes animaux, le principe gélatineux est excessivement abondant ; il a les caractères du mucilage ; il est peu digestible. La chair de ces animaux ne convient pas comme aliment. D'abord, elle nourrit peu, puis elle tend à débiliter l'estomac, à provoquer la diarrhée et à incommoder de diverses manières. Ces inconvénients devraient engager l'autorité à défendre aux bouchers d'acheter ces animaux trop jeunes, et surtout à persuader à ceux qui les élèvent qu'il y a perte pour eux de les vendre avant qu'ils aient acquis le volume et le poids qu'ils leur donnent presque sans frais, en attendant quelques semaines de plus ; ils ont alors leur plus grande valeur. Il y a inconvénient à manger des agneaux et des veaux qui n'ont pas au moins cinq à six semaines.

Alliée à divers éléments, la gélatine perd ses caractères essentiels : avec le mucilage, comme on le voit dans le veau, l'agneau, le poulet trop jeune ; avec la graisse, comme on l'observe dans le chapon, la poularde, le cochon de lait ; avec l'huile, comme on le trouve dans les tortues, les aloses, les anguilles, etc., elle présente un aliment indigeste, souvent même dangereux, par les accidents que son usage peut entraîner.

TROISIÈME SECTION.

Des aliments dans lesquels domine le principe fibrineux.

Nous voici arrivé à l'espèce d'aliments qui, à volume égal, nourrit plus que toutes les autres ; quand, toutefois, elle est élaborée par des organes digestifs en état de force et de santé. Ce genre d'aliments est celui qui nous est fourni par la chair musculaire des animaux adultes. Il a reçu, quand il est isolé de la gélatine, de l'albumine, de la graisse, avec lesquelles il est mélangé, le nom de *fibrine*. A l'état de pureté, cette substance, quand elle est sèche, est ferme, cassante. Elle est insipide, inodore, plus pesante que l'eau, etc. Elle est composée, d'après MM. Gay-Lussac et Thénard,

de carbone.	53,360
d'azote.	19,934
d'oxigène.	19,685
d'hydrogène.	7,021
	100,000

Il est un moyen de reconnaître les chairs d'animaux qui contiennent le plus du principe qui nous occupe, et d'estimer facilement leur propriété nutritive. Ce moyen consiste à les distinguer par leur couleur. L'on peut en faire trois classes : 1° celles à fibres de couleur noire, 2° celles de couleur rouge, 3° celles de couleur blanche.

Des chairs à couleur noire.

Toutes ces chairs sont très-animalisées; elles contiennent beaucoup de fibrine, d'osmazôme (1), ou principe odorant, sapide, etc. Elles nourrissent beaucoup sous un petit volume. Leur présence dans le tube digestif se manifeste par une sorte d'excitation fébrile, par une soif quelquefois assez vive, par un sentiment de réplétion qui se prolonge plus que de coutume, et empêche l'appétit de reparaitre aux heures ordinaires. Le chyle qu'elles produisent augmente la chaleur animale, excite l'énergie de tous les organes, et ajoute beaucoup aux forces des sujets robustes qui les digèrent bien. Mais l'usage prolongé de ce genre d'aliments est nuisible; il tend à fatiguer l'estomac, à le dégoûter. Quand il ne produit pas ce résultat, et qu'on en continue l'usage long-temps, alors l'on se trouve exposé à des maladies inflammatoires et putrides, celles qui tiennent à l'abondance d'un sang trop riche en principes excitants; l'on devient sujet aux hémorrhagies, à l'apoplexie, etc.

Les animaux qui fournissent les chairs les plus noires sont, parmi les quadrupèdes : le sanglier, le cerf, le lièvre, le chevreuil, le porc à l'état adulte et mâle, etc.

Parmi les oiseaux : les passereaux, dits becs-fins; tous les oiseaux de rivage et de marais, comme pluviers, vanneaux, bécassines, bécasses; tous les palmipèdes, comme oies, canards (quand ils sont vieux), sarcelles, poules d'eau, etc.

Les chairs noires ne conviennent point, ou peu, aux habitants des pays méridionaux, ni aux constitutions bilieuses. Elles sont trop échauffantes et trop excitantes. Elles sont favorables aux individus lymphatiques, aux hommes de labeur, à tous ceux qui habitent les pays froids, qui font beaucoup d'exercice, et digèrent facilement; ceux-là s'en trouvent bien, surtout quand elles viennent de sujets jeunes.

(1) Cette substance avait été décrite par M. Thouvenel, l'auteur du savant *Traité du climat d'Italie*, avant que M. Thénard lui eût donné ce nom.　　　　M.

Les chairs noires ne conviennent point au printemps, encore moins en été. La discipline ecclésiastique s'est trompée quand elle a mis au rang du régime maigre le gibier d'eau. Le poisson, lui-même, ne doit point faire partie de ce régime, quand il a les fibres brunes ou rouges.

L'on a remarqué que la chair de porc est mauvaise, malsaine, dans les régions très-chaudes et humides; qu'à l'état de putréfaction, elle agit, même extérieurement, comme un poison. C'est probablement à ses qualités malfaisantes qu'elle a dû d'être proscrite par la religion de Moïse.

Des chairs à couleur rouge.

Dans cette classe se trouvent le bœuf, le mouton, le jeune chevreuil, le cochon qui n'a pas plus de quinze à dix-huit mois, le pigeon, la perdrix, l'outarde, le paon, l'allouette, etc., etc.

Les poissons qui ont la fibre colorée en rose, comme le saumon, l'alose, le thon, même l'écrevisse et le homard, appartiennent aussi à cette classe, pour les propriétés.

Presque tous les animaux qui dans un âge avancé ont naturellement la chair noire, en fournissent dans leur jeunesse qui doit être placée dans cette classe, tant à cause de ses propriétés que par sa couleur rouge.

Les chairs rouges, qui se distinguent aussi par la qualité et la quantité de fibrine qu'elles renferment, ont cependant moins d'osmazôme et d'azote que les chairs noires; elles nourrissent encore beaucoup; elles sont aussi moins excitantes, moins propres à échauffer et à rendre malades; elles conviennent à toutes les espèces de tempéraments et de saisons.

Ce genre d'aliments est nécessaire aux travailleurs; il soutient bien les forces; c'est sous la forme grillée ou rôtie qu'il nourrit le plus; alterné avec des légumes en proportion qui doit varier selon les goûts, il forme pour tous l'alimentation la plus saine. L'on s'en dégoûte moins vite que des précédentes; l'instinct, ici comme dans beaucoup d'autres circonstances, est un bon guide.

C'est à l'état de rôti surtout que ces sortes de chairs conviennent. Pour qu'un rôti ait toutes les qualités requises et que son parfum ou son arôme se développe bien, il faut qu'il soit cuit à l'air libre ou dans des fours à cheminée, qui permettent à l'humidité de s'échapper; qu'il prenne une couleur jaune.

Le bouillon qu'on obtient de ces chairs quand l'animal d'où on le tire est à l'état adulte (de trois à cinq ans), est très-bon, très-substantiel. Pour qu'il possède au maximum ces qualités, il faut qu'il soit bien fait, c'est-à-dire qu'il ait bouilli lentement pendant quatre à six heures ; que les chairs dont ce bouillon n'est que la décoction aient été choisies avec discernement, qu'elles soient d'un beau rouge rose, mélangées d'un peu de graisse, et qu'elles proviennent d'un bœuf bien portant et engraissé avec des aliments variés.

Le vase dans lequel on fait cuire le bouillon doit être ou en terre vernie de Champagne, ou en ferblanc solidement étamé, comme dans les caléfacteurs, instruments de cuisine aussi économiques que commodes et salubres. Tout vase en fer donne un mauvais goût d'oxide au bouillon ; tous ceux en cuivre sont dangereux.

Chairs blanches.

On appelle ainsi non-seulement celles qui ont tout-à-fait cette couleur, comme dans les grenouilles, dans les lapins et les poulets, et dans presque tous les poissons, mais aussi celles qui sont rosées, comme dans le veau, les jeunes perdrix, etc. Ces chairs sont moins nourrissantes que les autres. Elles développent peu de chaleur et donnent peu d'énergie à ceux qui en font usage. Elles peuvent déjà faire partie d'un régime adoucissant et tempérant. Les blancs de poulet conviennent particulièrement aux enfants, aux femmes délicates, aux convalescents, et aux individus qui souffrent par excès d'irritabilité et à qui le lait et ses préparations ne réussissent pas, quoiqu'il paraisse bien indiqué.

La manière dont les animaux qui fournissent ces chairs

blanches ont été nourris les fait différer par leurs qualités.

Les poulets élevés dans une cour et engraissés avec des farines et du lait, ont les fibres très-blanches et le tissu cellulaire rempli de graisse. Dans cet état ils sont très-tendres, mais ils ont moins de saveur que s'ils eussent été élevés en plein air et avec des aliments plus variés. Le lapin pourrait avoir bien plus besoin que les volailles d'être élevé dans un lieu très-aéré, très-propre et point humide, pour avoir de la valeur comme substance alimentaire. Il importe surtout que dans les douze ou quinze jours qui précèdent celui où on le tue pour le manger, il ne soit pas nourri avec des herbes capables de donner à sa chair un mauvais goût, comme le chou, par exemple, qu'il soit vidé immédiatement après sa mort. Avec des soins, le lapin pourrait devenir l'une des espèces animales les plus précieuses pour l'alimentation du peuple; il n'est aucun animal qui soit plus facile à nourrir, car il mange de tout, herbes, feuilles, écorces, fruits, racines. Il semble, comme presque tous les rongeurs, avoir été créé pour changer le règne végétal en règne animal, pour servir de pâture aux autres. Il n'est aucune espèce qui multiplie davantage, car il engendre tous les mois, et qui soit plus utile, car il pourrait fournir le tiers de l'alimentation animale aux petites fortunes (1).

La chair de cet animal, qu'on peut bonifier à volonté, en le nourrissant avec des racines sucrées, des herbes et des fécules demi-séchées, et quelques parties de céréales mêlées d'un peu de sel, est très-saine et très-agréable à manger. Les lapins gris à soie donneraient un double profit, et leur chair serait tout aussi bonne que celle du lapin de garenne, si on avait le soin de les tenir proprement, dans des lieux bien secs et bien aérés; si surtout l'on mêlait à leurs aliments des plantes

(1) Sept femelles placées chacune séparément dans une double loge à cloison, afin de les nettoyer avec facilité, avec un mâle enchaîné au centre de ces petites loges, de telle sorte qu'il ne puisse entrer dans aucune, suffisent pour procréer plus de cent à cent cinquante lapereaux dans l'année.

amères, comme la chicorée; sucrées, comme la carotte, et quelques graines à arôme, comme l'avoine, qui a celui de la vanille.

De toutes les chairs à fibres blanches, c'est celle du poisson qui nourrit le moins, en exceptant toutefois ceux qui sont très-gras, comme les anguilles; ceux qui ont les fibres rouges ou jaunes, comme les saumons, la vieille truite, la raie, etc.

L'on peut aussi excepter la chair de très-gros et vieux poissons, quoiqu'elle soit blanche. Tous les autres, comme le barbeau, la carpe, la perche, le brochet, la vandoise, la brême, la tanche, etc., ont généralement la chair légère, peu substantielle. Elle a les propriétés des aliments tempérés; l'on ne doit en faire usage qu'à l'état frais, et après les avoir fait dégorger, à l'état vivant, pendant plusieurs jours, dans de l'eau pure, et plusieurs fois renouvelée, s'ils ont vécu dans des eaux stagnantes. Il n'est aucune chair qui se putréfie plus aisément que celle du poisson, et qui soit plus dangereuse, *mangée* dans cet état.

L'altération et la décomposition d'une substance alimentaire sont d'autant plus promptes et d'autant plus dangereuses, que cette substance est plus composée dans ses éléments et plus animalisée, c'est-à-dire plus abondante en azote. Rien n'est plus à redouter que les effets provenant d'aliments putréfiés, de chairs gâtées, corrompues. Notre odorat et notre goût nous servent très-bien à les distinguer.

CHAPITRE IV.

De la cuisson et de l'assaisonnement des aliments.

Nous ne sommes pas au temps où l'homme se contentait de la nourriture simple que lui offre la nature; sa sensualité lui a fait rechercher tous les moyens d'augmenter la saveur des aliments avant d'en faire usage; ce n'est plus qu'après les avoir soumis à de savantes préparations culinaires qu'il les introduit dans son estomac. L'hygiène n'approuve pas toutes ces modifications, qui n'ont pour but que de stimuler la gourmandise. Elle ne juge utiles que les préparations qui, en changeant quelques-uns des principes alimentaires, ou en leur donnant des qualités qu'ils n'avaient pas, rendent les mets plus nutritifs, plus agréables au goût, et surtout plus faciles à digérer.

Une substance cuite d'une certaine manière change ses propriétés nutritives, en plus ou en moins; la viande bouillie dans l'eau perd la gélatine et l'osmazôme qui se dissolvent en l'abandonnant; le liquide se charge alors des sucs qu'elle contenait; il ne lui reste plus que le principe fibrineux et gélatineux, qui est peu excitant et d'une saveur peu prononcée. Elle est utile aux personnes qu'il ne faut pas nourrir beaucoup.

Quand, au contraire, on les fait cuire dans leur propre jus et à vases clos, comme dans l'étuvée, elles conservent toutes leurs qualités réparatrices; elles se ramollissent, et sont d'un goût agréable.

Le rôti est la meilleure et la plus saine des préparations; il conserve à la viande toutes ses qualités nutritives; sans avoir l'inconvénient des sauces de haut goût, il devient une nourriture excitante et tonique qui convient à presque tous les estomacs. Il n'en est pas de même des chairs de chevreuil, de bécasse, de perdrix, de faisan, etc., que les gourmands ne mangent qu'après qu'elles ont acquis un certain goût de venaison, c'est-à-dire quand elles sont *faisandées*; c'est un commencement de putréfaction qui peut causer des accidents auxquels il est prudent de ne pas s'exposer par sensualité.

Les viandes salées et soumises à l'action de la fumée se conservent long-temps; mais toutes, et celle du cochon en particulier, sont de difficile digestion, et ne conviennent qu'aux gens de la campagne et aux travailleurs, dont elles font la base de la nourriture. Elles acquièrent souvent une rancidité qui les rend insalubres; elles peuvent causer des affections des organes digestifs et amener le scorbut.

A ces divers effets, produits par le mode de cuison mis en usage, il faut joindre ceux qui résultent des assaisonnements.

Les assaisonnements sont utiles,

1° Quand ils ont pour but de donner à l'aliment ce qui lui manque pour le rendre *naturellement* plus digestible; exemples : le sucre aux fruits mal mûris ou trop acides; un arôme léger aux substances fades, insipides, comme la fleur d'orangers aux préparations de lait; l'oseille aux mucilagineux, comme épinards; le sel en petite quantité, aux substances farineuses, animales, grasses, etc. ; un peu de vinaigre provenant de bon vin aux aliments gras, huileux, visqueux, etc. ;

2° Quand il est nécessaire d'exciter légèrement l'activité digestive chez des sujets lymphatiques ou vieux, ou chez d'autres où l'on est loin d'avoir à redouter un excès de ton et d'irritation. Dans ce cas, bien que l'assaisonnement paraisse indiqué, il faut pourtant qu'il soit employé avec une certaine réserve, qu'il ne soit point trop âcre, comme le poivre, le clou de girofle; trop mordant, comme le piment, les vinaigres trop forts, l'ail, l'échalotte, à l'état de crudité; qu'on ne l'emploie que lorsqu'on prend des aliments d'une nature gélatineuse, visqueuse. Le cerfeuil, le persil, le citron, la moutarde, le cresson, le raifort, les câpres, les cornichons, voilà les espèces d'assaisonnements qui conviennent le mieux.

Au surplus, dans l'emploi des assaisonnements, il faut aussi, comme dans toutes les autres parties du régime, consulter le goût, les habitudes et les positions particulières dans lesquelles on se trouve. Tel digère parfaitement un aliment assaisonné avec art, tandis qu'un autre en sera indisposé.

L'estomac d'un homme à tempérament mou, apathique, repoussera le vinaigre, et se trouvera bien d'une petite quantité de poivre ou de cannelle.

Le vinaigre, qui ne convient point aux personnes qui ont la poitrine faible, irritée, qui toussent, sera suivi de bons effets chez les personnes bilieuses, chez celles qui se trouvent exposées aux grandes chaleurs, quand, du reste, elles ont les organes pectoraux et digestifs en bon état. Cependant, il vaut mieux se passer d'assaisonnements que d'en abuser. Les peuples qui vivent le plus et qui se portent le mieux sont ceux qui mangent les aliments les moins stimulants, et qui sont le plus simplement préparés ; tels sont les peuples pasteurs, les Suisses, quelques Orientaux, etc. L'abus des assaisonnements est donc nuisible à la santé.

De quelques autres assaisonnements, comme champignons, truffes, etc.

Les champignons ne sont pas seulement des assaisonnements, ils sont aussi de véritables aliments, car dans quelques pays froids le peuple s'en nourrit presque exclusivement une partie de l'année.

Il en est de même des truffes. Dans plusieurs contrées méridionales, l'aliment fourni par quelques espèces appartient plus, par ses propriétés, à la nature animale qu'à la nature végétale, car il est très-azoté ; il se compose, comme la chimie nous l'apprend, de fungine, d'acide fungique, d'osmazôme, d'albumine, et d'une autre matière animale insoluble dans l'alcohol, d'huile de sucre.

Il faut que ceux qui récoltent les champignons apprennent à bien les distinguer, car il en est de très-vénéneux qui ressemblent beaucoup à ceux qui sont bons à manger. Ces derniers deviennent eux-mêmes très-dangereux lorsqu'ils sont vieux. Ne pouvant entrer ici dans des détails de botanique propres à faire distinguer les espèces comestibles de celles qui ne le sont pas, nous nous bornerons à dire que tous ceux qui ont un aspect vireux, des verrues sur le chapeau, ou des taches en petites zônes ou en écailles d'une couleur brune ou noire ; tous ceux qui sont roux, jaunes, rougeâtres, etc., qui au-dessous ont les feuillets de l'une de ces couleurs, au lieu de les avoir roses, sont fort suspects et peuvent être très-dangereux. Il en est de même de tous ceux qui s'écrasent aisément ou se réduisent comme en bouillie épaisse ; de tous ceux aussi qui ont une odeur qui déplait, ou qui laissent à la langue, lorsqu'on les goûte, une sensation d'âcreté, d'astriction piquante ou de causticité.

Il faut craindre aussi tous ceux, quelle qu'en soit l'espèce, qui viennent dans les lieux humides et à l'ombre.

Le plus usité, le plus commun, celui qu'on vend exclusivement à Paris, c'est le champignon de couche, qu'on nomme *agaric esculent*. Sa couleur est blanche ou un peu brunâtre; il a un chapeau convexe, lisse, glabre, large de deux ou trois pouces au plus; en dessous de ce chapeau, il y a des feuilles qui doivent être d'un rose vineux. Le pied de ce champignon a une espèce de collier, il est plein, non renflé, il a de hauteur un à deux pouces au plus.

Ce champignon et ses bonnes qualités se reconnaissent principalement à son odeur agréable, à sa chair tendre et cassante. Dans le même genre se trouve l'agaric mousseron de Bulliard, ressemblant assez au champignon de couche, à l'exception qu'il est moins élevé, qu'il n'a pas de collier à son pied, que son chapeau est sinueux à sa circonférence, ses lames blanches, étroites et très-serrées.

Quand on veut manger des champignons sur lesquels on a des doutes, il faut les débarrasser de leur stype, de leur épiderme, et de ce qu'on appelle leur foin, ou leurs parties frugifères; ensuite, on les fait bouillir légèrement dans de l'eau mêlée avec une égale partie de vinaigre, ou dans de l'eau très-salée, puis on les égoutte après avoir jeté le liquide dans lequel ils ont bouilli, et qui se trouve imprégné par le principe vénéneux. Après cette première préparation, on les fait cuire avec du beurre et du sel, ou on les mélange avec des sauces pour les manger à l'instant, ou bien on les fait sécher, après le commencement de cuisson dont nous venons de parler, pour les employer ensuite selon le besoin.

En résumé, le champignon est un aliment suspect, souvent indigeste, quoiqu'il soit bien choisi. Il plaît cependant à beaucoup de personnes; il agit comme nutritif et stimulant. On devrait le bannir de toutes les cuisines.

Dans l'empoisonnement causé par les champignons, le premier moyen à employer, c'est l'eau tiède à haute dose, et le vomissement qu'on favorise par l'introduction des doigts ou d'une plume dans l'arrière-bouche, etc.

CHAPITRE V.

Des boissons.

Nous n'hésitons pas à ranger parmi les substances alimentaires les fluides dont nous faisons usage comme boissons. Plusieurs, à la vérité, nourrissent excessivement peu, et d'autant moins qu'elles sont plus simples, plus pures, et qu'il entre moins d'éléments dans leur composition. Telle est, par exemple, l'eau (*protoxide d'hydrogène*) à l'état de pureté; cependant, à cet état même elle est dans beaucoup de cas réparatrice; mais, à la manière de quelques végétaux, elle rend à nos humeurs ce qu'elles ont perdu en fluidité, elle diminue la consistance du sang, ajoute à la qualité dissolvante des sucs buccaux, gastriques, etc., quand ils ont acquis, par l'excès de la chaleur, trop de viscosité. C'est surtout en se combinant avec certaines parties alibiles des substances solides que nous ingérons que l'eau devient elle-même alimentaire. Elle subit aussi, dans quelques circonstances, une véritable décomposition dans le travail digestif, de manière à pouvoir fournir, comme élément nutritif, son hydrogène ou son oxigène, selon le besoin du moment.

Une preuve certaine qu'elle est quelquefois décomposée, c'est qu'un individu bien portant, mais très-altéré, qui ne prenait, depuis cinq ou six jours, que de l'eau pour toute nourriture, rendait du gaz hydrogène par les extrémités du tube digestif dans une proportion assez exacte avec l'eau avalée, et se trouvait suffisamment nourri pour conserver ses forces.

Non-seulement l'eau pour nous est un véritable aliment,

puisqu'elle s'assimile à nos humeurs, qui font les quatre cinquièmes de notre corps, mais aussi l'air et la lumière, et peut-être encore d'autres fluides impondérables.

Les aliments liquides, ou boissons, se divisent naturellement comme ceux qui sont solides, et que nous venons d'étudier, d'après la prédominance de leurs principes, prédominance qui doit être telle, qu'elle puisse fournir un caractère assez tranché pour servir à les distinguer facilement les uns des autres. Ainsi, nous pouvons d'après cela établir au moins six classes de boissons :

1° Boissons aqueuses, dont le principe essentiel est l'eau ;

2° Boissons où domine le principe acide ;

3° Le sucré ;

4° L'alcoholique, deux divisions : alcoholiques faibles ou non-distillées (vin, cidre) ; alcoholiques distillées (eau-de-vie, liqueurs) ;

5° Où domine un principe aromatique ou amer : café.

6° Boissons qui ne peuvent être rangées dans aucune de ces classes, telles que le lait, le petit-lait de beurre, l'huile, etc.

PREMIÈRE CLASSE.

Des boissons essentiellement aqueuses.

Considérée en masse, l'eau occupe les deux tiers de notre globe. Elle forme les mers, les lacs, ces immenses réservoirs dont elle s'échappe en vapeur qui, condensée, forme les nuages, lesquels, plus condensés encore, se résolvent en pluie ; celle-ci pénètre, par sa force de pesanteur et sa liquidité, dans les terres, où elle se charge de quelques-uns de leurs principes solubles ; dans les sables, où, se filtrant, elle devient l'origine des fontaines ; ces fontaines à leur tour forment les rivières, les fleuves, qui les reconduisent à la mer. C'est encore ici un cercle successif d'effets et de causes, un va-et-vient perpétuel qui fait partie de cet ordre admirable qui existe dans l'univers. C'est à cette évaporation, espèce de distillation naturelle, qu'est due l'humidité de l'air, l'eau de rosée, celle de pluie, de sources et de rivières, la seule enfin qui pour l'homme soit bonne, qui puisse convenir aux êtres vivants. Sans cette eau purifiée par la nature, aucun être organisé ne pourrait subsister, les végétaux manqueraient de véhicule pour charrier leur sève, ils se dessècheraient, et les animaux mourraient de soif, c'est-à-dire de maladies qui en seraient la suite. C'est à cette évaporation qui se fait à la surface des mers, des lacs, que nous devons d'avoir une eau bonne et agréable à boire, car telle que les mers et les lacs la renferment, elle n'est pas potable ; sous la forme de pluie, elle est à peu près aussi pure qu'il est possible.

Circulant dans les rivières, ou jaillissant des montagnes à l'état de source, l'eau sert à tous les besoins de l'homme ; elle est entre ses mains un moteur tout-puissant : tantôt par son poids multiplié, par sa vitesse, tantôt par sa force de dilata-tion et de pression (sous forme de vapeur), elle lui sert à vaincre les plus grandes résistances. Elle produit les plus grands effets ; elle est l'âme de nos fabriques et l'agent le plus puissant de nos relations ; elle sert à nous transporter sur mer et sur terre ; bientôt peut-être, après avoir vaincu la force du cheval et s'être élevée au-dessus de celle de l'air et des vents, elle arrivera à remplacer le combustible : elle servira à nous chauffer et à nous éclairer. En effet, l'eau étant composée de deux gaz, inflammables et lumineux tous les deux à leur état d'isolement, de 88,29 d'oxigène et de 11,71 d'hydro-gène, ou, en volume, de deux parties d'hydrogène et d'une d'oxigène, l'on conçoit que si l'on pouvait la décomposer en grand comme on le fait en petit, on pourrait s'en servir comme agent propre à nous fournir tout à la fois du calorique et de la lumière ; mais ce n'est pas sous ces rapports que nous devons ici l'examiner, c'est comme base de nos boissons, de nos aliments liquides, comme moyen de satisfaire à l'un de nos plus pressants besoins, celui de la soif. Ce besoin est quel-quefois local, quelquefois général ; local, quand il résulte d'une sorte de dessèchement des membranes de la bouche, de la langue et de l'arrière-bouche, et d'épaississement des hu-

meurs qui les lubréfient ; général, quand nos organes digestifs ou nos autres tissus ont besoin d'être rafraichis, quand nos
humeurs sont épaisses.

Dans l'un et l'autre cas, il faut que l'eau, pour produire
tout le bien qu'on doit en attendre, soit pure, c'est-à-dire
limpide, légère, fraîche et un peu sapide, sans odeur et sans
couleur. L'eau pure ne doit donc rien sentir, dans ce sens
qu'elle sera supposée ne contenir que de l'oxigène et de l'hydrogène dans les proportions qui la constituent.

De l'eau qui serait à cet état de pureté ne vaudrait rien
pour boisson ; il est nécessaire, au contraire, qu'elle renferme, dans une faible proportion à la vérité, quelques sels,
tels que des hydrochlorates, des carbonates de potasse et de
soude, plus, de l'air atmosphérique ; il faut en outre qu'elle
soit privée ou dégagée de toutes les substances nuisibles, telles
que des parties de végétaux ou d'animaux en décomposition,
des gaz méphitiques, des sels à base calcaire, etc. ; alors elle
flatte le goût, elle n'est point fade et lourde pour l'estomac,
et elle digère avec facilité.

C'est à cet état seulement que l'eau peut remplir complètement, sans inconvénient, les conditions hygiéniques suivantes, qui sont :

1° D'étancher la soif en rafraichissant les surfaces muqueuses qui en sont le siége, et en redonnant de la fluidité aux
humeurs qui les humectent, ainsi qu'à toutes celles du reste
du corps qui en ont besoin ;

2° De rendre sapides, en les dissolvant, les principes alimentaires, et de stimuler par là les organes sécrétoires de la
salive et des autres liquides nécessaires à la trituration, à la
mixtion et à la digestion de la pâte alimentaire ;

3° D'aider au transport, à la circulation des sucs réparateurs et de ceux qui ne le sont pas, et de favoriser, par la
fluidité qu'elle leur communique, l'assimilation des uns et
l'expulsion des autres ;

4° Enfin, de fournir à notre organisme un moyen puissant
de se débarrasser, par la transpiration, de l'excès de calorique

qui lui serait nuisible dans les saisons chaudes et pendant la durée des fièvres inflammatoires, et d'entraîner par les voies urinaires, et les autres émonctoires, les substances qui ne conviennent pas ou qui ne conviennent plus à nos organes. Quand toutes ces conditions ne sont pas remplies selon le vœu de notre prévoyante nature, alors subsiste et se maintient le sentiment de la soif. C'est alors qu'il faut aviser à d'autres boissons, soit acides ou acido-sucrées.

Nous parlerons plus loin de ces boissons, mais auparavant il faut que nous indiquions :

1° Les moyens de constater la bonté de l'eau ;

2° Quelle est celle que la nature nous offre comme la meilleure ou la moins mauvaise ;

3° Quels sont les moyens propres à la bonifier quand elle ne l'est pas, et à la conserver avec ses bonnes qualités ;

4° La manière d'en user sans abus.

Comment s'assure-t-on que l'eau est bonne ?

Son analyse est nécessaire : il faut, avons-nous dit, que pour être potable l'eau soit légère, c'est-à-dire qu'elle ne pèse pas plus d'un gramme par centilitre, à la température de quatre degrés au-dessus de zéro du thermomètre centigrade, inodore, sans saveur marquée, c'est-à-dire qu'elle ne doit avoir ni goût piquant, ni douceâtre, ni métallique, ni amer, ni acide, etc., transparente, incolore. Toutes ces qualités négatives sont faciles à constater; qu'elle dissolve bien le savon sans former de grumeaux, cuise bien les légumes secs (cela est encore très-aisé à reconnaître); que de plus elle contienne de l'air; pour s'en assurer, il suffit de verser dans une portion de celle qu'on examine une petite quantité de dissolution d'oxide de fer au *minimum* d'oxidation; si l'eau contient de l'air, il se forme bientôt un précipité d'oxide rouge de fer au *maximum* d'oxidation; ou de la faire bouillir; alors l'on voit s'il se dégage beaucoup de bulles d'air. L'on pourrait même en mesurer la quantité en le recueillant; l'on sait que l'eau la plus aérée en contient presqu'un vingtième de son volume. Quand cet élément lui manque, il est facile de le lui fournir. L'on peut pousser l'ébullition ensuite jusqu'à l'évaporation complète, afin de s'assurer de la quantité et de la nature du dépôt. S'il n'y en a pas, ou excessivement peu, c'est déjà un signe d'une certaine pureté.

De plus, il faut qu'elle ne contienne pas, ou très-peu de sels calcaires. Pour s'assurer si elle en renferme, il faut recourir à un pharmacien ou à un chimiste, et lui faire verser dans un verre rempli de l'eau qu'on veut éprouver, de l'oxalate d'ammoniaque, et s'il ne se forme pas de précipité, c'est signe que ces sels n'y existent pas; s'il s'en forme un très-léger, c'est preuve que ces sels existent, mais en trop petite quantité pour la rendre insalubre. La chimie veut encore qu'elle ne se trouble pas, ou légèrement, quand on l'agite avec le nitrate d'argent dissous, et qu'on l'essaie avec l'hydrochlorate de beryte, également dissous. Si sa transparence n'est que faiblement troublée, c'est une preuve qu'elle contient peu de ces sels qu'on nomme carbonate, hydrochlorate et sulfate, alors elle n'est pas malsaine; elle est au contraire plus sapide.

Si à toutes ces épreuves l'on ajoute celles par l'infusion de noix de Galle, et par le chlore, et qu'on n'obtienne pas de précipité, c'est une preuve qu'elle ne tient point en dissolution de substances animales.

Toutes ces épreuves, et quelques autres, sont de nature à mettre à même de prononcer d'une manière exacte sur les propriétés de l'eau qu'on veut employer comme boisson.

Quelle est celle que la nature nous offre comme la meilleure ou la moins mauvaise?

Réponse : l'eau de pluie, de citerne, par conséquent celle de certaines sources, puis celle des rivières; l'eau de neige, de glaces est bonne, quand on l'a aérée; les plus mauvaises sont celles des marais.

Comment peut-on bonifier l'eau quand elle est mauvaise?

La réponse générale à cette question est celle-ci : En lui donnant ce qui lui manque, et en lui retranchant ce qu'elle contient de nuisible.

Si c'est de l'air qui lui manque, ce qu'on reconnaît à sa fadeur à la bouche, à sa pesanteur sur l'estomac, à la difficulté de la digérer, il faut l'exposer, ou mieux encore la laisser tomber de haut dans un vase, et l'agiter dans des bouteilles à demi-remplies.

S'il lui manque quelques-uns de ces sels qui, d'après des expériences nouvelles, ajoutent à ses qualités digestives, alors on y fait dissoudre quelques grains par litre, de nitrate de potasse (salpêtre), d'hydrochlorate de soude (sel de cuisine) ou de carbonate de soude.

Mais l'eau pèche bien plus par ce qu'elle contient, que par ce qu'elle ne contient pas. Il est donc nécessaire alors de la séparer de tout ce qui la vicie, de lui enlever les matières qui lui ôtent ses bonnes qualités, ou plutôt qui lui en donnent de mauvaises ; ces matières sont généralement toutes celles qui proviennent de la décomposition des végétaux et des animaux : quelques gaz, des sels alcalins, tartreux ou métalliques, quelquefois du soufre ou des oxides de fer ou de plomb.

Comment la débarrasser de ces substances? D'abord, toutes celles qui troublent sa transparence peuvent en être séparées par un bon filtre ou fontaine à filtrer, composé avec le sable et le charbon.

Il y a des établissements où l'on commence d'abord la filtration de l'eau avec des éponges, ensuite on l'achève avec le charbon en poudre ; dans d'autres, on emploie le sable ou les pierres poreuses, conjointement avec le charbon. Quand les couches de sable ont une certaine épaisseur, elles retiennent toutes les matières terreuses et organiques, non salubres ; tandis que le charbon absorbe le gaz et tout ce qui donne de l'odeur. Par ces moyens, on a de l'eau passablement bonne, si l'on a eu soin, avant de la boire, de lui donner de l'air. Mais toutes les eaux ne sont pas susceptibles d'être rendues potables par la filtration et l'addition de l'air atmosphérique ; elles pourraient encore, après cette opération du filtre, contenir des principes solubles qui seraient malsains. La chimie donne les moyens de s'en assurer, et elle indique ceux de les neutraliser ou de les rendre insolubles, et de les précipiter. (*Voy.* le chapitre précédent.)

Mais tous ces procédés sont bons pour l'usage exceptionnel, et non pour l'usage de tous les jours. Il faut donc, quand on demeure dans une localité, se faire une citerne pour y recueillir de l'eau de pluie, si l'on ne peut en avoir de bonne provenant de source ou de rivière coulant sur le sable.

Si, par occasion extraordinaire, l'on se trouve forcé d'user de l'eau d'étang, de marais, ou de toute autre, il faut d'abord la faire cuire pour dégager, par l'évaporation, ses gaz malfaisants, et pour décomposer une partie des matières organiques qu'elle renferme; ensuite y ajouter une petite quantité de chlore qui achève la décomposition de ces matières; puis on sature, si l'on veut, une partie de cet acide par du bicarbonate de potasse ou de soude; après quoi, on la filtre à travers les poudres de charbon ou de sable, et pour terminer toutes ces opérations assainissantes, on l'agite à l'air; par ces procédés, on la rend salubre.

Quand l'eau est bonne, et qu'il est difficile de la renouveler, comment la conserver sans altération?

On la tient dans des lieux très-frais, comme les caves; si l'on était forcé de la garder jusqu'au point de craindre qu'une basse température ne l'empêchât pas de s'altérer, il faudrait alors la mêler avec du charbon en poudre, qui, auparavant, aurait été lavé; c'est ce moyen, à peu près, qu'on emploie sur mer, lorsqu'on met celle qu'on embarque dans des tonneaux dont l'intérieur a été légèrement charbonné.

Nous indiquons encore un autre moyen : c'est celui de mêler à l'eau une très-petite quantité d'acide sulfurique, assez cependant pour l'aciduler très-légèrement. Ainsi mélangée, elle se conserverait long-temps dans des tonneaux ordinaires, ou mieux un peu charbonnés à l'intérieur. Avant de la boire, on saturerait l'acide avec la baryte, puis on laisserait déposer le précipité, ou, pour mieux faire, on la filtrerait.

La distillation est aussi un bon moyen pour débarrasser l'eau de toutes les substances qui ne sont pas susceptibles de se vaporiser au degré où elle entre en ébullition : telles sont les terres, plusieurs sels comme le muriate de soude, etc. On emploie quelquefois ce procédé pour l'eau de mer, ainsi que celui de la congélation ; la partie qui se prend en glace ne contient pas de sel ; on la sépare de l'autre partie non gelée, on la fait fondre, et on l'agite à l'air pour qu'elle se sature de ce fluide, alors elle devient bonne à boire. Si elle conservait encore un goût d'eau de mer, ou si elle était un peu lourde sur l'estomac, on y ajouterait un peu de chlore, qu'on saturerait ensuite par une suffisante quantité de potasse ou de soude.

Précautions à prendre dans l'usage de l'eau. — Ses bons effets.

L'eau est la plus utile de toutes les boissons, la seule qui, absolument, soit nécessaire dans l'état de parfaite santé ; quand elle a les qualités requises, et qu'elle n'est prise que dans la mesure du besoin indiqué par le sentiment de la soif, elle ne fait que du bien ; cependant, lorsqu'on s'est trouvé placé dans des circonstances qui ont fait long-temps souffrir de la privation de tout liquide désaltérant, et que le besoin de boire est devenu le résultat, non-seulement du dessèchement des membranes muqueuses et des humeurs qui les lubréfient, mais encore la suite d'un commencement d'inflammation, alors l'on est poussé dans cette situation à faire excès de boisson, à trop boire à la fois, et de manière à se rendre malade, ou tout au moins à s'incommoder ; dans ces cas, l'hygiène recommande expressément de boire très-lentement, peu à la fois, et souvent ; elle conseille même d'ajouter à l'eau quelques acides légers , comme le vinaigre , le citron et un peu de sucre.

L'eau qu'on boit aussi en trop grande quantité , quand on mange, ou après avoir mangé, diminue au-delà de ce qu'il faut l'excitation et la contractibilité de l'estomac , en même temps qu'elle affaiblit, en les délayant trop, les sucs gastriques et la pâte chymeuse.

L'inconvénient opposé a lieu quand l'on en boit trop peu ; mais il est facile de le faire cesser, parce qu'on en est averti par un sentiment de chaleur dans l'estomac et une sorte de malaise, accompagné de soif. La nature nous dit donc ce qu'il faut faire en pareil cas ; mais il n'en est pas tout-à-fait de même , lorsque nous avons voyagé , couru , ou que nous nous sommes échauffés de toute autre manière. Le besoin d'avaler de l'eau-fraîche est si grand alors , que presque toujours l'on est tenté d'en abuser. Eh bien ! rien n'est souvent plus dangereux que de céder à ce besoin avec tant d'empressement , surtout si l'on doit rester en repos après ; le mal qui peut en être le résultat est d'autant plus à craindre , que l'on est plus en transpiration , et que l'eau que l'on boit est plus froide. Il n'est pas rare de voir survenir des coliques, des maux de gorge, des fluxions de poitrine , etc.

Les animaux ont , comme nous , à redouter les effets nuisibles de l'eau bue quand ils ont très-chaud ; c'est là pour eux la plus grande cause des coliques , tranchées , surtout dans les saisons froides ; il faut craindre aussi de les faire beaucoup boire lorsqu'ils ont l'estomac très-plein , surtout d'herbes , crainte du météorisme.

L'eau est non-seulement pour les 19/20e des hommes qui sont en bonne santé la boisson la plus salubre et la seule que doivent se permettre ceux qui sont irritables, nerveux, tous ceux qui sont disposés à la colère, aux congestions sanguines , à l'apoplexie ; mais elle est encore dans beaucoup de maux un excellent remède : chaude , elle fait cesser les frissons , elle rétablit les sueurs ; tiède, elle aide l'estomac à se débarrasser de ce qui le surcharge , elle délaie les principes âcres , affai-

blit leur action délétère et aide à leur expulsion. A la température de la bouche, elle agit comme adoucissante et anti-
phlogistique ; froide, elle est sédative, s'il n'y a pas réaction,
ou tonique, si cette réaction a lieu, mais d'une manière me-
surée, alors elle fortifie ; c'est là l'effet qu'on obtient des
eaux très-fraîches pendant l'été ou frappées de glace, quand
toutefois l'on en use avec précaution et en cas opportun.

En chirurgie, elle fait autant de bien qu'en médecine ; elle
prévient les mauvais effets des brûlures, elle débrûle véritablement et empêche le développement des douleurs et de l'inflammation, si on l'emploie froide pendant long-temps et de
suite, et de manière à submerger complètement toute la partie brûlée ; plus tard, à son action sédative l'on fait succéder
une action adoucissante en augmentant graduellement sa
température.

Enfin, l'eau est réellement pour nous, comme pour tous
les animaux et les végétaux, l'un des agents les plus nécessaires au maintien de la vie. Sans elle, nos aliments ne pourraient, pour la plupart, être triturés, réduits en chyme, digérés et mis en circulation, faute d'être suffisamment délayés ;
les pertes continuelles que nous faisons par la peau, la transpiration pulmonaire, les voies urinaires, etc., ne pourraient
être réparées, et l'équilibre entre nos solides et nos fluides
serait bientôt rompu. De là des maladies variées, et même la
mort.

La plus importante conséquence à tirer de ce résumé,
c'est qu'on ne saurait apporter trop de précautions pour se
procurer cette boisson avec toutes les qualités qui la rendent
bienfaisante.

Nous rangeons dans la classe des boissons aqueuses toutes
celles qui ne se font remarquer par aucun caractère saillant ;
telle est la sève de quelques végétaux ; tels sont les sucs non
fermentés de fruits qui ne sont ni acides, ni amers, ni aromatiques, les infusions et les décoctions de chiendent, de
pommes de reinette, de pourpier, etc., etc.

Nous allons maintenant passer en revue les autres boissons

qui se font reconnaître par la présence d'un principe caracté-
ristique.

DEUXIÈME CLASSE.

Des boissons dont le principe dominant est acide.

Les acides qu'on tire des oranges, des citrons, des groseilles, servent à préparer des boissons dont tout le monde
connaît l'usage aujourd'hui. Pour les rendre agréables et
plus saines, on y ajoute du sucre et du sirop ; quand l'acide
n'est pas trop abondant et qu'il ne s'y trouve mélangé avec
aucun principe aromatique, comme l'huile essentielle qui se
trouve dans l'écorce du citron, ni amer, ni alcoholique, etc.,
elles sont très-rafraîchissantes ; elles conviennent pendant les
grandes chaleurs, dans les fièvres inflammatoires et celles
dites bilieuses ; mais si l'acide y est dominant, s'il y est joint
à d'autres excitants, ces boissons ne conviennent plus comme
rafraîchissantes, surtout aux personnes nerveuses et irritables ; celles qu'on prépare avec les acides minéraux, comme
l'acide sulfurique, le chlore, etc., sont plus agaçantes, il faut
s'en méfier ; en général, tous les acides qu'on obtient par
l'art sont à redouter, surtout pour l'usage fréquent et habituel. Le vinaigre ou acide acétique, préparé avec du vin, fait
exception ; mais il faut n'en user qu'avec modération, qu'en
qualité d'assaisonnement ; contenant quelques-uns des principes du vin, cet acide est plutôt échauffant que rafraîchissant,
et s'il n'agit point comme tel, c'est en raison de son mélange
avec beaucoup de sucre, comme dans le sirop qui porte son
nom, ou avec des herbes insipides, comme la laitue, la mâche et d'autres dont on fait des salades.

L'abus du vinaigre irrite, enflamme les organes digestifs,
y produit des engorgements qui déterminent de la fièvre, et
amène de la maigreur.

Il est un autre acide que l'art aujourd'hui sait produire
aussi facilement que le vinaigre, c'est l'acide carbonique.
C'est cet acide qui se dégage de toutes les substances sucrées
en fermentation, des cuves où l'on fait le vin, de la bière,

des fours où l'on fait cuire la pierre calcaire, pour la convertir en chaux pure, etc. ; en le respirant il est dangereux : il asphyxie; mais ingéré en petite quantité dans les voies digestives, il est d'une parfaite innocuité. Ces eaux conviennent aux constitutions sanguines, bilieuses; c'est cet acide qui fait le piquant de l'eau de Seltz, qui en renferme naturellement une certaine quantité, et qui lui communique des propriétés qui la font rechercher comme une limonade agréable. On le tire de la craie pour le mélanger avec de l'eau ordinaire et pour le convertir en eau de Seltz factice. Cette boisson est très-propre à apaiser la soif, à stimuler légèrement l'estomac, sans l'échauffer, et à faciliter pendant le règne de la chaleur les digestions; mêlé avec le vin, il le fait mousser, et lui donne une saveur piquante et agréable; c'est ce qui fait en grande partie la réputation du vin de Champagne.

TROISIÈME CLASSE.

Des boissons dans lesquelles domine le principe sucré.

Tous les sucs de fruits sucrés, comme celui de fraises, de groseilles à maquereaux, de framboises, etc., quand ils n'ont pas fermenté, forment des boissons délayantes, douces et légèrement alimentaires; elles ne doivent être prises qu'en petite quantité à la fois, parce qu'elles ont de la tendance à dégager des gaz, à gonfler l'estomac, à l'affadir. Pour corriger ces boissons, on les aromatise légèrement, ou l'on y ajoute une petite quantité d'un acide naturel, ou un peu de vin.

QUATRIÈME CLASSE.

Boissons qui se distinguent par le principe alcoholique.

L'on distingue les boissons alcoholiques en celles qui sont distillées et en celles qui ne le sont pas; ces dernières sont le cidre, le poiré, la bière, l'hydromel, le vin, et toutes ces autres boissons qu'il est si facile de préparer, soit avec des farines , soit avec des fruits rouges ou avec la sève de certains végétaux (érables, bouleaux).

Les premières sont l'eau-de-vie, le rhum , le kirsch-wasser des Allemands, eau-de-vie de cerise , et toutes les liqueurs qu'on prépare avec celles-là , comme le grog (eau alcoholisée, aromatisée et sucrée).

Toutes les substances qui contiennent un principe mucoso-sucré sont susceptibles de fermenter à une certaine température, et de donner lieu à la formation d'une quantité variable d'esprit ou d'alcohol, à des acides malique , acétique, etc. , selon au reste l'espèce de graine ou de fruit employé. L'on doit bien penser que les effets que produisent en nous les boissons fermentées doivent varier : 1° suivant le degré de sensibilité dont nous sommes doués ; 2° suivant l'âge que nous avons ; 3° selon les quantités que nous en prenons ; 4° surtout selon la force , la qualité , la composition et la vieillesse de ces boissons.

Exemples : les cidres , poirés, hydromel , etc. , qui sont nouvellement faits, qui ont encore une saveur douce, et très-peu d'esprit par conséquent, sont lourds sur l'estomac ; épais, ils agissent à la manière des sirops ; pris en petite quantité, ils sont adoucissants , pectoraux et un peu nourrissants. Si on en fait usage à une plus haute dose , par demi-bouteille et bouteille entière , alors ils gonflent les entrailles , donnent lieu aux coliques et deviennent purgatifs.

Si la fermentation a été assez développée pour changer leur principe sucré en acide carbonique, et convertir leur saveur mielleuse en saveur acidule fraîche et piquante ; si, avec cela, ils sont clairs et un peu mousseux , alors ils deviennent très-digestibles. Ils stimulent l'estomac à la manière du vin de Champagne, et leur action sur tous nos organes est d'une nature tout-à-fait excitante et hilariante ; elle peut même aller jusqu'à l'ivresse, et si l'on est très-jeune et très-impressionna-ble , surtout si l'on en continue l'usage , cette action peut aller jusqu'à échauffer et irriter le tube digestif.

Enfin , quand ces boissons ont été préparées avec un peu

d'eau, de manière à être de première force et de première qualité; qu'elles ont, avec le temps, achevé leur fermentation, c'est-à-dire métamorphosé leur sucre en esprit ou alcohol; qu'elles n'ont plus de goût sucré, qu'elles sont enfin, comme on dit vulgairement, passées; alors, elles agissent comme les vins spiritueux, elles stimulent et échauffent proportionnellement à la quantité avalée et au degré d'impressionnabilité des organes. Elles peuvent enivrer, et causer tous les accidents qui sont le résultat de l'abus des autres boissons fortes.

Les cidres qu'on appelle moyens sont des boissons généralement saines, qui conviennent dans les saisons chaudes, comme nutritives et rafraîchissantes, et cependant assez toniques pour soutenir les forces. Ce que nous disons de tous les cidres et poirés bien faits et non sophistiqués, on peut le dire des différentes espèces de bières; celles-ci agissent à peu près de la même manière: il y a cependant cette différence, c'est que la bière ne contient pas d'acide malique, mais seulement de l'acide carbonique (quand elle est mousseuse), et qu'elle a de plus que les boissons qui proviennent de sucs de fruits, un principe amer qui lui est fourni par les cosses du houblon, un peu d'amidon, de gluten, de gomme, qu'elle doit à l'orge ou autres céréales avec lesquelles on la fabrique; à raison de ces derniers principes, elle est, pour ceux qui la digèrent bien, très-nourrissante.

La bière forte est un puissant stimulant, qui ne convient qu'à petite dose.

La moyenne bière, assez fermentée pour avoir le piquant acidule que lui communique l'acide carbonique, est très-propre à apaiser la soif, à rafraîchir, à faciliter la digestion des personnes bilieuses, nerveuses et irritables, en supposant toutefois les voies gastriques à leur état normal, ou au moins dans une situation qui s'accommode de cette boisson.

Les essais prudents qu'on doit en faire, avant de persévérer dans son usage, indiquent bientôt si l'on doit, pour sa santé, en retirer un avantage quelconque. Nous dirons qu'on doit s'en méfier, quand elle répugne, quand elle donne lieu au météorisme ou gonflement de l'abdomen, quand elle est suivie de rapports aigres, ou lorsqu'elle cause quelques douleurs. Il faut surtout la craindre, quand, au lieu de tenir son principe amer du houblon, elle le doit à l'addition de quelques plantes, comme l'absinthe, la centaurée, le buis, etc., car, alors, elle est malsaine. Nous ajouterons qu'une fois que les différentes espèces de bière, de cidre et d'autres boissons fermentées tournent à l'aigre, il faut s'en abstenir complètement.

Parmi les boissons fermentées non distillées, il en est une qui est d'un usage plus général que toutes celles que nous venons d'examiner, c'est le vin. Cette liqueur, qui est due à la fermentation, comme chacun sait, du jus de raisin, est si variable par sa couleur, son goût, son parfum, sa force; il y a de si grandes différences dans toutes les propriétés du vin, suivant le pays où il est venu et la température, suivant la qualité du sol, l'espèce de raisin d'où on le tire, la manière dont il a été fabriqué, qu'on ne peut rien dire de général sur cette boisson, sans être obligé de faire de nombreuses exceptions; c'est pourquoi nous allons, tout de suite, diviser les vins en trois grandes classes, en ceux qui sont très-forts, c'est-à-dire contenant beaucoup d'esprit-de-vin ou d'alcohol, de 14 à 20 degrés, en ceux qui sont faibles, depuis 1 à 8 degrés, ou qui en contiennent peu, et enfin en ceux qui tiennent le milieu entre ces deux espèces.

᠂ Ce n'est pas que nous croyions que l'effet excitant produit par le vin tienne précisément à la seule présence de l'alcohol et à sa quantité; il y a d'autres principes dans cette boisson qui ajoutent à ses vertus, tels que l'arôme, l'extractif, etc.

Vins très-forts, contenant de 13 *à* 18 *et* 19 *pour* 100 *d'alcohol.*

Ces sortes de vins ne se fabriquent que dans les contrées assez chaudes; ils sont ordinairement très-abondants en principe colorant et extractif, ce qui les rend épais, lourds, nourrissants; tels sont particulièrement les vins du Languedoc, du Roussillon, de la Provence: ces vins sont bons pour être mélangés avec des vins faibles, acidules, et pour l'être, quand ils sont vieux, avec beaucoup d'eau.

Les vins faibles sont ceux qui ne contiennent que depuis un jusqu'à sept à huit pour cent d'alcohol : tels sont les vins des provinces du nord et de l'est de la France. Ces vins, à l'état naturel, sont, presque toujours, beaucoup moins colorés que ceux dont nous venons de parler; ils contiennent aussi beaucoup moins d'extractif et d'arôme ; mais ils possèdent, en revanche, des principes acides qui les rendent, quand ces principes ne surabondent pas, légers, faciles à digérer, et rafraîchissants. Malheureusement, beaucoup de ces vins sont, dans les années froides ou pluvieuses, non-seulement très-acides, mais aussi âpres, sans parfum, sans esprit, en un mot, plats, aigres et sans force. Ces vins, bus les deux premières années, agacent l'estomac, donnent lieu aux aigreurs, etc. Plus vieux, ils se décomposent, ils se gâtent. Il leur faudrait plus de sucre, plus de parties colorantes, et un peu plus d'alcohol, plus de bouquet. On les bonifie, dans ce sens, en les mêlant avec des vins du Midi, ou, mieux, en ajoutant au moût avec lequel on les fabrique, de la matière sucrée en proportion suffisante et quelques arômes en très-petite quantité. On obtiendrait plus naturellement ce résultat, et à meilleur compte :

1° En cultivant plusieurs nouvelles variétés de vignes, les unes plus riches en parties sucrées, comme certains raisins blancs, les autres plus abondantes en principe amer et chargé d'arôme; en mélangeant ces variétés dans des proportions convenables ;

2° En ne plantant les vignes qu'à des expositions chaudes, et en espaçant suffisamment les plants pour qu'ils aient de l'air et surtout de la chaleur ;

3° En rendant le terrain où l'on plante perméable aux rayons du soleil, par des amendements calcaires, plâtres, chaux, et par l'addition de petits cailloux, graviers, et de petites pierres.

Le moyen de bonifier les vins trop forts du Midi, c'est de mêler au moût, avant la fermentation, une suffisante quantité d'eau, ou, mieux, faire un mélange de certaines variétés de raisins, qui ont un jus moins épais, moins sucré que ceux du pays, et qui contiennent suffisamment d'acidité.

Les vins qui tiennent le milieu entre ceux qui sont très-forts et ceux qui sont faibles, sont ceux d'une partie de la Bourgogne et du pays de Bordeaux. Il faut y ajouter les bons vins rouges de Champagne, du Rhin, ceux de la Moselle et de quelques localités des environs, etc. Parmi tous les vins de cette troisième catégorie, il y a des différences assez notables pour que le choix qu'on pourrait en faire présentât quelques difficultés. Ceux qui se font remarquer par un arôme agréable et une saveur qui, après avoir flatté le goût, semble exciter la sympathie de l'estomac, et même celle du cerveau, sont ceux de Volnay, de Beaune, de Nuits, de Chambertin, de Pomard, de la Romanie, et particulièrement ceux du Clos-Vougeot, etc.

Après ceux-là viennent ceux du pays de Bordeaux, ceux de Grave, qui ont moins d'arôme et un goût peut-être moins flatteur, mais qui, en récompense, conviennent mieux à beaucoup d'estomacs, parce qu'ils sont moins chauds et moins irritants. Après ceux de Bordeaux, viennent ceux du pays messin, de la Champagne, du Rhône, du Doubs, du Jura. Ces vins, quand ils sont bien choisis, sont légers, apéritifs, et ont un effet tonique, sans échauffement.

Les vins qui abondent en partie sucrée pourraient faire une quatrième classe, mais ils sont parfois surchargés d'assez d'alcohol pour faire partie des vins forts. D'autres fois, ils ont si peu fermenté qu'ils ne contiennent pas ou très-peu d'esprit; alors, ils se rapprochent, pour les propriétés, des sirops. Cependant, le vin de Condryeux et de Frontignan, de Lunel, de Tokai, de Muscat, les vins réduits ou cuits avec précaution au bain-marie, contiennent souvent, après avoir subi une lente fermentation, assez d'esprit pour être fort excitants. Quelquefois, cet esprit leur est ajouté par celui qui les fabrique : alors ils doivent être classés dans les vins forts ; mais, comme on ne les prend qu'à petites doses, et que d'ailleurs leur alcohol est enveloppé dans une masse de matière siru-peuse, ils agissent moins vivement sur l'estomac, et n'ont pas cet effet échauffant qui accompagne toujours l'usage des vins de la première catégorie ; mais ils ont l'inconvénient d'empâ-ter l'estomac, de digérer assez difficilement, chez beaucoup d'individus, et de causer, si on les prend à grande dose, un commencement d'ivresse, accompagné d'indigestion. Il faut donc faire de ces vins comme des vins très-forts, n'en user qu'avec beaucoup de modération et après avoir mangé.

Les vins de Madère, qui contiennent quelquefois jusqu'à 20 et 24 pour 100 d'alcohol, et tous ceux qui sont amers, jaunes et secs, ne doivent être pris que comme assaisonnement. Ils ne peuvent faire du bien qu'aux constitutions apathiques, qu'aux estomacs froids, et qui sont peu ou pas sensibles à l'action des stimulants.

Les vins blancs qui, comme le champagne, contiennent beaucoup d'acide carbonique et peu d'alcohol, ont un effet excitant qui ne dure pas, mais qui aide puissamment à la di-gestion des substances animales, et donne, pour quelques courts instants, beaucoup de gaîté et de vivacité à ceux qui viennent d'en boire. Ce genre d'excitation ne doit pas être ré-pété trop souvent ; il est moins à craindre, cependant, que ce-lui qui est le produit de vins très-alcoholisés.

CINQUIÈME CLASSE.

Des boissons distillées.

Ces boissons sont l'eau-de-vie proprement dite, le rhum, qui vient de la distillation des mélasses ou du suc de la canne à sucre, le kirchwasser, le rack, qui est dû à la distillation du riz fermenté, etc. ; le koumiss, qui provient du lait ou petit-lait de jument, que les Tartares font fermenter et distiller : l'eau-de-vie de pommes de terre ; le gin, qui est celle de ge-nièvre. Ces boissons, quand elles sont concentrées au point de marquer 16 à 20 degrés et plus, devraient être défendues. Si elles sont d'un effet nul, quand l'on en prend infiniment

peu, elles font beaucoup de mal lorsqu'on en prend une
certaine quantité, et qu'on en continue l'usage ; elles affaiblissent d'abord la faculté de digérer, puis elles finissent par
l'annuler quand on persévère dans leur usage. Elles font
plus : elles hébètent l'esprit et ravalent les sentiments jusqu'à
l'abjection.

Ces esprits distillés sont la base des boissons dites *liqueurs;*
leurs propriétés, c'est-à-dire leurs saveur, parfums, couleurs,
varient suivant la nature et la quantité des sucs, fruits,
arômes et sucre qu'on y ajoute ou qu'on distille avec. En général, les liqueurs, quand elles sont bien sucrées, ne causent
pas d'irritation : pures et concentrées, elles peuvent quelquefois s'employer comme un assaisonnement, ou stimulant,
pourvu que ce soit en petite quantité, et quand il n'y a pas de
surexcitation.

CONCLUSION.

Précautions à prendre dans l'usage des boissons vineuses. — Effets de
ces boissons alcoholiques.

Autant qu'il est possible, il ne faut pas boire à jeun de vin
qu'il n'ait au moins un an. Ceux qui sont trop nouveaux donnent des aigreurs, des coliques, ou causent des enflures, et
purgent s'ils sont très-âcres. En tous cas, l'ivresse qui est le
produit de vins nouveaux est plus dangereuse que celle qui est
causée par des vins vieux. Il faut redouter les vins mélangés, et
qui sont travaillés ; tout ce qui n'est pas naturel est souvent
pernicieux. Il y a beaucoup d'inconvénients à changer de vin
dans le même repas, il faut au moins se borner à deux espèces.

Quand nous prenons une boisson fermentée et alcoholique
qui nous plaît, le premier effet que nous en ressentons, c'est
un sentiment de bien-être ou de gaîté, qui s'accompagne ordinairement d'un surcroît d'énergie dans tous nos organes. Si
cette boisson est de bonne qualité, point trop acide ni trop alcoholique, assez vieille, assez mûre pour avoir perdu de son
âpreté et de sa force, et pour que l'effet dont nous parlons ne

se fasse pas trop vivement sentir, elle peut être salutaire, surtout si l'habitude en a développé le besoin, ou si un grand exercice physique de tous les jours l'a rendue nécessaire ; mais si la stimulation qui en résulte va jusqu'à l'irritation, si surtout elle est prolongée, alors, elle est suivie d'un état d'abattement ou de langueur, d'un commencement d'ivresse qui est d'autant plus considérable que le premier sentiment éprouvé a été plus fort et plus prolongé : ce doit être pour nous un avertissement pour ne pas porter trop loin l'usage d'aucune boisson fermentée, car cet abattement indique la fatigue des organes, et celle-ci annonce que l'excitation a été au-delà de ce qu'elle devait être.

Trop répétée, et surtout trop vive, cette excitation deviendrait cause de maladie, et la vie en serait nécessairement abrégée. C'est ce qui arrive à presque tous ceux qui abusent des liqueurs fermentées, aux ivrognes. Ces boissons ne conviennent point, en général, à l'enfance et à la jeunesse ; très-peu aux hommes forts, pas du tout à ceux qui sont irritables, bilieux et nerveux. Elles sont pernicieuses à ceux qui sont exposés aux inflammations, aux crachements de sang, à la goutte, à l'apoplexie, etc. ; elles font, au contraire, du bien aux individus qui ont la fibre molle, à ceux qui ont le système nerveux peu sensible, l'estomac lent ou paresseux ; elles soutiennent, comme boissons, et alimentent les forces des travailleurs ; elles sont un tonique utile, un stimulant nécessaire à ceux qui habitent des lieux humides et froids. Mêlées avec du sucre et quelques principes amers et aromatiques, comme l'écorce d'orange, elles sont, à petite dose, cordiales, bienfaisantes pour les complexions débiles, pour tous ceux dont les organes pèchent par inertie, apathie, et non par irritation et par échauffement.

L'abus de ces boissons, surtout s'il va jusqu'à l'ivresse, donne naissance à une foule de maladies locales de l'estomac, telles qu'à l'inflammation, à l'épaisissement de ses membranes; au squirre, et à des maux analogues des intestins ; aux engorgements du foie, de la rate ; aux anévrismes, à la folie, aux tremblements, et à beaucoup d'autres maladies qui amènent l'abrutissement et une vieillesse précoce ; en général, à l'affection de tous les tissus, à la viciation de tous les fluides qu'ils renferment, viciation qui tient à leur imprégnation du principe alcoholique et aux altérations de leurs propriétés vitales qui en sont la suite.

L'abus de l'eau-de-vie va, assure-t-on, jusqu'à produire la combustion spontanée du corps humain. On a trouvé plusieurs ivrognes réduits en cendres dans leur lit.

Falsification des vins. (Voyez *la Chimie* de M. Orfila, dont cet article est extrait.)

Les spéculateurs cupides ont recours à des moyens d'autant plus coupables, qu'ils peuvent avoir des résultats dangereux sur la santé des consommateurs ; aussi, ne peut-on pas les punir trop sévèrement. Tantôt, ils en augmentent la coloration par le bois de campêche, ou toute autre matière colorante, pour lui donner l'air d'un vin fort, et, par ce moyen, ils en augmentent la quantité à peu de frais : on découvre cette sophistication par des dissolutions d'alun, de proto et de deutohydrochlorate d'étain ; d'autres fois, ils veulent le débarrasser de quelques qualités désagréables par l'emploi de substances dangereuses : on mêle souvent au vin de la potasse pour en arrêter la fermentation et saturer l'acide acétique ; il se forme de l'acétate de potasse ; si le vin en contient en assez grande quantité, on reconnaît la fraude de la manière suivante. Faire évaporer jusqu'à consistance sirupeuse, puis agiter avec une petite quantité d'alcohol à 35 degrés, chauffer légèrement ; l'alcohol dissout l'acétate de potasse ; filtrer ensuite. On divise en deux parties le liquide obtenu, qui est d'un jaune rougeâtre ; on en traite une par l'hydrochlorate de platine, qui donne un précipité *jaune-serin* ; on fait évaporer l'autre ; le produit, mis en contact avec l'acide sulfurique, dégage des vapeurs d'acide acétique d'une odeur facile à reconnaître.

Si l'on a mis de la chaux ou de la craie, on agit de la même manière ; seulement, on traite par l'alcohol à 46 degrés.

Il y a dans la dissolution de l'acétate de chaux, qui précipite en blanc par l'oxalate d'ammoniaque. On obtient de la chaux vive en calcinant ce précipité dans un creuset.

Lorsque le vin contient de la litharge, de la céruse, de l'alun, des oxides d'arsénic ou de cuivre, voici comment on agit. Si le vin est rouge, on le décolore par le chlore liquide ; on laisse déposer le précipité, puis on filtre ; on fait évaporer la liqueur filtrée, et on la concentre dans une capsule de porcelaine ou de platine ; réduite au tiers de son volume, on la filtre de nouveau, et on la traite par les réactifs suivants.

Si la liqueur contient de l'acétate de plomb, elle sera inodore, sucrée, styptique ; elle verdira le sirop de violette ; les alcalis produiront un précipité de protoxide de plomb hydraté, qui jaunit en se desséchant ; mêlé à du charbon, et rougi au feu pendant vingt minutes, on obtient du plomb métallique.

Si elle contient de l'alun, elle aura une saveur astringente, elle précipitera : 1° en blanc, par l'ammoniac et la potasse ; 2° en blanc, par le sous-carbonate de soude et de potasse ; 3° en blanc, par le nitrate ou l'hydrochlorate de baryte. On obtient alors un sulfate de baryte insoluble dans l'eau et dans l'acide nitrique.

Si elle contient de l'arsénic, elle précipitera l'eau de chaux en blanc. On obtient alors un précipité de chaux composé d'oxide blanc d'arsénic soluble dans un excès de ce dernier. Si on la mêle avec l'acide hydrosulfurique gazeux ou dissous dans l'eau, il se forme un précipité jaune de sulfure d'arsénic. Le *sulfate de cuivre ammoniacal* précipite cet oxide en *vert* ; ce précipité, mis sur les charbons ardents, se décompose et répand une odeur alliacée.

Si la liqueur contient de l'acétate de cuivre, elle est d'un bleu foncé, d'une saveur forte, styptique : la potasse, la soude, la baryte, la décomposeront en formant des acétates solubles, et en précipitant du deutoxide bleu soluble dans l'acide nitrique. L'ammoniaque, en petite quantité, dans l'acétate de cuivre dissous, y fait naître un précipité bleu de deutoxide de cuivre, soluble dans un peu plus d'ammoniac.

Le vin qui contient de l'eau-de-vie en exhale l'odeur et s'enflamme sur les charbons ardents.

On mêle souvent à l'eau-de-vie, aux liqueurs alcoholiques, pour en augmenter la force, plusieurs plantes toniques et excitantes, comme le poivre, le poivre long, le stramoine, l'ivraie, qu'on reconnaît à leur âcreté et leur amertume, en faisant évaporer la liqueur. On reconnaît le laurier-cerise par l'odeur d'amandes amères qu'offre la liqueur, et au précipité de bleu de Prusse que produisent la potasse, le sulfate de fer et l'acide sulfurique.

SIXIÈME CLASSE.

Boissons stimulantes non fermentées.

Café. — Chacun connaît aujourd'hui son usage.

Les graines de café nous viennent d'Arabie, des îles, etc. Trop grillées, le parfum, l'arôme de ces graines s'évaporent ; trop peu grillées, cet arôme ne se développe pas.

Le café devient âpre, astringent, s'il est torréfié et préparé dans des vases de fer. Son acide gallique se combine avec une portion du métal, et lui communique ce goût et cette mauvaise propriété ; mêlé à de la chicorée, il contracte une saveur acide et amère, qui n'est pas agréable. Si l'on doit le mélanger, il vaut mieux que ce soit avec des carottes, des châtaignes, des bettes grillées, ou avec des céréales, comme l'orge, le seigle, etc.

L'infusion du café est douée d'une propriété stimulante d'une nature particulière.

Il en est de même si on le fait bouillir quelque temps au lieu de le faire infuser dans l'eau très-chaude.

Cette stimulation a surtout pour effet de réveiller et d'augmenter l'action du système nerveux, et particulièrement celle du cerveau ; c'est ce qui fait que chez beaucoup d'individus il rend le travail de la pensée plus prompt et plus facile. Il faut être en garde contre cette espèce d'excitation, car elle agite et échauffe, elle fait maigrir, elle use les organes ; elle donne lieu quelquefois aux tremblements, aux spasmes, aux crampes, aux palpitations. Elle ne convient point aux gens maigres, irritables, disposés à l'inflammation, à la colère, etc.; il est vrai que l'habitude en émousse beaucoup les mauvais effets, et souvent même les annule, surtout quand on a le bon esprit de ne prendre cette boisson qu'avec du lait, de la crême, et qu'à dose modérée.

Dans beaucoup de circonstances elle fait du bien aux personnes lymphatiques, faibles, indolentes, particulièrement à celles qui mènent une vie sédentaire, qui habitent un pays humide, qui ont l'estomac affaibli et non irrité.

Cette boisson, mêlée au chocolat, au jaune.d'œuf, ou à quelques fécules cuites au lait ou à l'eau, devient alors nourrissante et tonique tout à la fois. Nous en avons obtenu d'excellents effets dans les cas où il fallait restaurer, sans cependant nourrir beaucoup à la fois.

Du thé.

Excepté dans les pays brumeux, froids et humides, et dans les circonstances où il convient de réchauffer et réveiller l'action de la peau, rappeler la transpiration supprimée, ou aider l'estomac à se débarrasser d'une surcharge d'aliments, nous ne conseillerons jamais *le thé*; c'est une boisson qui a trop d'inconvénients pour en faire un usage autre que celui que l'art médical indique.

Le thé, en France, ne devrait être employé que dans des cas exceptionnels, autrement c'est un luxe tout au moins inutile qu'il faut abandonner à ces riches oisifs qui se trouveraient malheureux si à tous moments ils ne stimulaient pas leurs fonctions digestives en avalant incessamment. Avaler pour se mettre à même d'avaler encore, c'est là leur jouissance suprême; il ne faut point la leur envier, car c'est une pauvre jouissance qu'ils paient cher.

L'on peut remplacer le thé, chez les pauvres, par les infusions de fleurs de tilleul, de fleurs d'orangers ou de camomille.

CHAPITRE VI.

Hygiène appliquée aux fonctions respiratoires.

De l'air.

Si nous nous sommes étendu aussi longuement sur tout ce qui est relatif aux fonctions digestives, c'est non-seulement à cause du rôle important que jouent ces fonctions dans notre économie, mais surtout parce que les substances qui servent à la satisfaction des besoins nutritifs et de réparation sont très-nombreuses et très-variées. C'est aussi parce que leur mode d'agir sur nos organes est soumis à l'influence d'une foule de circonstances intéressantes pour la santé, qu'il était nécessaire de les examiner et d'en tirer quelques notions utiles.

Maintenant, nous supposons les aliments digérés par l'estomac. La pâte chymeuse est formée ; elle passe dans les intestins, pour y recevoir de nouvelles modifications et s'y animaliser davantage. Elle y est transformée en une liqueur qui ressemble au lait, en un véritable sang blanc qu'on nomme chyle. Séparé des matières, qui se disséminent dans les gros intestins, pour en être expulsées, ce chyle est absorbé à mesure qu'il descend le long des petits intestins ; ensuite, charrié jusqu'en un réservoir commun, et de là à la veine sous-clavière ; arrivé là, il se mêle au sang veineux ou noir ; après ce mélange, il se rend au côté droit du cœur, qui le pousse aux poumons, pour y subir une autre préparation, qui le convertira en sang rouge ou artériel, c'est-à-dire le rendra vivifiant pour tous les organes.

Cette nouvelle modification est le résultat de la fonction qu'on nomme respiration, fonction exécutée par les viscères qu'on appelle poumons, et au moyen de l'air atmosphérique qui vient à chaque instant de la vie les pénétrer.

Il nous faut donc à présent étudier les conditions hygiéniques de cette importante fonction, qui est pour nous, aussitôt que nous sommes nés, d'une nécessité permanente et si pressante qu'on ne peut en suspendre l'exercice un seul instant sans s'exposer à mourir.

L'une de ces premières conditions est, pour tous les animaux constitués comme l'homme, d'avoir les voies ou conduits respiratoires libres, car tout ce qui obstrue enflamme les conduits aériens, peut faire mourir de suffocation, comme le croup chez les enfants : tout ce qui s'oppose à la dilatation de la poitrine, comme la compression exercée par des vêtements, des corsets, etc., nuit à cette fonction ; d'être placés constamment dans un milieu gazeux, qu'on nomme air, lequel se compose d'une infinité de couches autour de notre planète, et dont l'épaisseur est de quinze à seize lieues ; l'ensemble de toutes ces couches d'air est appellé atmosphère. Cette atmosphère est pour les poumons ce que les aliments sont pour l'estomac.

Une troisième condition est que cette atmosphère qui nous environne soit pure, c'est-à-dire qu'elle ne doit contenir aucun principe pernicieux.

Une quatrième, c'est qu'il ne faut pas que le sang soit poussé trop vivement, trop fréquemment, dans les poumons. Ainsi tout travail violent et toute passion vive qui accélèrent plus qu'il ne faut la circulation du sang, tendent à fatiguer les poumons et à rendre imparfaite la respiration. Quand dans un repas l'on remplit trop son estomac de vin ou d'aliments solides, le diaphragme est refoulé en haut et gêne les mouvements de dilatation de la poitrine.

L'air atmosphérique agit sur nous de bien des manières : par son poids (*Voy.* le *Cours de physique,* et notre article sur les fonctions sécrétoires de la peau) ; par sa température ou son plus ou moins d'humidité, son électricité ; par la lumière qui le traverse, par les miasmes ou exhalaisons de différentes natures qu'il renferme, et surtout par ses éléments chimiques. Ce sont ces éléments qui servent d'une manière particulière à la fonction respiratoire dont nous nous occupons. Ces éléments sont au nombre de deux : 1° l'oxigène et l'azote, et dans la proportion de 21 du premier pour 79 du second.

Il y a de plus dans l'air un ou deux centièmes de gaz acide carbonique, et une quantité de vapeur d'eau variable. C'est le gaz oxigène qui rend l'air respirable, mais il corroderait, brûlerait les poumons, s'il n'était mêlé avec une grande quantité d'azote. Celui-ci est donc nécessaire pour tempérer son action ; bientôt nous mourrions étouffés, asphyxiés. Il suffit même qu'il ne se trouve plus dans les proportions convenables, pour que le même effet ait lieu.

Le sang veineux et le chyle qui s'est réuni à lui ont besoin, en arrivant aux poumons, de se mettre en contact avec l'air atmosphérique qui, quinze à vingt fois par minute, vient pénétrer et gonfler toutes les petites cellules de ces organes. Le résultat de ce contact est ce qu'on appelle l'oxigénation du sang, qui est envoyé aux poumons par la partie droite du cœur, c'est-à-dire que le sang, en absorbant l'oxigène et lui cédant son carbone, devient rouge, de noir qu'il était, et acquiert par là la propriété d'être excitant et nutritif pour les organes.

Cette opération ou son résultat est appelé hématose ; c'est une digestion d'air.

Pourquoi avons-nous tant de peine à vivre quelques instants dans un air qui ne contient que sept à neuf centièmes d'oxigène, c'est que cette opération se fait mal ou d'une manière trop incomplète. C'est pourquoi aussi quand l'oxigène se trouve au-dessous de cette quantité, l'asphyxie ne tarde pas à survenir.

Des physiologistes ont expérimenté qu'un homme ordinaire avait besoin, pour respirer à son aise, et sans inconvénient pour sa santé, de sept cent cinquante litres au moins d'air par vingt-quatre heures, et qu'il rendait par l'exhalaison pulmonaire pareille quantité à peu près de gaz acide carbonique, dans le même espace de temps.

Il a été également constaté qu'un homme de moyen âge et de moyenne taille pouvait vicier, c'est-à-dire rendre impropre à la respiration, trois mètres et demi cubes d'air dans le même espace de vingt-quatre heures ; cela fait voir combien il est dangereux pour nous d'habiter dans des lieux étroits, très-exactement fermés, et combien aussi l'on doit déplorer cette ignorance et cette imprévoyance avec lesquelles on construit, comme on le fait à chaque instant, de petites chambres ou cabinets pour l'habitation des êtres de notre espèce. Cela explique pourquoi l'on se trouve si mal à l'aise dans toutes les réunions où il y a beaucoup de personnes rassemblées. Pourquoi aussi tant d'animaux domestiques deviennent malades quand ils sont renfermés dans des lieux où ils ne peuvent avoir la quantité d'air nouveau nécessaire à leur respiration. Quand on pense qu'il faut aux bœufs et aux chevaux cinq à six fois plus d'air qu'à l'homme, puisque leurs poumons ont cinq à six fois plus de capacité que les nôtres, et qu'on voit les logements étroits où on les confine, l'on cesse d'être surpris de voir ces pauvres bêtes souvent malades.

L'air, avons-nous dit, n'agit pas seulement sur nous par ses éléments chimiques, par la proportion, la quantité de son oxigène, mais aussi par sa pesanteur.

Cette pesanteur se prouve de plusieurs manières. (*Voy.* le *Cours de physique.*)

Un litre, à la température de zéro, pèse 12,991 grammes, et la pesanteur totale d'une colonne qu'on estime être d'environ quinze à dix-sept lieues de haut est égale, quand on se trouve au milieu de la mer, à celle d'une colonne de mercure de vingt-huit pouces de hauteur, et à celle d'une colonne d'eau de trente-deux pieds de haut (le diamètre de ces colonnes de mercure et d'eau étant semblable à celui de la colonne d'air). L'air pesant sur lui-même, il en résulte que ses couches inférieures sont plus denses, et comme sa pesanteur augmente en proportion de sa densité, l'on en conclut avec raison que le poids de l'air est d'autant plus considérable qu'on le prend dans un lieu plus bas ; ainsi, au niveau de la mer, ce poids équivaut, avons-nous dit, à celui de vingt-huit pouces de mercure. Plus bas cette pesanteur augmente de manière à faire monter le baromètre d'autant plus qu'on descend davantage ; c'est tout le contraire qui a lieu quand on s'élève au-dessus du niveau des mers.

Une ligne de diminution dans la colonne de mercure qui se trouve dans le baromètre, répond à cent huit décimètres ou douze toises et demie de hauteur ; ainsi, plus on s'élève en gravissant une montagne, ou par tout autre moyen, plus l'on trouve l'air léger, plus par conséquent le baromètre descend, etc. (d'un pouce par cent toises).

La respiration est influencée par le poids de l'air d'une manière sensible ; elle est gênée, difficile, accélérée péniblement, quand on est élevé à une très-grande hauteur, à plus de trois mille toises. Ces mauvais résultats pourraient aller jusques aux crachements de sang, aux étourdissements, si l'on continuait à s'élever encore, et jusqu'à la mort si l'on ne s'arrêtait dans son ascension.

Passé trois mille à trois mille trois cents toises, les végétaux ne peuvent plus vivre. Il est à présumer qu'au-dessus de trois mille six cents, qui est le point d'élévation de M. de Gay-Lussac, l'homme ne pourrait vivre.

A une hauteur moyenne de deux à trois cents toises à mille et plus, la respiration est facile, mais elle est un peu plus fréquente qu'elle ne le serait dans les bas-fonds ; la circulation est aussi plus accélérée, les mouvements des muscles plus vifs. L'on se sent plus léger, l'on a plus d'appétit ; il est vrai que l'abaissement de la température est pour beaucoup dans ces effets, ainsi que la ventilation ; la stimulation du nerf optique par de vastes points de vue, l'odeur aromatique des plantes, viennent, avec le moins d'humidité de l'air, ajouter aux effets qui résultent de la diminution de sa densité et de sa pesanteur. Le fait est que les montagnards sont plus vifs, plus entreprenants que les habitants de la plaine ; voilà pourquoi les médecins conseillent aux individus mous, apathiques, scrophuleux , d'habiter les hauteurs , et la plaine aux bilieux , aux sanguins nerveux.

Quand le baromètre baisse beaucoup, ce qui tient à une grande diminution dans la densité et le poids de l'air , l'on éprouve de l'accablement , de la gêne à respirer, l'on est mal à l'aise , il faut peu remuer, moins manger que de coutume , desserrer les vêtements.

En 1774 , le baromètre ayant, dans l'espace de moins de quarante-huit heures , baissé d'un pouce quatre lignes , ce qui équivalait dans le poids de l'air à une diminution de quatorze cents livres pour toute la superficie du corps humain , il y eut beaucoup de morts subites , suivant Duhamel.

Par sa température, l'air raréfie tous les corps. Cette raréfaction ou dilatation est à peu près , pour l'air, de 1/266e par degré du thermomètre centigrade , s'il est chaud et humide. A cet état il contient peu d'air respirable. Il a les propriétés et il produit les mêmes effets sur la respiration que l'air des très-hautes élévations , il dilate nos humeurs, s'il affaiblit nos solides , il accélère le pouls et rend la respiration haletante , il est nuisible à ceux qui sont menacés d'apoplexie, de phthisie , d'anévrisme ; s'il est sec, il resserre la peau , donne du ton aux solides ; il rend agile , etc. ; froid et humide, il débilite, il enrhume et dispose aux rhumatismes.

Il faut remarquer qu'une partie de ces effets est plus due à l'action de l'air sur la peau et aux sensations qui l'accompagnent qu'à sa respiration par les poumons ; au moins toujours est-il que ses effets se compliquent.

L'air agit aussi par sa lumière, son électricité, les changements brusques de température et par les miasmes qu'il renferme quelquefois. Nous respirons à peu près quinze à vingt fois par minute ; c'est d'après une approximation moyenne environ vingt-trois litres et demi par heure, par vingt-quatre heures cinq cent soixante-onze litres. Comme les principes délétères agissent à des doses impondérables et invisibles, il s'ensuit que, lorsque, dans certains cas, l'on n'inspirerait que deux atômes de ces miasmes dangereux pour chaque litre d'air , il en résulterait que l'on en aurait inspiré onze cent quarante-deux atomes.

Cela posé, il est facile de s'expliquer pourquoi l'on tombe si promptement malade, quand on se trouve placé au milieu ou près de foyers d'air pernicieux, là où l'on dépose des substances animales ou végétales en putréfaction, des excréments, du sang, des chairs pourries, des poissons gâtés, etc.

Le mauvais air, quand il provient de substances animales, engendre des fièvres, qu'on appelle putrides et malignes, des typhus. S'il est dégagé par des végétaux qui se pourrissent, il cause des fièvres intermittentes; c'est ce qui se remarque près des marais, dans les pays où il y a des débordements. Notre instinct conservateur nous avertit par le sens et l'odorat de fuir ces lieux; mais notre apathie ou plutôt notre ignorance nous rend indifférents sur les dangers que nous courons en respirant un air vicié, ou nous empêche de les prévoir; il est vrai que ces dangers sont souvent éloignés, qu'ils ne se font sentir quelquefois que d'une manière incomplète et d'autant plus faible qu'on s'y est en quelque sorte habitué; cependant il est bien démontré que si l'on ne tombe pas toujours malade dans les lieux où l'air a perdu de ses bonnes qualités, l'on y jouit au moins d'une santé moins bonne; l'on y vit moins long-temps. Il suffit de consulter les statistiques médicales des grandes villes, pour s'assurer que la vie moyenne y est moins longue de huit, dix et douze ans, suivant la population, qu'à la campagne.

CHAPITRE VII.

De quelques causes particulières qui nuisent aux fonctions de la respiration, qui l'altèrent ou la suspendent.

Plantes, arbres, fleurs.

Si l'on place des fleurs ou une plante qui n'a que ses feuilles, sous une cloche de verre pendant quelques heures, de manière que l'air extérieur n'y puisse entrer, ni la lumière du soleil la frapper, et qu'ensuite l'on introduise sous cette même cloche une bougie allumée, bientôt la flamme de cette bougie perdra de son intensité, et s'éteindra ensuite. Si au lieu de bougie l'on y met un oiseau, on le verra bientôt souffrir, s'agiter, entrer en convulsions et puis mourir. Que s'est-il passé pendant le séjour de la plante et de l'animal sous le verre? L'air qui était sous la cloche a diminué en quantité et a perdu ses qualités. Une partie de l'oxigène de cet air a disparu et l'on trouve à sa place de l'acide carbonique en partie à peu près égale à ce qui manque d'oxigène. Ces expériences démontrent qu'il est dangereux de laisser dans sa chambre des plantes et surtout des fleurs, car le parfum ou l'arôme de celles-ci, de quelques-unes surtout, suffirait seul pour rendre malade. L'on a vu des personnes délicates se trouver très-mal de la respiration en chambre close de l'odeur des fleurs; d'autres en mourir.

Si la lumière du soleil donne sur la plante qu'on enferme, elle ne forme pas d'acide carbonique, et au lieu de perdre de son oxigène, elle en exhale au contraire. Ceci explique pourquoi, sous l'influence de l'action solaire, les herbes et les arbres sont si utiles pour exhaler de l'oxigène, et pourquoi il y a de l'inconvénient à rester après le coucher du soleil dans les bois ou trop près des grands arbres.

Fermentation du vin, du cidre, de la bière, des fours à chaux, eto.

L'on sait combien il est dangereux de fouler le raisin qui fermente, de rester dans les celliers où il y a des cuves ou des pièces renfermant de la bière, du cidre, en fermentation. L'on court le même danger au-dessus des fours à chaux, dans les puits profonds et souterrains. Dans tous ces lieux, c'est ordinairement du gaz acide carbonique qu'on respire. On le reconnait à la propriété qu'il a de suspendre la combustion, d'éteindre une chandelle allumée et de rougir la teinture de tourne-sol, etc.

Ce gaz nuit à la respiration , non-seulement parce qu'il tient la place de l'air respirable , mais aussi parce qu'il agit sur les poumons , à la manière d'un poison stupéfiant ; il fait mourir en deux minutes quand seulement il forme la cinquième partie de l'air que nous respirons ; comme il est plus lourd que l'air, c'est toujours dans les bas-fonds qu'il se trouve ; aussi il suffit souvent pour échapper à ses pernicieux effets de ne pas baisser la tête dans les lieux où l'on soupçonne qu'il existe. Quand on commence à le respirer, l'on ressent une sorte de spasme ou contraction à la poitrine, de l'engourdissement dans les membres ; bientôt arrivent une sorte d'ivresse, des vertiges, et l'on perd connaissance. Dans cet état la respiration est suspendue, et le sang cesse de circuler ou ne circule qu'avec une extrême difficulté. L'on est bientôt *asphyxié*. Le lait de chaux, les lessives alcalines, et surtout des courants d'air qu'on fait arriver par le bas, tout près du sol même, voilà les moyens dont on se sert pour s'en débarrasser.

Le gaz oxide de carbone et l'hydrogène carboné, qui se dégagent de la houille et du charbon , de la braise dont on se sert comme combustible, produisent des accidents à peu près analogues à ceux dont nous venons de parler. Ils causent des maux de tête, un sentiment de pression aux tempes, des palpitations, des vertiges, des nausées, la défaillance et la mort. Il faut supprimer les braisières, les fourneaux, etc., qui n'ont pas un courant établi sous une cheminée. Il est dangereux de fermer les soupapes de cheminées.

Dangers de l'air qui a été respiré.

Cent quarante-six Anglais assiégés, en 1745, dans le fort de Calcutta, sont forcés de se rendre au vice-roi de Bengale ; alors on les renferme dans une prison de dix-huit pieds carrés qui n'a d'autre ouverture que deux petites fenêtres garnies de fer et placées à l'orient. Ils éprouvent de la soif, une sueur abondante et une difficulté de respirer que la chaleur du climat contribue encore à augmenter. Aux gémissements, aux cris de rage, à l'expression du plus affreux désespoir, aux combats pour se disputer l'air, succède bientôt le plus affreux silence. Après la quatrième heure de leur réclusion, ceux de ces infortunés qui étaient encore en vie, et qui n'avaient pas respiré aux fenêtres, étaient tombés dans une stupidité léthargique; deux heures plus tard il n'existait plus que cinquante personnes. Enfin, le lendemain matin la prison fut ouverte, et de cent quarante-six hommes qui y étaient entrés la veille, il n'en sortit que vingt-trois vivants, parmi lesquels plusieurs moururent bientôt de la fièvre maligne des prisons. On ne peut guère aujourd'hui observer les effets de l'air non renouvelé, portés aussi loin, si ce n'est dans les vaisseaux destinés à la traite des nègres. (*Extrait du* Traité d'hygiène *du docteur Londe.*)

Dans tous les lieux où l'air a déjà passé par la poitrine des êtres vivants, ce n'est pas seulement du gaz acide carbonique qu'on respire, mais aussi du gaz azote en trop grande proportion et des vapeurs animales; aussi si l'on ne meurt pas d'abord asphyxié, l'on meurt plus tard d'un empoisonnement miasmatique, d'une espèce de typhus. Les animaux qui ont le système respiratoire fait comme le nôtre, courent les mêmes dangers, lorsqu'ils sont retenus dans des logements où l'air ne se renouvelle pas convenablement.

Tous les lieux où se rassemblent beaucoup de personnes, comme aux théâtres, etc., ont donc besoin d'un système de ventilation bien coordonné. Il faut que de huit pieds en huit pieds de haut, à commencer par le bas du sol, il y ait des courants insensibles d'air, mais suffisants cependant pour renouveler celui du lieu où on les établit. En outre des ouvertures ordinaires, l'on en pratique une au centre du plafond qui permet la sortie des gaz plus légers que l'air.

Les fonctions respiratoires s'altèrent : 1° par l'air qu'on respire dans les mines (Voyez *Hygiène sociale*, l'article profession; métiers, celui de mineur.);

2° Par l'air des fosses d'aisances (*Voyez* l'article *Vidangeurs.*);

3° Par l'air des cimetières et d'autres lieux où pourrissent des substances animales;

4° Par les émanations des étangs, des marais, des hôpitaux, etc.

CHAPITRE VIII.

Hygiène des fonctions excrétoires et sécrétoires.

Quand, par de bonnes digestions, nous avons fait un bon chyle ; que ce chyle, de concert avec le sang veineux auquel il s'est mélangé, a éprouvé, par les actes respiratoires, une modification qui lui était indispensable pour devenir un fluide nutritif, excitant et vital, le cercle de nos fonctions assimilatrices n'est pas complètement parcouru ; il reste encore dans le sang, qui est le produit du chyle, quelque chose qui ne doit point, ou qui ne doit plus en faire partie : un superflu, par exemple, d'humeurs aqueuses, et quelques autres principes qui doivent être expulsés de notre corps, soit par la sécrétion urinaire, soit par la sueur, ou toute autre excrétion ou exhalation. Mais avant ces fonctions, il en est une autre qui vient presque immédiatement après la digestion, et qui en est pour ainsi dire le complément ; nous voulons parler de la *défécation*.

PREMIÈRE SECTION.

De la défécation.

L'on appelle ainsi la fonction qui a pour but d'expulser le résidu alimentaire de la digestion, tout ce qui, enfin, n'a pu servir à la chymification. Cette fonction est d'une haute importance; quand elle ne s'accomplit pas d'une manière régulière, qu'il y a suspension trop prolongée, ou répétition trop fréquente dans les actes qui la constituent, l'on tombe dans un état de malaise ou de maladie, qui demande des soins particuliers. Les personnes constipées sont ordinairement d'un caractère morose, irritable; elles sont sujettes aux vapeurs, aux embarras du cerveau, etc.; celles qui sont trop relâchées sont exposées aux coliques, à l'abattement, la nutrition se fait mal chez elles; si cette situation continue, elles doivent se considérer comme malades, et se faire traiter comme telles. Le régime, dans ces deux cas tout opposés, doit nécessairement subir des modifications relatives à la nature de la cause qui détermine ces aberrations. En général, dans les cas de constipation incommode ou douloureuse, il faut peu manger, et éviter les aliments échauffants, les viandes noires, les liqueurs stimulantes, le vin, le café, etc.; faire usage des mucilagineux, des adoucissants, des végétaux, des fruits sucrés et acidulés, et ne boire que de l'eau; quelquefois il faut recourir à l'usage des bains tièdes et des lavements d'eau froide, etc. (1).

Quand, au contraire, il y a diarrhée, il convient, en attendant qu'on en ait reconnu la cause pour agir en conséquence, de se mettre à l'instant même à une diète complète, si l'on éprouve de la douleur ou de la fièvre; s'il n'y en a pas, l'on mange moins que de coutume; l'on prend de préférence des aliments légers, des féculents, comme la fécule de pommes de terre, panade, riz, œufs frais, etc., et l'on travaille peu; par l'usage de ces moyens fort simples, l'on peut éviter de graves maladies.

DEUXIÈME SECTION.

Sécrétion urinaire.

Cette fonction est, par rapport aux boissons, ce qu'est la précédente, relativement aux aliments solides; elle débarrasse le sang tout à la fois des fluides qui seraient nuisibles par leurs mauvaises qualités, et de ceux qui gêneraient par leur abondance. Cette fonction a pour organes deux glandes qu'on

---

(1) Les solliciteurs s'informaient aux valets de chambre de Richelieu s'il avait été à la garde-robe et de la couleur de ses selles; s'il y avait constipation, ils se retiraient : ce n'était pas le moment des faveurs.   M.

nomme reins, et qui font l'office de deux sortes de filtres ou d'émonctoires, qu'on pourrait croire intelligents; car ils ne sécrètent, ils ne séparent du sang qui leur est apporté par un vaisseau considérable, qu'on nomme artère rénale, que les liquides qui pourraient nuire par leurs excès ou par les principes qu'ils contiennent. Ces liquides sont déposés dans une espèce de poche ou de sac membraneux, qu'on nomme vessie urinaire; là, ils déterminent une sorte de chatouillement incommode, ou de picottement douloureux, qui constitue les besoins de l'expulsion, que tout le monde connait, et qu'il est inutile de décrire.

Ne pas satisfaire à temps à ce besoin, c'est risquer d'échauffer, et même d'enflammer la vessie et ses annexes, et d'amener une rétention d'urine, maladie qui devient souvent dangereuse. Il y a beaucoup de causes qui peuvent ralentir, augmenter, pervertir la sécrétion et l'expulsion des urines; parmi celles qui tendent à diminuer cette sécrétion, il faut mettre en première ligne tout ce qui augmente les fonctions de la peau et des membranes muqueuses, tout ce qui fait suer; car ces fonctions tendent à se suppléer mutuellement.

La fièvre et les maladies organiques qui conduisent à l'hydropisie, ralentissent, suppriment aussi la sécrétion des urines; les causes qui l'augmentent sont le froid et le resserrement de la peau; les boissons aqueuses, celles qui sont légèrement acides, comme les eaux de Bussang, de Seltz, et d'autres, qui renferment du gaz acide carbonique; le vin de Champagne, pour la même raison; toutes les tisanes ou boissons qui tiennent en solution quelques portions de sels neutres, comme le nitrate, l'acétate et l'hydrochlorate de potasse. Les asperges ont aussi cette propriété, et principalement celle de communiquer à l'urine une odeur désagréable que l'on peut convertir en celle de violette, en mettant dans le vase de nuit un peu de vinaigre.

La térébenthine, absorbée par la peau ou la respiration, ou prise par la bouche, donne aussi cette même odeur aux fluides urinaires ; le fruit du cactus opuntia, qui est agréable au goût, lui communique la couleur du sang.

Les causes qui troublent ou pervertissent la sécrétion urinaire sont particulièrement tout ce qui tend à irriter ou à enflammer les reins, les uretères, la vessie et son canal, comme l'abus du vin et de certains plaisirs ; les passions violentes, les nourritures échauffantes, le repos trop prolongé sur des lits de plumes, le travail trop assidu du cabinet. Les effets de cette perversion sur quelques constitutions débiles, cacochymes ou scrophuleuses, sont la formation de la gravelle et de la pierre, le diabète sucré ; dans quelques autres cas, l'hématurie ou pissement de sang. Dans le plus grand nombre des cas, le trouble de la sécrétion urinaire consiste dans un changementde proportion dans les éléments naturels de l'urine, ou dans l'altération de ses principes constituants, dans l'addition ou la formation de nouveaux principes ; dans ce dernier cas, ils sont souvent dus à une maladie étrangère aux organes qui forment l'appareil urinaire ; c'est ainsi que dans quelques fièvres intermittentes, on trouve dans les urines un acide rouge vermeil, s'attachant aux parois du vase, que M. Proust appelle acide rosacique ; dans les fièvres putrides, malignes, de l'ammoniaque ; dans la goutte, dans les maladies du foie avec jaunisse, on y trouve les principaux éléments de la bile ; dans les hydropisies, l'albumine ou l'acide acétique, ou une matière huileuse ; dans les maladies dites laiteuses, du caséum. Dans quelques maladies, l'urine est bleue, ce qui est dû à une autre substance découverte par M. Braconnot, et qu'il a nommé *cyanourine*.

Plusieurs des maladies des organes urinaires sont plus fréquentes et plus dangereuses pour les hommes que pour les femmes ; elles sont souvent la punition de l'ivrognerie ou du libertinage ; elles attaquent plus particulièrement les hommes d'un certain âge que les jeunes gens.

Les urines rouges, épaisses, âcres, brûlantes, exigent l'usage des boissons mucilagineuses, délayantes, des bains doux et tièdes, et l'abstinence de tout ce qui peut échauffer. Celles qui, dans un état de maladie, sont trop abondantes, crues, non colorées, comme de l'eau, demandent l'usage de quelques infusions antispasmodiques, si les personnes qui les rendent sont atteintes d'affections nerveuses ; des boissons chaudes et diaphorétiques, si ces urines sont l'effet du refroidissement de la peau. Celles qui sont mêlées de sang, ou chargées de graviers, de petites pierres, exigent un régime très-adoucissant, des sangsues à l'anus, des bains tièdes, etc. ; et puis, quand l'irritation ou l'inflammation des reins et de la vessie, qui est ordinairement la cause de la gravelle et de la pierre, est détruite, l'on peut recourir à l'usage des sels à base alcaline, comme le bi-carbonate de soude, les eaux de Vichy ou de Coutrexéville, qui en contiennent.

Les détails dans lesquels nous venons d'entrer prouvent qu'il faut posséder de grandes connaissances médicales et chimiques pour être en état de tirer des conséquences utiles de l'inspection des produits de la sécrétion urinaire.

Que penser donc de ces femmes sans études, et de ces hommes tout aussi ignorants, qui se mêlent de consulter les urines et d'ordonner des remèdes en conséquence? Que ce sont de vrais charlatans, en d'autres termes, de vrais fripons que l'autorité doit faire poursuivre et punir, non pas seulement comme des êtres coupables d'extorquer l'argent des sots qui se confient à eux, mais aussi comme de véritables empoisonneurs; car de deux choses l'une, ou les remèdes qu'ils ordonnent sont dangereux, ou ils sont inertes, sans vertus. Dans le premier cas, ils peuvent tuer ; dans le second, ils ne font pas de mal par eux-mêmes, mais ils tiennent la place d'un remède qui aurait pu guérir. Ils tuent donc en empêchant de guérir.

TROISIÈME SECTION.

De l'action sécrétoire ou exhalante de la peau et des membranes muqueuses.

La membrane qui recouvre tout notre corps joue un des plus grands rôles dans notre économie. Plus que tous nos autres organes ses fonctions sont multipliées, c'est-à-dire qu'elle en cumule un grand nombre; elle est non-seulement destinée à nous isoler de tous les objets extérieurs, à nous préserver du contact ou des impressions pénibles de plusieurs, mais elle sert aussi d'organe épurateur ou sécrétoire. En sa qualité d'organe sensible, elle est destinée à recevoir l'influence de la lumière, à supporter l'énorme poids de l'atmosphère, à absorber l'oxigène de l'eau, de l'air, à servir de conducteur au calorique et au fluide électrique.

La peau doit toujours être considérée comme organe sensible, organe de transmission, organe absorbant, organe exhalant.

Les membranes muqueuses sont la continuation de la peau; elles revêtent tous nos viscères, tout le tube digestif, jusqu'à l'anus, ainsi que les canaux de la respiration, depuis le nez, la bouche, jusqu'aux dernières ramifications des bronches dans les poumons. Elles sont à ces organes intérieurs ce qu'est la peau elle-même à l'égard des organes extérieurs, elles les fixent, les isolent et les protègent contre les continuels frottements des corps qui doivent être en rapport avec eux; elles sécrètent à cet effet un fluide doux, muqueux (d'où vient leur nom de muqueuses), qui, en les lubréfiant, facilite le passage des corps qui doivent être en rapport avec eux; elles font surtout l'office de sens interne, et nous avertissent en cette qualité des besoins des organes auxquels elles appartiennent. Ces membranes muqueuses sont en relations sympathiques continuelles avec la peau; elles la suppléent en partie dans ses fonctions; elles ressentent souvent les impressions qu'elle éprouve, elles partagent généralement ses souffrances; voilà pourquoi, quand la peau est frappée par le froid, que la transpiration est supprimée, elles s'affectent, s'irritent ou s'enflamment à divers degrés; de là différentes maladies, entre autres les rhumes, les fluxions de poitrine, les entérites, les diarrhées.

Au début de ces maladies, agissez sur la peau, rétablissez la transpiration, et vous les guérirez en peu de temps.

Il est encore plus facile de s'en préserver en évitant les passages trop brusques du froid au chaud. On prévient les effets des courants d'air froid et humide, des brouillards, en fortifiant la peau par l'exercice au grand air, par les frictions, les lotions et tous les soins de propreté, etc., et en l'abritant convenablement. A son tour, la peau partage les affections des muqueuses ; c'est ainsi que, lorsque l'exhalation pulmonaire est diminuée, celle de la peau augmente, que dans l'angine elle devient rouge. Dans les gastro-entérites elle change de couleur : elle devient terreuse, elle se couvre d'éruptions, etc.

Après avoir indiqué les rapports qui existent, à l'état de santé et de maladie, entre la peau et les membranes muqueuses, nous allons à présent étudier sommairement ces membranes dans chacune de leurs fonctions et relations particulières.

QUATRIÈME SECTION.

Fonctions exhalantes de la peau considérée dans ses rapports avec la lumière, le calorique et l'atmosphère en général.

Lumière. Ce fluide impondérable agit puissamment sur tous les êtres vivants, animaux et végétaux. Il est un des plus puissants stimulants de la vie. Sous son influence, les plantes prennent plus de couleur, acquièrent plus de consistance et de dureté ; leurs fluides sont plus sapides, plus colorés, plus amers, ou plus sucrés ou plus âcres, suivant, au reste, l'espèce de plante, l'époque de la saison, l'âge où l'on en fait usage. Privées de lumière, elles s'étiolent, c'est-à-dire tendent à devenir blanches ou jaunes ; leurs tissus deviennent spongieux, et les sucs qui les remplissent perdent une grande partie des propriétés énergiques qu'ils possédaient quand ils étaient sous l'influence de la lumière ; d'amers ou âcres qu'ils étaient alors, ils deviennent doux, mucilagineux ou sucrés, etc. Voyez ce qui arrive aux laitues, aux cardons, qu'on lie et serre pour les blanchir ; aux chicorées, qu'on tient enfermées dans le sable ou dans des lieux privés de lumière. Eh bien ! ces effets, dus pour la plupart à la présence ou à l'absence de la lumière sur les végétaux, se remarquent aussi chez les animaux et sur l'homme : la peau de celui-ci est d'autant plus colorée, plus épaisse, plus résistante, qu'elle a été soumise plus long-temps à l'action d'une vive lumière ; plus l'homme s'éloigne de l'équateur, quelle que soit d'ailleurs la chaleur artificielle dont il s'entoure, moins il a la peau noire ou cuivrée, plus ses teintes vont en se dégradant, plus, en d'autres termes, elles se rapprochent du blanc pâle, plus aussi son épaisseur diminue, et plus sa délicatesse augmente. Cette décoloration de la peau marche de pair avec d'autres effets : le sang diminue en couleur, il perd de ses principes les plus stimulants ; tandis que les fluides blancs ou lymphatiques augmentent en quantité, les glandes en énergie et en volume, les os perdent de leur solidité, la susceptibilité nerveuse augmente, l'esprit devient mobile, faible et capricieux comme celui d'un enfant.

Ainsi s'explique comment et pourquoi tous ceux qui vivent enfermés, privés du soleil, qui ne sortent que la nuit, comme font la plupart des habitants des grandes villes, et particulièrement les femmes du monde, ont une peau trop blanche, trop étiolée, qui fait mal ses fonctions ; pourquoi il y a tant d'indispositions qui tiennent aux intranspirations et à la faiblesse irritable du système nerveux ; pourquoi encore l'on rencontre tant de scrophuleux et de rachitiques, de bossus et de phthisiques, parmi les portiers, les cordonniers, les tisserands, qui habitent les caves ou autres lieux sans lumière et sans air pur ; et aussi parmi ces riches qui font du jour la nuit, et ne voient le soleil qu'à l'heure où il se couche.

Ces sortes de maladies sont bien plus encore à redouter pour ceux qui vivent sous terre, comme les mineurs ; et dans les cachots, comme les criminels.

La lumière est recherchée instinctivement par tous les êtres qui en ont besoin. La plante dirige sa tige et ses feuilles du côté du soleil. L'enfant aime et recherche le grand jour, il fuit les ténèbres.

Nos réunions en hiver, indépendamment de la compagnie

qui s'y rassemble, ne sont agréables qu'à cause de la lumière
et du calorique qui s'y trouvent. Chacun connaît la différence
qu'il y a, sous ce rapport, entre un poêle qui ne donne que
la chaleur sans lumière, et une cheminée qui chauffe suffisamment sans priver du plaisir de voir la flamme du feu. Il
faut dire que si le défaut de lumière attriste, son excès irrite
les yeux et fatigue la tête, surtout quand elle est vacillante,
comme dans l'éclairage au gaz.

Le sentiment instinctif de notre bien-être est donc, dans
l'usage hygiénique de la lumière, un bon régulateur.

CINQUIÈME SECTION.

Du calorique et de sa soustraction ou du froid.

Il en est, sous quelques rapports, de cet agent comme de
la lumière : c'est un modificateur indispensable à tous les êtres
vivants, une condition de leur existence ; sans lui, tous les
corps seraient solides, sans action chimique et physiologique.
Quand ce fluide ne se développe pas en nous suffisamment, ou
plutôt quand l'air et les autres corps qui nous entourent en contiennent trop peu pour qu'il nous arrive, qu'au lieu de nous en
céder ils nous en enlèvent à chaque instant, alors nous souffrons du froid. Si cette souffrance est permanente, notre sang,
toutes nos humeurs, sont incessamment refoulés à l'intérieur,
la circulation se fait mal, nos tissus perdent leur faculté de
réagir, ils restent sous l'effet stupéfiant du froid ; les exhala-
tions de la peau sont suspendues, la vie tend à s'éteindre, ou
au moins elle languit ; ou si elle s'insurge, c'est pour amener la
gangrène, là où elle a voulu reprendre son empire ; c'est là du
moins ce qui a lieu chez des êtres faibles, mal abrités, mal
nourris, ou privés d'exercice.

Si la sensation du froid n'est pas trop forte, qu'elle soit suivie quelque temps après d'un sentiment de chaleur, alors le
froid est ce qu'on appelle tonique ; il fortifie, il augmente
l'appétit, il fait bien digérer.

Séparée de la lumière, l'action calorifique, quand le thermomètre marque plus de 15 à 18 degrés, est débilitante pour la majeure partie de nos organes, et irritante pour d'autres.

En échauffant trop la peau, en excitant la transpiration, dont elle est le siége, en raréfiant outre mesure nos fluides, et surtout l'air que nous respirons (*voy*. l'article *Respiration*), elle diminue l'élasticité des solides, abat les forces musculaires, etc.; en même temps elle irrite les membranes muqueuses de la gorge, de l'estomac et des intestins, de manière à exciter un sentiment de chaleur, à causer une soif intense, etc. Si la cause de ces effets continue, le foie augmente de volume et d'activité, la bile est sécrétée en abondance, tout l'appareil gastrique devient plus impressionnable, ses besoins changent : le dégoût des viandes survient pour faire place à celui des végétaux, des fruits acides. Il y a alors disposition aux gastrites, aux maladies dites bilieuses, au choléra, aux vomissements noirs.

Le tempérament tend à se modifier, à se changer, si l'action de la lumière vient à se joindre à celle du calorique, et que l'air soit sec en même temps que chaud. Cette modification ou ce changement aura pour résultat d'établir la constitution bilieuse, sèche et nerveuse. (Voyez ces articles.) Si, au contraire, la chaleur agit avec le concours de l'humidité, et sans être suffisamment contrebalancée par l'action réunie de la lumière et des exercices, alors, le tempérament deviendra lymphatique, et les maladies propres à cette constitution surgiront bientôt.

Voilà qui explique pourquoi, dans les pays très-chauds et humides ; comme dans la Basse-Égypte, dans les vallées de l'Inde et de l'Amérique du Sud, l'on voit tant de personnes chargées d'une graisse scrophuleuse, attaquées de crétinisme, de rachitisme, et d'autres maladies que les excès vénériens développent énergiquement. L'on sait que la grande chaleur pousse au libertinage.

L'air très-chaud, partout où il est joint à l'humidité, expose encore à d'autres dangers : il aide au développement des épidémies ; il favorise toutes les contagions et augmente la malignité de beaucoup de maladies. Il favorise la décomposition et la fermentation putride ; il vaporise ou réduit en gaz une foule de substances malsaines , c'est ce qui fait qu'il est dangereux d'habiter dans les climats brûlants, près des mers, des fleuves et des marais, partout où il se fait des dépôts de substances animales ou végétales susceptibles de se corrompre...

Pour éviter les fièvres de mauvais caractère qui vous y menacent, il faut se garder de sortir le soir, après le coucher du soleil, ne prendre l'air que le matin, après la vaporisation de la rosée, suivre un régime de sagesse et de sobriété.

La chaleur qui va jusqu'à brûler, produit, quand cette brûlure est au minimum, pour unique symptôme , une douleur incommode ; à quelques degrés de plus, une irritation, suivie de rougeurs et d'un commencement d'inflammation, mais sans destruction de l'épiderme ; quelques degrés de plus , celui-ci se lève en cloches ou ampoules, il y a dénudation de la peau, suppuration.

La brûlure étant plus forte encore, il y a désorganisation des tissus, gangrène.

Des lotions, jusqu'à la formation des escharres, avec parties égales d'huile d'olive et d'eau de chaux seconde par-dessus du papier brouillard imbibé de la même solution, puis , un linge fenétré, couvert de cérat et de charpie, et à la chute des escharres, un cataplasme émollient, sont la base du traitement des brûlures.

SIXIÈME SECTION.

Du fluide électrique.

C'est par la peau que ce fluide nous pénètre et que nous en recevons les influences diverses.

Tous les ouvrages de physique nous apprennent que la terre, ce globe que nous habitons, en est la source intarissable, le réservoir commun ; que la matière électrique se modifie de deux manières, ou plutôt qu'elle se compose réellement de deux éléments distincts, jouissant chacun de propriétés différentes ; que l'un de ces éléments est appelé fluide vitré , parce que le frottement le développe sur les substances vitreuses, et l'autre, fluide résineux, parce que la même cause le développe sur les résines, comme dans la cire à cacheter ; qu'à l'état d'expansion et de liberté, les éléments électriques de natures différentes s'attirent ; que l'effet contraire a lieu entre les éléments de même espèce, c'est-à-dire que lorsqu'ils sont semblables, ils se repoussent. Quand ces éléments dissemblables sont combinés ensemble dans des proportions exactes, ils se neutralisent, et n'annoncent, dans l'état ordinaire, aucun effet appréciable ; mais aussitôt que l'un d'eux vient à être accumulé sur quelques points, par l'effet du frottement ou de la chaleur, et de manière que les proportions voulues pour qu'il soit neutralisé par l'autre fluide qui s'y trouve, soient dépassées, alors, il y a, à l'instant, disposition active à la manifestation des phénomènes sensibles, c'est-à-dire que tout corps électrisé dont les deux fluides ont cessé de s'équilibrer, et qui est mis en contact avec un autre corps, et lui communique une partie de son électricité, est reconnu *bon conducteur* de l'électricité : tous les métaux, tous les liquides (l'huile exceptée), et un grand nombre de substances animales, qui n'ont pas la propriété d'isoler la matière électrique, la laissent passer facilement ; et, par opposition, l'on appelle *mauvais conducteurs*, ceux qui interceptent sa circulation, comme le verre, l'air sec, les résines, la soie ; quand les corps dans lesquels l'électricité est développée se trouvent sans communication directe avec d'autres corps qui jouissent de la propriété conductrice, on les dit *isolés*.

Lorsqu'il y a différence entre l'électricité de la terre et celle de l'air ; que l'équilibre entre celui de notre planète et son atmosphère est rompu ; que des orages se préparent pour rétablir cet équilibre ; alors, nous pouvons en être impressionnés de plusieurs manières. Si nous sommes faibles, irritables, nerveux, nous éprouvons du mal-être, de la gêne à respirer et à digérer, des spasmes, et quelquefois des vertiges, ou simplement un sentiment d'accablement, parfois une sorte d'agitation... Si nous souffrons ainsi, est-ce parce qu'une partie de notre fluide électrique nous est soutirée par l'air chaud, ou les nuages, ou plutôt n'est-ce pas parce que nous nous trouvons placés dans l'atmosphère des courants électriques, et plus électrisés qu'il ne nous convient? La question est jugée différemment. Quoi qu'il en soit, c'est un fait que beaucoup de personnes souffrent, quand il y a disposition à l'orage, et que, pour pallier cette souffrance, il est nécessaire, les jours qu'on le prévoit, de peu manger à la fois, de rester dans une chambre où l'air ne soit point trop chaud et trop raréfié, de prendre des bains frais; mais ces indispositions ne sont rien, en comparaison de ces décharges électriques, foudroyantes, qui peuvent, dans quelques cas, nous atteindre, nous brûler ou nous tuer. Des faits tendent à prouver que c'est quelquefois la terre qui se décharge sur les nuages; alors, l'on pourrait en être atteint de bas en haut, par les pieds; mais, le plus souvent, c'est des nuages que la foudre part pour s'élancer vers la terre. Eh bien! dans ces cas, il y a des précautions à prendre, et que l'hygiène doit indiquer. Comme l'expérience nous a appris que ces décharges électriques aiment à suivre la direction des courants d'air, il faut donc faire en sorte de ne pas se trouver dans la direction de ces courants; de ne point suivre, en temps d'orage, le cours d'une rivière, ni fendre l'air par des courses à cheval, en voiture ou à pied; il faut rester immobile dans une chambre, ne point en ouvrir les fenêtres et les portes, ou se coucher à terre si l'on est surpris à la campagne. Mais, une précaution plus importante à prendre, c'est d'éviter le voisinage des lieux élevés, de ne jamais se placer sous les arbres; car tout ce qui s'élève en pointe a la propriété d'attirer la matière électrique, *le tonnerre*. Il y a donc double imprudence de se rendre aux églises, pendant les orages, et quand l'on établit des courants d'air par les mouvements imprimés aux cloches.

Comme les faits sont plus convaincants que les raisons physiques, nous allons terminer cet article par la citation de plusieurs qui sont bien authentiques :

Pendant la nuit du 14 au 15 d'avril 1718, le tonnerre tomba

en Basse-Bretagne, dans l'espace qui sépare Landernau de Saint-Paul de Léon, sur vingt-quatre clochers, et de préférence sur ceux dans lesquels on sonnait pour l'écarter.

Le 11 juillet 1819, tandis qu'on sonnait dans le village de Château-Vieux, à l'occasion d'une cérémonie funèbre, la foudre fondit sur l'église, tua neuf personnes sur la place, et en blessa quatre-vingt-deux autres. Enfin, dans l'espace de trente-trois ans, la foudre a frappé trois cent quatre-vingt-six clochers, et tué cent trois sonneurs. Ce terrible résultat devrait bien faire ouvrir les yeux de l'autorité sur un préjugé encore existant aujourd'hui. (Extrait de l'*Hygiène* de M. Loude.)

Nous ajouterons qu'on devrait aussi exiger que les sciences qui s'appliquent aux premiers besoins des hommes, comme la physique, la chimie, l'agriculture, fissent partie des études des prêtres ; alors, que d'erreurs ils pourraient détruire, que de vérités ils pourraient propager et que de bien ils pourraient faire !

SEPTIÈME SECTION.

De l'influence de la pesanteur de l'air sur la peau et de celle de quelques autres de ses propriétés.

Nous avons vu quelle action l'air exerçait sur la respiration par suite des variations qu'il subissait dans sa densité et sa pesanteur.

Nous avons à examiner, dans ce moment, les effets qu'il produit sur la surface de notre corps, par la compression plus ou moins grande qu'il y exerce, à raison aussi de son poids et de quelques autres de ses propriétés.

D'abord, remarquons que par son oxigène il opère sur le sang des capillaires de la peau une modification analogue, par ses résultats, à celle qui est due à l'acte respiratoire, comme nous le ferons voir, quand nous parlerons de l'absorption de cette membrane ; que, de plus, par la faculté qu'il a d'altérer l'humidité, il s'empare des vapeurs que notre peau exhale et aussi de son calorique, ce qui contribue beaucoup à nous refroidir, et quelquefois trop, surtout quand il y a ventilation, agitation dans le mouvement de ce fluide.

Il est démontré que le poids d'une colonne d'air qui pèse sur un corps quelconque est égal à une colonne d'eau de 32 pieds de hauteur, laquelle colonne, bien entendu, a un diamètre semblable à celui de la colonne d'air ; or, le pied cube d'eau pèse 70 livres, par conséquent, une colonne d'eau qui aurait 1 pied carré de base, pèserait 32 fois 70 livres, c'est-à-dire 2,240 livres.

Maintenant, admettez que toute la surface de la peau d'un homme de moyenne grosseur, ou de 5 pieds et plusieurs pouces de haut, soit de 15 pieds carrés, ce qui est à peu près cela, vous aurez à peu près quinze fois 2,240 livres pour poids total que supporte le corps de cet homme, c'est-à-dire 33,600 livres.

Ce poids va décroissant en proportion de la diminution de la hauteur de la colonne atmosphérique, par conséquent aussi en proportion de l'abaissement du mercure dans le baromètre ; ce qui a lieu chaque fois qu'on monte sur des montagnes ou qu'on s'élève par le moyen d'aréostats. Ce fluide perd de sa densité et de sa pesanteur spécifique quand il est raréfié par la chaleur. Cette pesanteur est à celle de l'eau, à la température de 10° + 0, comme 1 à 811,51, en sorte que l'air est 811 fois et 1/2 plus léger que l'eau, et qu'à poids égal il occupe un espace 811 fois et 1/2 plus grand.

Cette énorme pression de l'air sur notre corps est d'une nécessité de tous les instants, car aussitôt qu'elle diminue considérablement et avec promptitude, comme lorsqu'on s'élève au-dessus de 2,000 toises, alors, nous éprouvons de la difficulté à respirer et à nous mouvoir, il nous survient des vertiges, des tintements d'oreilles, etc. ; cet état de souffrance augmente si nous persistons à nous élever, etc.

L'air qui est dans nos viscères et dans toutes nos humeurs fait équilibre, par son ressort, à cette pression atmosphérique ; d'ailleurs, cette pression se faisant uniformément sur tous les points de notre corps, en haut comme en bas, d'un côté comme de l'autre, elle se contrebalance par le moyen de nos fluides, et par leur raréfaction, suite de leur température. Nous supportons un poids bien plus considérable en plongeant dans l'eau. Cet équilibre est rompu pour la généralité des hommes, chaque fois que le baromètre fait pour mesurer les hauteurs tombe, à partir du niveau de la mer, au-dessous de ses 28 pouces et plus; ou, ce qui est la même chose, quand on s'élève d'environ 3,400 toises au-dessus du même niveau de la mer (chaque 100 toises qu'on s'élève fait baisser d'un pouce le baromètre). Cet équilibre est rompu d'une manière non douteuse aussitôt que par suite d'une ascension sur les hautes montagnes, l'on éprouve des vertiges, des tintements d'oreilles, des crachements de sang, etc.; ces symptômes sont une preuve que l'air de notre intérieur n'étant plus assez pressé, se dilate, et tend à s'échapper avec les humeurs qui le renferment.

Au surplus, ces effets sont subordonnés à la force de résistance des individus, à la rapidité plus ou moins grande avec laquelle ils gravissent.

La pression moyenne de l'air atmosphérique, celle qui correspond à une élévation de 50 à 100 toises, et 200 toises au plus, au-dessus du niveau de la mer, est celle qui paraît le mieux convenir à la santé de la généralité des hommes. Il faut en excepter ceux qui ont les poumons irritables, qui auraient des dispositions aux anévrismes, et ceux aussi dont la fibre est sèche et très-excitable; ceux-là se trouvent mieux d'un séjour dans les lieux bas, où l'air est moins vif.

Dans nos climats, et à une latitude qui est au moins de 45 degrés (on sait que l'atmosphère a plus d'élévation dans les régions équatoriales), la santé paraît souffrir quand on persévère à vivre à une hauteur dépassant de plus de 1,000 toises le niveau de la mer.

Les religieux du mont Saint-Bernard en ont fait, nous dit-on, l'expérience; mais on sait aussi que l'habitude, contractée dès l'enfance, nous rend possibles et faciles beaucoup de choses qui, sans cela, seraient très-nuisibles.

La plus grande variation dans la hauteur du mercure du baromètre est de 3 pouces. Il en résulte la démonstration, par suite de calculs analogues à ceux que nous venons de rapporter, que la totalité de la superficie de notre corps peut supporter, en certains temps plus que dans d'autres, un poids égal à 3,890 livres. Le temps où l'on supporte cet excédant de poids est précisément celui où on est plus actif, plus léger, et jamais, au contraire, on ne se trouve plus lourd, plus difficile à mouvoir, que lorsqu'on supporte en moins cette quantité de pression, ce qui prouve que ce n'est pas aux variations de pesanteur qui ne s'élèvent qu'à quelques milliers de livres qu'il faut attribuer les diverses influences que l'air atmosphérique exerce sur nous, mais plutôt aux changements brusques qui s'opèrent dans son état hygrométrique, dans sa température, en même temps dans sa densité, et surtout à ce que, sous ce même volume, il contient plus ou moins d'oxigène et d'électricité.

HUITIÈME SECTION.

De l'influence de la température froide de l'air sur la peau et les muqueuses.

Les différents degrés de température produisent sur nous des effets qui sont variables suivant notre âge, la susceptibilité particulière de chaque individu, laquelle est elle-même subordonnée à l'état de nos forces, qui varient suivant le genre d'aliments que nous prenons, et l'exercice que nous faisons, et surtout d'après nos habitudes. Ces effets ne tiennent pas précisément à la diminution de notre propre chaleur, puisque, quelle que soit la température de l'air qui nous environne, celle de notre sang est toujours à 33 degrés ; mais ils tiennent aux efforts que font nos organes pour résister à la soustraction du calorique et à la sensation pénible qui accompagne ces efforts.

Pour procéder avec ordre, admettons trois principaux degrés de température froide que nous voulons mesurer, non par le thermomètre, la science est de trop quand elle n'est pas nécessaire, mais estimer par leurs effets physiologiques sur notre organisme.

La première sera la température froide légère, celle que nous ressentons lorsque le thermomètre baisse tout-à-coup de 10 à 12 degrés; en le supposant à 15 ou 18 degrés, il y a resserrement de la peau, suspension de la perspiration cutanée; le sang s'accumule dans les viscères intérieurs, surtout dans les poumons; de là, difficulté de respirer, ensuite réaction salutaire, et action tonique du froid à ce degré.

La deuxième est celle qu'on remarque lorsqu'il descend de 8 à 10 degrés plus bas. Augmentation des effets précédents.

La troisième est depuis ce degré jusqu'au 38e et plus, c'est-à-dire celle qui produira sur nous une sorte de froncement de la peau, accompagné de pâleur du visage, de frissons et sensations incommodes. Généralement, ces effets peuvent être produits par un froid de 4 à 8 degrés au-dessous de 0, tout comme par un froid de 15 à 20 degrés; cela dépend de la manière de sentir, de l'habitude qu'on a du froid, de la force.

S'il y a persévérance dans les effets de ce froid, quels que soient ses degrés, sans qu'il y ait réaction suffisante, il y aura bientôt débilité, affaiblissement; il sera sédatif, ennemi de la vie; il fera d'autant plus de mal qu'on sera plus près des termes de la vie, plus affaibli, plus mal nourri. Si ce froid est humide, ses effets débilitants en seront augmentés; mais s'il ne produit sur notre peau que des effets instantanés, qu'il y ait réaction et bientôt réchauffement, etc., alors il agit comme fortifiant; à l'état de bonne santé, le froid n'agit sur les membranes muqueuses que d'une manière indirecte, ces membranes sont, à l'exception de celles de la bouche et des voies aériennes, à l'abri de son contact immédiat; cependant, s'il est arrivé à un certain degré, s'il y a courant d'air, si surtout il s'accompagne d'humidité, il dispose les membranes à s'enflammer, et cet effet est principalement causé par la sympathie qu'exerce la peau sur ces mem-

branes ; si celle-ci est suffisamment couverte, cet effet n'aura
pas lieu.

Le froid, porté au-delà de nos forces de résistance, agit ou
d'une manière générale sur tout le corps, ou d'une manière
particulière sur quelques parties seulement ; dans ce premier
cas, voici les effets qu'il produit :

1° Il cause une sensation très-pénible sur la superficie
du corps la plus exposée à son action ; il comprime la poitrine ;

2° Il resserre tous les pores de la peau, il la rend pâle,
violette ; il fait refluer le sang des vaisseaux vers l'intérieur ;
il diminue ensuite la sensibilité par degrés plus ou moins
rapides, et finit par engourdir les muscles, stupéfier les sens
et paralyser le cerveau, et tomber dans une sorte d'ivresse
qui ressemble à un véritable sommeil, auquel on cède d'autant plus facilement qu'il n'est pas sans attrait. Cet état est-il
persévérant, il est bientôt mortel. C'est de cette manière
qu'ont péri tant de soldats. Quand on sent les premiers symptômes, il faut accélérer sa marche et arriver au plus voisin
gîte pour là se tenir au frais, loin de tout poêle ou cheminée,
et se faire frictionner, d'abord le nez, les oreilles, les pieds,
les mains, ensuite les jambes, les cuisses et les bras avec de
la neige ou de l'eau froide, tandis qu'on frictionne avec de
l'eau-de-vie ou du vinaigre la région du front, celle du
cœur et de l'estomac ; ensuite faire avaler au patient quelques
cuillerées de bouillon ou de vin, en prenant toujours la précaution de ne le réchauffer que par degrés insensibles, sans
brusquer les transitions, sans quoi l'on causerait la mort
d'une manière certaine.

Dans le second cas, le froid a concentré ses effets pernicieux sur quelques parties du corps seulement, l'on a le nez,
les oreilles ou les pieds ou les mains tout-à-fait engourdies, à
peine peut-on les remuer ; elles sont dans un véritable état de
torpeur et d'insensibilité. Quelquefois, cependant, on ressent de vives douleurs, c'est quand les réactions recommen-
cent ; mais le reste du corps est en bon état.

Il y a des précautions à prendre tout-à-fait pareilles à celles que nous venons d'indiquer :

1° C'est de fuir le feu : le contact de tout ce qui est chaud ferait arriver bien vite la gangrène ;

2° D'employer la neige ou l'eau froide pour frictionner ces parties ; de continuer les frictions jusqu'à ce qu'elle se dégèlent;

3° Il faut, plus tard, n'approcher du feu que par degrés, et que lorsqu'elles sont revenues à leur état naturel.

NEUVIÈME SECTION.

Des engelures.

Le froid, agissant d'une manière moins prompte et moins active, mais plus prolongée, est souvent suivi chez les personnes faibles, chez les enfants et les femmes, particulièrement chez celles qui sont d'un tempérament lymphatique, d'une espèce de gonflement douloureux aux doigts, aux mains et aux pieds, qui a tous les caractères d'une inflammation lente, peu active et qui passe facilement à l'état chronique. On les traite d'abord par les adoucissants, si elles sont bien douloureuses, ensuite par les bains ou des lotions d'eau légèrement salée et grasses, etc. Si cela ne suffit pas, on a recours aux applications de chlorure de chaux avec frictions d'onguent mercuriel à petites doses, et seulement tous les deux ou trois jours, crainte de déterminer la salivation. Ces moyens les guérissent ordinairement en très-peu de temps; au surplus, consultez un médecin.

DIXIÈME SECTION.

Du froid comme remède.

Nous l'avons déjà dit, quand la sensation du froid est modérée, ou, ce qui est la même chose, lorsqu'on s'y est habitué graduellement, ou lorsqu'on en tempère les effets trop vifs par un exercice des muscles, l'action de glisser, ou lorsqu'on use d'aliments substantiels, de viandes rôties, de bons vins en petite quantité, il n'agit plus que comme un stimulant, un tonique, à la manière des bains frais ; il convient aux personnes qui ont besoin de ranimer leurs forces, à tous ceux en général qui n'ont pas la poitrine malade ni les entrailles irritées ou qui ne pèchent pas par excès de forces musculaires, et surtout par des dispositions aux inflammations.

Le froid est aussi employé contre la brûlure (*voy*. l'article *Calorique*), et aussi comme révulsif dans les inflammations du cerveau, les fièvres cérébrales, etc. Ici nous devons faire une remarque qui doit profiter aux médecins. Chaque fois qu'un corps froid est appliqué sur nous, il nous enlève plus ou moins de calorique ; mais pour remplacer ce calorique enlevé, et rétablir l'équilibre, il s'établit bientôt du dedans au dehors des courants de chaleur qui viennent réchauffer outre mesure la partie refroidie, de sorte que si l'on ne continue pas sans presque d'interruption l'application réfrigérante, elle réchauffe au lieu de refroidir.

CHAPITRE IX.

Hygiène des fonctions des membranes muqueuses.

Nous avons déjà dit que ces membranes sont la continuation de la peau, que relativement à nos organes intérieurs elles en exercent les fonctions ; qu'elles en diffèrent par leur couleur qui est d'un rose rouge, par l'humeur qu'elles sécrètent, qui est un mucus plus ou moins épais, comme on le voit quand on se mouche, quand on crache, etc. Ces membranes servent aussi, comme la peau, d'organes de sensations particulières. Elles reçoivent, chacune selon un mode qui lui est propre, les impressions des corps qui entrent en contact avec elles. Elles sont les instruments de beaucoup de désirs, le siége d'un grand nombre d'appétits, tant à l'état normal qu'à l'état de maladie.

Celles de la bouche, de la langue, nous font connaître les substances alimentaires qu'il faut admettre ou repousser, elles nous mettent à même de juger les corps sapides, et de nous prononcer sur les convenances des unes et de la disconvenance ou du danger des autres. Ces membranes, à l'état d'échauffement, d'irritation ou de dessèchement, ne sécrètent plus assez de mucus pour en être lubréfiées ; alors elles nous font sentir le besoin des corps liquides, humectants, ou ce qu'on appelle l'appétit des boissons, la soif, appétit qu'il ne faut satisfaire que lentement, quand il est très-vif, et pas avec des liquides très-froids, quand l'on a fort chaud. (*Voy. Boissons.*)

Celles de l'estomac nous font connaître la faim à l'état de santé, et la satiété ou le dégoût à l'état de plénitude et de maladie.

L'hygiène veut que nous nous conduisions en conséquence de ces sensations, que nous cessions de prendre quand il y a satiété, que nous ne surmontions pas notre répugnance pour avaler des aliments, que nous ne laissions pas aller trop loin notre appétit, car le jeûne est nuisible. En étudiant ces membranes à l'état de maladie, et lorsqu'il y a perversion dans l'exercice de leurs fonctions, on reconnait qu'elles sont le siége, la véritable source d'une infinité de désirs, plus ou moins vagues ou plus ou moins fixes et déterminés, et qui, dans quelques-unes, vont jusqu'à la passion la plus vive. De là des entrainements à des actes que la raison désapprouve et que la volonté ne peut maîtriser; ces bizarreries, ces délires, ces monomanies qu'on remarque dans certaines gastro-entérites, n'ont pas d'autres causes, ainsi que celles qu'on observe à la suite d'ingestions de liqueurs fortes, et chaque fois qu'il y a une grande irritation, quelle qu'en soit la cause. Voyez aussi que d'aberrations dans les penchants à l'époque de la puberté.

Nous devons donc fuir tout ce qui peut agacer, irriter, échauffer nos membranes muqueuses, et craindre l'usage des liqueurs fortes, du poivre et autres épices, du tabac trop âcre, des acides trop concentrés, des vinaigres trop forts, car tout cela peut devenir très-dangereux, surtout si l'on en abuse.

Chaque fois que la bouche a besoin d'être humectée ou lavée, il faut préférer l'eau à tout autre liquide, et ne l'employer ni trop chaude, ni trop froide, surtout à cause des dents, qui craignent tous les extrêmes de température.

Pour les muqueuses de l'estomac et des intestins, voyez l'article *Boissons*.

Pour celles des poumons, voyez *Respiration*.

Quant aux soins de propreté que peuvent exiger d'autres membranes muqueuses, nous renvoyons à l'article *Bains*.

Rappelons ici qu'on ne peut pas activer les fonctions de l'une des membranes sans diminuer celles des autres et celles de la peau ; voilà pourquoi, en augmentant l'exhalation de celles de l'estomac et des intestins par un vomitif ou un purgatif, par exemple, l'on diminue l'exhalation pulmonaire, et aussi la transpiration qui se fait par la peau.

CHAPITRE X.

Des organes sécrétoires glandulaires.

Ces organes ont pour but, comme les membranes muqueuses, de séparer du sang une humeur quelconque, mais ils sont plus compliqués dans leur organisation que ces membranes, l'humeur qu'ils sécrètent n'est pas uniquement utile au lieu où elle est déposée, ils ont un parenchyme particulier, un tissu inextricable de vaisseaux contournés sur eux-mêmes, et généralement un canal pour porter le produit de leur élaboration dans un réservoir particulier. Elle est destinée à être transportée pour être employée à des usages différents, suivant la diversité des appareils.

Ces organes se composent de ce qu'on appelle glandes,

d'un canal defférent, d'un réservoir et d'un canal excréteur ou efférent.

L'on compte dans l'espèce humaine sept espèces de glandes, savoir : 1° celles qui dans chaque œil sécrètent les larmes, qu'on nomme lacrymales ; 2° les salivaires ; 3° les pancréatiques ; 4° la glande biliaire ou le foie ; 5° les glandes mammaires ou les mamelles; 6° les glandes de la sécrétion urinaire ou les reins ; 7° chez l'homme, les glandes spermatiques.

Sécrétion lacrymale.

La glande lacrymale est la plus petite, comme la glande biliaire, ou le foie, est la plus grande et la plus grosse.

La première fournit une humeur limpide, qui doit lubréfier le globe de l'œil, en faciliter les mouvements, délayer la poussière et autres corps étrangers et irritants, et en faciliter l'expulsion.

Ces glandes ont, en outre, un but moral, c'est de donner à l'œil une expression de douceur et de tendresse, c'est de rendre ce qu'on appelle le regard humide voilé ; c'est d'aider à l'expression et à l'inspiration les sentiments de pitié, de tendresse et de compassion, aussi tous les êtres timides, comme les enfants et les femmes sensibles, ont ces glandes très-actives ; elles sont considérables chez les chevreuils, les antilopes et la biche ; elles sont peu actives ou peu développées chez les hommes qui ont les yeux petits, le caractère dur, chez les êtres féroces.

Quand la sécrétion des larmes est en défaut, que l'œil en est irrité, brûlant, il faut le laver, l'humecter avec des eaux mucilagineuses, comme celle de guimauve. Quand les larmes sont abondantes et corrosives, comme on le remarque dans les rhumes, dans les longs chagrins, il faut, en attendant qu'on ait remédié à la cause, en combattre les effets par des lotions propres à neutraliser la soude qui donne aux larmes ce caractère d'âcreté dont nous venons de parler, telles sont les eaux mucilagineuses, battues et mélangées avec une très-petite quantité d'huile bien pure et bien douce.

Sécrétion salivaire.

Celle-ci est opérée par trois paires de glandes, dont les conduits excréteurs aboutissent aux côtés internes de la bouche et sous la langue.

La salive sert à la mastication, à la déglutition des aliments; elle leur fait éprouver une première modification qui est déjà comme un premier degré de digestion : mêlée au mucus que fournit la membrane qui tapisse l'intérieur de la bouche, cette humeur sert à humecter la langue et les lèvres, à faciliter la parole ; elle est donc fort utile, c'est dire qu'on a tort d'en exciter la sécrétion hors des repas en mâchant du tabac ; cette mauvaise habitude ne doit tout au plus être tolérée que dans les voyages sur mer, quand les gencives ont besoin d'être stimulées pour perdre la flaccidité scorbutique qui les menace; les expuitions de salive ou les crachats sont blâmés par l'hygiène, quand ils n'ont pas pour cause le dégoût ou la nécessité de rejeter de la bouche les substances nuisibles ou qui répugnent.

La salive s'altère et prend des propriétés dangereuses dans les accès de forte colère. L'on a vu la gangrène et même la mort survenir après la morsure faite par des personnes qui tombent dans des fureurs colériques.

La rage, qui peut être considérée comme un autre genre de fureur, se communique par l'inoculation de la salive.

La lotion des plaies où la salive d'enragé a pu être déposée, la cautérisation de ces mêmes plaies et l'application des chlorures, voilà les moyens qu'on lui oppose. Il faut, quand on a été mordu par un chien sur lequel on a des doutes, se faire immédiatement cautériser avec un fer rouge ; il vaut mieux supporter une opération inutile que de s'exposer à mourir de la rage qu'elle aurait empêchée.

Sécrétion pancréatique.

Le pancréas est un assemblage de granulations glandulaires qui forment des lobules couchés transversalement au-devant de la première vertèbre; son tissu est analogue à celui des glandes salivaires ; comme elles il fournit un fluide incolore, visqueux, qui concourt à imbiber le bol alimentaire en se mélant aux sucs dont il est déjà imprégné pour préparer l'acte de la chymification.

De la sécrétion biliaire.

La sécrétion de la bile est essentiellement liée à la digestion et surtout à la formation du chyle. Le foie, qui est chargé de cette sécrétion, est un organe très-volumineux qui occupe sous les fausses côtes presque tout le côté droit et le tiers antérieur de l'épigastre du même côté ; cet organe est fort exposé à être blessé par l'effet des chutes, des coups, etc. Il est en sympathies très-actives et très-fréquentes avec l'estomac, le poumon, plus encore avec l'intestin duodenum dans lequel il verse le fluide biliaire qui doit servir à la chymification ; cette sympathie explique pourquoi les irritations, les inflammations de ces organes, affectent le foie, troublent, altèrent l'élaboration biliaire, et rendent malade cet organe.

Les causes qui exercent une grande influence sur le foie et ses fonctions sont nombreuses. En tête de ces causes, il faut placer une température très-chaude et humide, les miasmes des marais, l'abus des liqueurs échauffantes, l'ivrognerie, etc. ; au moral, toutes les passions violentes ; souvent, à la suite de l'influence exercée par l'une de ces causes, la sécrétion de la bile est augmentée au point d'en déterminer le vomissement ou l'évacuation par une autre voie. Quelquefois il y a seulement perversion dans la sécrétion, sans augmentation dans la quantité ; dans quelques-uns de ces cas, cette humeur acquiert des propriétés irritantes ou corrosives, qui rendent son contact pernicieux ; c'est au point qu'étant inoculée, elle rend très-malade, et peut même faire mourir. D'autres fois enfin, il n'y a que suspension ou diminution dans la sécrétion ou l'excrétion biliaire ; ce cas s'observe plus particulièrement à la suite d'émotions vives, de passions tristes ; alors la bile est absorbée, les vaisseaux lymphatiques, la peau

et le blanc des yeux jaunissent ; il y a ce qu'on appelle ictère.
Cette maladie est fort commune.

Il en est une autre aussi qui est très-fréquente et dont l'a-
bus prolongé du vin est fort souvent la cause, c'est l'hydropisie, qui arrive consécutivement aux engorgements chroni-
ques du foie.

Préjugés relatifs à la bile.

Sur les qualités et l'abondance de la bile il existe dans le
monde une foule de préjugés dangereux qu'il est utile de
combattre ; tantôt, sans savoir pourquoi, l'on se persuade
que cette humeur est épaisse, âcre, altérée ; alors l'on veut
des remèdes fondants, adoucissants, désaltérants, etc. ; le
plus souvent l'on s'imagine que la bile pèche par excès, par
trop d'abondance ; alors l'on veut l'évacuer ; l'on prend des
purgatifs qui ne font qu'en augmenter la quantité ; car, plus
on se purge, plus on augmente la sécrétion biliaire ; c'est au
point qu'on pourrait presque changer tout le sang, toutes les
humeurs en bile, en irritant les intestins par des purgatifs,
et par sympathie le foie ; il en est de même de presque toutes
les sécrétions que l'on surexcite.

L'on peut faire maigrir, fondre ou dessécher l'être le plus
robuste en l'évacuant souvent, soit par les sueurs, soit par
les purgatifs, et même la salivation.

En admettant que la bile soit cause de certaines maladies,
il ne s'ensuit pas qu'il faille la tarir en l'évacuant, mais bien
plutôt diminuer l'activité, l'irritation de l'organe qui l'éla-
bore ; ainsi, au lieu de purgations, il faudrait bien plutôt des
adoucissants.

Relativement à la sécrétion biliaire, nous avons donc à
conseiller d'éviter les causes qui l'entretiennent et la surexci-
tent.

Appareil sécrétoire mammaire.

La glande mammaire, placée, dans l'espèce humaine, de
chaque côté et au-devant du thorax, est un assemblage de
lobules pulpeux, blanchâtres, formant une masse hémisphé-

rique. Elle est destinée à sécréter le lait qui sert à l'alimentation des enfants. (*Voyez Lait*). Cette glande diffère de celles dont nous avons parlé sous le rapport du commencement et de la durée de son action. La sécrétion du lait ne commence pas avec la vie, elle n'a lieu qu'à une certaine époque, et dans certaines conditions ; elle a plutôt trait à la vie de l'espèce qu'à celle de l'individu. Elle a besoin même pour se prolonger d'une excitation déterminée par la succion sur le mamelon, corps essentiellement érectile.

Cet excitant stimule la glande mammaire, au point qu'il détermine la sécrétion du lait chez des femmes très-éloignées de l'époque de l'accouchement, chez des femmes sexagénaires, chez des jeunes filles impubères, chez des hommes même.

Liées à l'utérus par d'étroites sympathies, les mamelles n'entrent en action d'une manière régulière qu'après l'accouchement. Il faut alors surveiller cette fonction avec tous les soins qu'exige l'importance que lui a donnée la nature.

La lactation peut être altérée de deux manières, en plus ou en moins ; elle constitue alors deux états morbides différents. Dans le premier, il y a diminution ou absence de la sécrétion laiteuse, ou *agalaxie ;* dans le second, il y a surabondance de lait, ou *galactirrhée*, qu'on appelle *phthisie laiteuse, phthisie des nourrices*, quand elle cause un amaigrissement considérable.

La médecine populaire fourmille de substances auxquelles elle accorde la propriété de diminuer ou d'augmenter la sécrétion du lait ; c'est un préjugé, comme tant d'autres, qui a passé des médecins aux peuples. Aujourd'hui, le nombre de ces remèdes est singulièrement restreint. Quelques auteurs dignes de foi assurent que l'anis, le fenouil, et les lentilles ont, chez quelques femmes, augmenté la quantité du lait. L'agalaxie doit être combattue par une nourriture saine et abondante.

Les *lactifuges* ou *antilaiteux*, tant préconisés par les bonnes femmes, et imposés quelquefois aux médecins, tombent en désuétude. Dans la galacthirrée, on doit tenir les nourrices à une diète sévère, dans un repos absolu, exciter la transpiration par des boissons légèrement diaphorétiques, les urines par des diurétiques, les sécrétions des intestins par des purgatifs, etc.

Quand il y a amaigrissement, commencement de consomption, il faut sevrer, sans plus tarder.

Appareil sécrétoire urinaire.

Les reins, corps glandulaires sphéroïdaux allongés, occupant la région lombaire, sécrètent l'urine qui se rassemble dans le bassinet, au moyen des calices, et est portée par les uretères dans la vessie. (Voyez *Sécrétion urinaire.*)

Appareil sécrétoire séminal.

Le fluide séminal est sécrété par les testicules, corps ovulaires allongés, de nature glanduleuse, remplis de canaux séminifères très-fins repliés sur eux-mêmes.

Cette sécrétion était nécessaire pour accomplir le grand acte de la génération ; aussi ne se manifeste-t-elle qu'à un âge où l'individu ayant acquis un certain degré d'accroissement, ressent une surabondance de vie qui s'annonce par plusieurs signes physiques, tels que le changement de la voix, le développement rapide de tout le corps ; par des signes moraux, comme une douce mélancolie, le vague des idées, le sentiment de l'amour et de la pudeur : c'est l'âge de la puberté ; l'on éprouve le besoin de donner la vie à d'autres êtres.

Dans la vieillesse, cette fonction cesse, ou, si elle continue encore, elle n'a plus cet entraînement qui l'accompagne dans l'adolescence, c'est alors un désir trompeur :

Turpe senex miles, turpe senilis amor.

On ne peut trop la surveiller dans les premiers temps où elle apparait. C'est l'instant des funestes passions ; la force de la nature seule est impuissante contre elles ; si une éducation convenable ne vient à son secours, il en résulte des excès qui affaiblissent les facultés morales et intellectuelles, et qui font d'un jeune homme de vingt-cinq ans un vieillard décrépit.

Il faut mettre au rang des faits mal observés tout ce qu'on rapporte des maladies causées par la continence. Les accidents qui peuvent survenir à la suite de l'accumulation du sperme dans les glandes chargées de le sécréter, ne sont que passagers ; ils cessent quand l'objet qui a mis les organes générateurs dans un grand état d'excitation n'est plus là pour les impressionner. La plupart des tumeurs désignées sous le nom de *spermatocèles* n'étaient que des maladies organiques des testicules. Du reste, elles n'ont été observées que chez des hommes à imagination exaltée et livrés à la vie contemplative, ou chez ceux qui, après des excès vénériens, vivent dans la chasteté.

Ce qui a donné lieu à cette erreur, c'est la manière d'observer les faits. Il est certain que si on soumet un libertin à une continence absolue, il pourra éprouver quelques-uns des symptômes cérébraux observés ; mais un jeune homme qui n'a pas encore, par le développement de ces organes, activé leurs fonctions outre mesure, n'en ressentira pas les mêmes effets. On cite l'exemple de quelques religieux chez lesquels, par défaut d'activité, ces parties étaient restées à l'état rudimentaire. Nous avons connu beaucoup de jeunes gens qui ne s'étaient jamais livrés aux plaisirs des sens, et qui jouissaient d'une santé parfaite.

Les pères de famille ne peuvent surveiller leurs enfants avec trop de soins ; qu'ils ne craignent jamais rien de la continence, mais qu'ils cherchent, par tous les moyens possibles, à prévenir la débauche, qui traine à sa suite les plus honteuses maladies. Les pubères à tempérament sanguin doivent être soumis à une alimentation rafraichissante :

Sine Cerere et Baccho Venus friget,

à un travail musculaire poussé quelquefois jusqu'à la fatigue ; ils doivent éviter les livres licencieux, fuir les mauvaises conpagnies, les conversations et les peintures obscènes, en un mot tout ce qui peut allumer le feu d'une imagination déréglée. Mais, comme les jouissances sensuelles acquièrent souvent un degré d'entraînement irrésistible, il faut leur opposer un frein puissant, celui de la religion ; c'est peut-être le seul capable de les modérer, et de les ramener au vœu de la nature, qui a, pour la perpétuité de l'espèce, attaché à cet acte l'attrait du plaisir, mais qui n'a pu vouloir qu'il dégénérât en libertinage.

FIN DU LIVRE DEUXIÈME.

LIVRE TROISIÈME.

CHAPITRE PREMIER.

Hygiène des fonctions appartenant à la vie affective.

Dans le livre précédent nous avons traité de tout ce qui a des rapports importants avec l'hygiène des fonctions de la vie nutritive, vie toute d'intérieur, et qui a essentiellement pour objet l'accroissement, la réparation ou l'entretien de nos organes. Pendant les premiers mois de notre existence, nous n'avons pas d'autres fonctions à exercer que celles qui tiennent à cette manière de vivre. Si les êtres de notre espèce étaient réduits à ce seul mode d'existence, ils se trouveraient au-dessous de beaucoup d'animaux, subissant l'influence des forces physiques, chimiques et vitales. Ils ne seraient point soumis aux inspirations du sentiment et aux règles de la raison ; ils suivraient les impulsions de l'instinct. Mais l'ordonnateur de toutes choses n'a point voulu que nous restassions à l'un des degrés inférieurs de l'échelle des êtres; au contraire, il nous a organisés de telle sorte que, par suite de l'élévation ou du développement de plusieurs systèmes d'organes dont nous avons été dotés, nous arrivons successivement à jouir de deux autres modes d'existence : le mode affectif et le mode intellectuel. C'est par ces deux manières de vivre que nous sommes en rapport avec nous-mêmes et nos semblables, et le monde extérieur ; que s'établissent les relations très-nombreuses que nos organes doivent avoir entre eux et avec les êtres qui nous entourent ; que nous devenons, enfin, sous le rapport des sympathies, des facultés de l'intelligence et de l'activité, les premiers habitants de notre globe, quoique nous en soyons créés les derniers.

Différence entre cette vie et celle qu'on nomme intellectuelle.

Notre vie affective commence bien avant notre vie intellectuelle; elle entre en exercice dès les premiers instants de notre création. C'est elle qui, sous le nom d'instinct, préside aux actions organiques qui nous conservent et nous développent. C'est elle enfin qui est la source de nos affections sympathiques et antipathiques, de tous les sentiments qui, dès notre entrée dans ce monde, constituent notre sociabilité. La vie de l'intellect n'apparaît que long-temps après la vie affective; elle sommeille pendant les premières années de l'enfance, et si les circonstances ne sont pas favorables à son développement, elle reste dans un état de faiblesse ou d'inertie qui approche de la nullité. Pendant tout ce temps la vie affective règne seule, sans contrôle, sans contrepoids.

La vie intellectuelle est toute d'acquisition; elle n'a d'influence bien marquée que par suite de sa culture, de ses développements artificiels. Sous ces divers aspects, c'est tout le contraire de l'autre, qui agit d'autant plus sur les individus qu'ils ont reçu moins d'instruction. Cependant la vie affective n'est pas bornée aux seules impressions du dedans, et aux résultats de ces impressions, elle est aussi, quand nous sommes arrivés à un certain âge, mise en action par les sensations qui proviennent du dehors, par l'imagination, et sert à étendre cette vie générale de relation qui fait notre suprématie. Dans ces cas, elle s'associe à la vie intellectuelle sans être sous sa dépendance; du moins est-il vrai que souvent nous sommes touchés, émus, passionnés, avant que notre esprit ait pu faire attention aux causes de ces émotions, de ces passions, et réfléchir à leur conséquence. Par exemple, n'est-ce pas avant tout jugement ou tout autre acte mental que se manifestent des sentiments d'égoïsme ou de générosité, d'attachement ou de jalousie, de compassion ou de cruauté. C'est aussi indépendamment de toute combinaison intellectuelle que d'autres individus se montrent vains ou humbles, orgueilleux ou affables, disposés à la domination ou à la servilité.

En quoi consiste la vie affective? — Son mode d'expression.

Ce mode d'existence nous paraît résulter de l'influence du système nerveux ganglionnaire (1). Nous sommes du moins de ceux qui croient que les membranes qui revêtent l'intérieur de nos organes sont, à raison des rameaux nerveux qui viennent s'y ramifier et s'y épanouir, constituées en autant de sens internes; que ces sens internes sont destinés à recevoir toutes les impressions des viscères, à devenir les interprètes, près du *sensorium commune*, de leurs sympathies ou antipathies, les véritables organes de tous leurs besoins.

Ces besoins, comme ceux de la vie intellectuelle, ont leur manière de se manifester sous la forme de désirs, de penchants, d'appétits, de passions. Tous ces sentiments se divisent en deux grandes classes : 1° en ceux qui ont pour objet de nous faire rechercher ce qui peut nous être utile ou agréable; 2° en ceux qui ont pour but de nous faire repousser tout ce qui nous apparaît comme nuisible ou pénible, tant au moral qu'au physique, ou à nous en éloigner.

Tout besoin quelconque, à son plus faible degré d'intensité, est désigné par le nom de désir, parce qu'il se borne à nous faire souhaiter la chose qui est l'objet de ce désir; porté assez loin pour que nous ayons de la propension à nous rapprocher de cette chose, ce désir alors se change en penchant et il en prend le nom : devenu assez intense pour nous faire marcher par la pensée au moins vers cette chose, il prend celui d'appétit, surtout s'il est question d'objets physiques. Enfin, l'appétit devenu extrême se métamorphose en passion, parce qu'à ce degré il est pour nous une cause de tourment : c'est ce qu'indique le sens étymologique du mot passion. Elevée à son maximum, la passion devient dominatrice; elle affaiblit,

____

(1) Bichat et Broussais ont professé que les passions ont leur siége dans le système nerveux ganglionnaire abdominal.   M.

paralyse le sentiment moral ; elle subjugue l'entendement et la volonté, pousse toutes les facultés affectives vers son but ; elle fait plus, elle trouble ou suspend la plupart des autres fonctions qui suivent cette mauvaise direction. Si cette passion dure, si elle n'est pas affaiblie dans sa cause, ou contre-balancée ou circonscrite dans ses effets, elle devient alors un véritable délire, une monomanie, qu'il faut s'empresser de traiter comme un état maladif très-grave.

Les sentiments, ou ce qu'on est généralement convenu d'appeler de ce nom, ne sont autre chose que des besoins de notre vie affective. Je sais qu'on n'est pas d'accord sur la signification de ce mot : selon les uns, il n'est que la faculté de sentir intérieurement ce qui se passe au dedans de nous-mêmes. Selon d'autres, il désigne les impressions ou émotions qui succèdent à l'exercice de cette faculté ; et, pour nous, nous entendons par sentiment la manifestation de ces besoins de notre vie affective, qui tantôt revêtent le caractère affectueux et bienveillant, tantôt le caractère répulsif. Ils prennent, suivant leur cause et la position des êtres qui les font naître, des noms différents et se rangent en deux classes.

PREMIÈRE CLASSE.

Besoins d'attraction.

Premier ordre. — Pitié, amitié, philanthropie, amour, pudeur, dévoûment.

Religion. — Comprenant : les sentiments religieux, la crainte, l'espérance, les monomanies religieuses.

Deuxième ordre. — Amour de l'estime, amour de nous-mêmes ; comprenant les caractères sous les noms d'égoïsme, de vanité opposée à humilité, d'envie, d'orgueil, d'ambition, d'amour de la gloire.

DEUXIÈME CLASSE.

Besoins de répulsion.

Répugnance, dégoût, mépris, haine, colère, jalousie, fureur, *cruauté*.

Ces sentiments ou besoins d'antipathie ou de sympathie proviennent des sens internes. Qu'ils soient le résultat du système ganglionnaire qui leur envoie des filets nerveux, ou qu'ils tiennent à l'existence d'organes particuliers qui sont placés dans le cerveau, comme le prétendent Gall et tous les autres phrénologistes, peu nous importe, sous le rapport de l'hygiène. Ce qu'il y a de certain, c'est qu'ils existent plus ou moins dans tous les individus de l'espèce humaine ; qu'ils apparaissent à des degrés différents d'intensité, selon les constitutions, les âges, les climats et l'éducation ; qu'ils peuvent, comme tous les désirs, penchants, appétits, passions, quel qu'en soit l'objet ou la cause, se montrer : 1° très-faibles ; 2° avec une énergie modérée ; 3° avec exaltation ; 4° avec perversion ou dépravation. C'est sous ces différents aspects que nous croyons devoir les considérer dans un ouvrage d'hygiène.

Quand il n'est question que de nos besoins physiques à l'état normal, ces besoins d'air, d'aliments, de boissons, de mouvement, d'exercice musculaire, les désirs, les penchants qui servent à les exprimer, ne peuvent guère nous tromper, surtout quand ils sont arrivés à l'état d'appétit, c'est-à-dire qu'ils ne sont ni trop faibles, ni trop forts. Un désir faible, naissant, annonce un besoin léger qu'il n'est pas pressant de satisfaire ; mais il est le régulateur de notre conduite, alors que nous cherchons à exercer nos fonctions assimilatrices. (*Voyez* les articles consacrés à ces fonctions.)

CHAPITRE II.

Des besoins de la vie affective, de leur réaction sur la vie intellectuelle ; dangers de cette réaction, quand elle est trop vive. — Besoins attractifs qui ont pour caractères la bienveillance et la bonté.

Pitié. — L'un des besoins de cette catégorie qui se montre le premier dans l'enfance, c'est la pitié, sentiment qui nous rend sensibles aux souffrances d'autrui et nous dispose à les soulager; il est l'apanage des cœurs tendres et affectueux. Porté loin, il fait trop sentir le mal des autres, il peut aller jusqu'à la pusillanimité; il excite à les soulager; ce soulagement devient une cause de jouissance très-douce, qui s'augmente plus par l'idée d'avoir fait du bien que par l'espoir de la reconnaissance. Les stoïciens ont eu tort de le considérer comme une faiblesse, car il accompagne souvent le courage et la fermeté.

Ce sentiment dérive de notre nature sociable. Gall le fait dépendre de l'organe qui préside au sens moral, au sentiment du juste et de l'injuste. Loin d'être nuisible à notre santé, il s'accompagne au contraire de bien-être, à l'état de désir et de penchant; trop développé, il conduit à la passion, il agace les nerfs, débilite les forces morales et physiques, ôte le courage.

Quand il existe à un très-faible degré chez les enfants, on excite leur sensibilité interne ou ganglionnaire par des peintures touchantes; on leur donne des émotions par le moyen de la musique, des spectacles; on leur montre la misère aux prises avec les douleurs. (*Voy.* l'article *Éducation.*) S'ils n'ont pas de disposition à éprouver ce sentiment, alors il faut chercher à y suppléer en s'adressant plus tard à celui de l'équité. Il devient facile de leur prouver qu'ils sont des êtres semblables à ceux envers lesquels ils se montrent indifférents ou dédaigneux; qu'ils sont sujets aux mêmes misères, passibles des mêmes maux; que rester insensibles à ce que les autres éprouvent, c'est mériter qu'on les abandonne quand ils seront dans une pareille position. De quel droit celui qui ne croit rien devoir à ses semblables voudrait-il exiger quelque chose? Tôt ou tard un tel être est pernicieux. Que l'opulence, dont ils paraissent fiers, n'est peut-être, si on voulait bien l'analyser, qu'une usurpation du nécessaire des malheureux. Qu'il est difficile d'admettre qu'il soit juste que tant de gens soient réduits à vivre d'un morceau de mauvais pain arrosé de sueur et de larmes, tandis que le petit nombre de ceux pour qui leur vie se consume en travaux pénibles passent la leur au sein du luxe, dans les plaisirs du vice, ou, ce qui est moins honteux, dans le repos et l'oisiveté.

Amitié, philanthropie, bienveillance. — De tous les modes d'attachement dont notre vie affective est susceptible, celui que nous désignons sous le nom générique d'amitié est non pas le plus expansif, ni le plus vif, mais le plus durable. Ce sentiment, lorsqu'il s'étend à l'humanité et excite notre bienveillance pour tous les individus qui en font partie, prend le nom de philanthropie, qui est, avec moins de grandiose, la source de beaucoup d'actions privées d'un touchant intérêt. C'est elle qui nous rend tolérants pour les fautes de nos semblables, nous pousse à exercer envers eux la bienfaisance, à les aider de nos lumières, à les protéger par notre puissance ; elle devient par là cause que nous obtenons leur estime, que nous excitons leur reconnaissance, et que nous cimentons entre eux et nous des liens harmoniques qui augmentent de part et d'autre la somme des jouissances, et contribuent puissamment à notre bien-être en multipliant nos affections.

Cette affection, comme toutes celles qui émanent du besoin d'aimer, s'affaiblit en se partageant. Voilà pourquoi l'amour de la nation dont on fait partie est plus fort que celui qu'on éprouve pour les autres peuples. Elle reste ordinairement à l'état de désir ou de penchant, alors qu'elle a pour objet un très-grand nombre de nos semblables. Cependant, chez les êtres à idées grandes et généreuses, ou à organisation privilégiée, on la voit de simple penchant s'élever au degré de la passion ; alors elle se manifeste par de nobles dévoûments, par des actes d'abnégation sublime. C'est à cette philanthropie exaltée, cet admirable fanatisme de l'humanité, que nous devons le nombre immense de belles actions qui ont immortalisé Hippocrate, Timoléon, Titus, Marc-Aurèle, Saint-Vincent-de-Paul, Belsunce, Monthyon et tant d'autres, qui seront à jamais l'honneur de notre espèce.

Cette philanthropie, agissant dans une sphère plus étroite de rapports, de convenances avec nous, concentrée sur un ou plusieurs individus, quitte son nom générique pour prendre celui d'amitié, affection moins excentrique, plus rapprochée du moi, plus liée au sentiment de la personnalité, etc., par conséquent moins sociale et moins louable que la philanthropie. Sans doute l'intérêt social, le premier de tous, veut que les sentiments qui ont pour objet le bien de l'humanité entière dominent toute notre vie affective; ce n'est qu'à cette condition que les hommes pourront être heureux; mais tant que le *moi* ne sera pas changé en *nous*, l'amitié l'emportera sur la philanthropie.

Le sentiment de l'amitié vous maîtrise dès qu'il s'est emparé de vous. Si votre cœur est tendre et sensible, vous voilà en quelque sorte identifié avec celui qui vous aime et que vous aimez; votre âme, comme l'a dit Aristote, semble être mariée à la sienne; la confiance de l'une en l'autre devient entière et le dévoûment réciproque; tel est l'effet et la mesure d'énergie qu'on lui voit ordinairement; il rend soucieux, inquiet, celui qui l'éprouve sur le sort de celui qui l'inspire; il fait souffrir l'ami dans la personne de l'ami; l'adversité de l'un fait le malheur de l'autre.

L'amitié, comme la plupart des sentiments expansifs, est l'apanage de la jeunesse. Cependant on remarque, dans les divers âges, qu'elle est un besoin pour tous les êtres sensibles et généreux, plus pour les femmes que pour les hommes; il suffit pour la faire naître d'une physionomie ouverte et franche, ou d'un air de bonté. Elle est souvent aussi, comme l'amour, le résultat d'un je ne sais quoi qui plaît et excite la sympathie; mais elle a un caractère de calme et de stabilité qu'on ne remarque guère dans ce dernier sentiment; il n'y a que l'amour maternel et paternel qui puisse, pour la durée, lui être comparé. Appuyée sur des vertus solides, elle résiste aux vicissitudes de la vie la plus tourmentée, et le temps, qui détruit tout dans ce monde, semble la fortifier. Enfin, porté à un certain degré de passion, cultivé comme il doit l'être, ce sentiment est le plus doux, le plus pur et le plus noble qui puisse exister. Être bon, être vertueux, être aimant, est un des plus puissants liens sociaux que Dieu ait établis entre les peuples.

Dans l'état de modération dont nous avons parlé, il y a une foule de jouissances qui, à chaque instant, réclament l'exercice de ces sentiments au profit de la santé, activent légèrement les fonctions sans en user les organes. En effet, ces sentiments servent d'aiguillon à l'esprit, de prisme à l'imagination ; tantôt ils agissent sur notre cœur, le rendent plus aimant, plus expansif : de là un charme tout particulier ; tantôt ils impriment une douce énergie aux fonctions intellectuelles, répandent un charme particulier sur toutes les relations de la vie ; c'est un puissant consolateur dans tous les genres d'afflictions , et souvent un remède efficace dans beaucoup de maladies nerveuses ou morales. Nous en avons fait l'expérience dans notre pratique médicale : chaque fois que nous avons eu le bonheur de joindre au ministère du médecin le titre d'ami , il nous a été plus facile de dissiper les craintes, de donner de l'espoir, d'apaiser les douleurs, et d'aider la nature à opérer la guérison. Un médecin , quand il ne peut guérir, calme au moins les angoisses de la mort ; c'est beaucoup, quand il n'est pas possible de faire plus. Mirabeau le savait bien , quand il disait à Cabanis : « Je vous ai choisi pour mon médecin , parce que vous êtes mon ami. »

Nous ne saurions donc nous empresser trop tôt d'inspirer de l'amitié à la jeunesse par de touchants modèles ; mais qu'on n'oublie pas que c'est principalement en en faisant sentir la douce influence par les mille et un moyens que l'amitié trouve elle-même, qu'on parvient à la faire naître, aimer comme le souverain bien. C'est le cas de rappeler qu'on n'inspire bien que ce qu'on sent bien soi-même ; que ces sentiments de bienveillance , de philanthropie , sont les plus propres à combattre l'égoïsme.

Amour, pudeur. — Ce sentiment, dont nous ne voulons nous occuper ici que dans quelques-uns de ses rapports avec la santé, appartient essentiellement à la vie de l'individu ; il a pour but la conservation et la perpétuité des êtres. Si nous le plaçons dans l'hygiène individuelle, dans le domaine de la vie affective, c'est que, d'une part, il est une variété du besoin d'attachement qui fait partie des attributs de cette vie, et que, de l'autre, il s'ajoute et se mêle à un grand nombre de relations auxquelles elle préside.

La puberté est le réveil d'un système important qui fait cesser une partie des goûts et des habitudes de l'enfance ; c'est un changement d'état, une véritable révolution qui se manifeste par le développement de la vie affective, particulièrement dans tout ce qui est relatif au besoin d'aimer, et par un surcroît d'énergie dans les facultés intellectuelles et les forces physiques. Si l'individu qui arrive à la puberté a été bien élevé, c'est-à-dire si son éducation a été dirigée selon des principes d'honnêteté, de délicatesse et de pureté, ou si un heureux naturel le prédispose à une bonne direction morale, alors on le voit se signaler par son goût pour tout ce qui est beau, grand et généreux ; par le désir de voir, de scruter et d'apprendre ; par sa passion pour tous les exercices de la vie extérieure, pour les voyages instructifs, pour les projets d'entreprises utiles ; et c'est le sentiment de l'amour qui est venu réveiller tous ses penchants, animer toutes ses facultés, donner de l'activité à ses forces et de la réalité à ses projets.

Bernardin de Saint-Pierre a peint ces sentiments avec tant de poésie, que nous cédons au plaisir de mettre ce passage sous les yeux du lecteur :

« C'est aussi dans l'âge d'aimer que se développent toutes les affections naturelles au cœur humain. C'est alors que l'innocence, la candeur, la sincérité, la pudeur, la générosité, l'héroïsme, la foi sainte, la piété, s'expriment en grâces ineffables dans l'attitude et les traits de deux jeunes amants. L'amour prend dans leurs âmes pures tous les caractères de la religion et de la vertu ; ils fuient les assemblées tumultueuses des villes, les routes corrompues de l'ambition, et cherchent, dans les lieux les plus reculés, quelque autel champêtre où ils puissent jurer de s'aimer éternellement. Les fontaines, les bois, le lever de l'aurore, les constellations de la nuit reçoivent tour-à-tour leurs serments. Souvent, égarés dans une ivresse religieuse, ils se prennent l'un et l'autre pour une divinité. Toute maîtresse fut adorée, tout amant fut idolâtre. L'herbe qu'ils foulent aux pieds, l'air qu'ils respirent, ces ombrages où ils se reposent, leur paraissent consacrés par leur atmosphère. Ils ne voient dans l'univers d'autre bonheur que de vivre et mourir ensemble, ou plutôt ils ne voient plus la mort; l'amour les transporte dans des siècles infinis, et la mort ne leur paraît que le moyen d'une éternelle réunion. Mais si quelque obstacle vient à les séparer, ni les espérances de la fortune, ni les amitiés des douces compagnes ne peuvent les consoler; ils ont touché au ciel, ils languissent sur la terre; ils vont, dans leur désespoir, se retirer dans des cloîtres, et redemander à Dieu toute leur vie le bonheur qu'ils n'ont entrevu qu'un instant. Long-temps même après leur séparation, quand la froide vieillesse a glacé leurs sens, quand ils ont été distraits par mille et mille soins étrangers qui leur ont fait oublier tant de fois qu'ils étaient des hommes, leur cœur palpite encore à la vue du tombeau qui renferme l'objet qu'ils ont aimé. Ils l'avaient quitté dans le monde, ils espèrent la revoir dans les cieux. Infortunée Héloïse! quels sentiments sublimes éleva dans votre âme la cendre d'Abailard. »   **M.**

Ce sentiment, chez la femme, développe plus particulièrement la tendresse, l'envie de plaire, le goût des occupations qui s'y rapportent. A l'état naissant, il agit sur l'encéphale et sur tout le système nerveux; il agite le sommeil, aiguillonne les sens. Arrivé au degré d'appétit, il fait rechercher la société, les bals. A l'état de passion, il trouble les fonctions de l'intelligence, après avoir exalté celles du sentiment; il fascine les yeux, fausse le jugement, fait voir tout en beau l'objet qui est devenu l'excitateur de cette passion; de là des illusions, des erreurs.

Ce sentiment n'est naturel qu'à l'adolescence; quand son apparition a lieu plutôt, c'est une anomalie qu'il faut surveiller. On doit le considérer comme tel dans la vieillesse, ou comme une turpitude pernicieuse qui pousse ordinairement à la décrépitude, si toutefois il ne cause pas la mort beaucoup plus tôt.

Les sentiments qui nous sont donnés comme modérateurs de celui-ci sont la timidité et la pudeur ; il faut avoir soin de les fortifier par de bonnes habitudes, l'inspiration des goûts honnêtes, propres à faire diversion. Si l'éveil des organes agit sur l'économie jusqu'à produire un état maladif, il faut y apporter les secours que la maladie réclame. Pour les prévenir, éviter tout ce qui peut enflammer l'imagination : les mauvais exemples, la lecture des mauvais livres, les spectacles. Les distractions de la campagne, l'exercice physique en plein air, un régime doux, sont les meilleurs moyens. Le travail agricole sauve des dangers du séjour des grandes villes.

On s'est fait illusion quand on a décoré du même nom celui que les enfants éprouvent pour leurs père et mère ; ce sentiment n'est qu'une amitié plus ou moins respectueuse, et qui n'a de force que chez les enfants bien élevés et bien organisés. Il en est de même de celui qu'on éprouve pour ses frères et sœurs. Mais il est un autre sentiment, un autre amour, car souvent il en prend et en mérite le nom, parce qu'il en a souvent le caractère, l'enthousiasme, le dévoûment et les aberrations, c'est l'amour religieux.

À la tête de tous les besoins poétiques et moraux qui émanent de notre vie affective, l'on peut placer celui qui se traduit en affection et en foi religieuse, et se manifeste en un pur attachement pour la divinité, qu'on appelle aussi amour divin. Comme rien ne peut en donner une meilleure idée et mieux en faire voir le bon usage que le chapitre XV du livre de M. de Lamennais, *Paroles d'un Croyant*, nous demandons la liberté de le citer ici tout en entier :

« Vous n'avez qu'un jour à passer sur la terre, faites en sorte de le passer en paix.

« La paix est le fruit de l'amour ; car pour vivre en paix il faut savoir supporter bien des choses.

« Nul n'est parfait, tous ont leurs défauts ; chaque homme pèse sur les autres, et l'amour seul rend ce poids léger.

« Si vous ne pouvez supporter vos frères, comment vos frères vous supporteront-ils?

« Il est écrit du fils de Marie : Comme il avait aimé les siens, qui étaient dans le monde, il les aima jusqu'à la fin.

« Aimez donc vos frères qui sont dans le monde, et aimez-les jusqu'à la fin.

« L'amour est infatigable, il ne se lasse jamais. L'amour est inépuisable, il vit et renaît de lui-même; et plus il s'épanche, plus il surabonde.

« Qui s'aime plus que son frère n'est pas digne du Christ, mort pour ses frères. Avez-vous donné vos biens, donnez encore votre vie, et l'amour vous rendra tout.

« Je vous le dis en vérité, celui qui aime, son cœur est un paradis sur la terre. Il a Dieu en soi, car Dieu est amour.

« L'homme vicieux n'aime point, il convoite; il a faim et soif de tout; son œil, tel que l'œil du serpent, fascine et attire, mais pour dévorer.

« L'amour repose au fond des âmes pures, comme une goutte de rosée dans le calice d'une fleur.

« Oh! si vous saviez ce que c'est qu'aimer!

« Vous dites que vous aimez, et beaucoup de vos frères manquent de pain pour soutenir leur vie, de vêtements pour couvrir leurs membres nus, d'un toit pour s'abriter, d'une poignée de paille pour dormir dessus, tandis que vous avez toutes choses en abondance.

« Vous dites que vous aimez, et il y a en grand nombre des malades qui languissent, privés de secours, sur leur pauvre couche; des malheureux qui pleurent, sans que personne pleure avec eux; des petits enfants qui s'en vont, tout transis de froid, de porte en porte, demander aux riches une miette de leur table, et qui ne l'obtiennent pas.

« Vous dites que vous aimez vos frères; et que feriez-vous donc si vous les haïssiez?

« Et moi, je vous le dis, quiconque, le pouvant, ne soulage pas son frère qui souffre, est l'ennemi de son frère; et quiconque, le pouvant, ne nourrit pas son frère qui a faim, est son meurtrier. » (*Voy.*, du reste, notre article *Religion*.)

Égoïsme. — C'est l'amour de soi, sentiment fort naturel, et qui, restreint dans de justes limites, n'est point blâmable ; mais son excès, ou sa perversion, a des résultats funestes ; celui qui le pousse trop loin fuit ses semblables, et ceux-ci le fuient à leur tour. L'amour de *nous-mêmes*, qui serait bien entendu, bien calculé, ne nous porterait jamais à nous isoler des autres, à leur refuser notre concours et notre aide dans nos relations avec eux, comme le conseille le froid et dur égoïsme dont nous entendons parler ici ; au contraire, cet amour de nous-mêmes, bien raisonné, nous ferait sentir notre dépendance de nos semblables , le besoin que nous avons continuellement de leurs secours, de leur présence même, car la nature nous ayant faits pour vivre en société, a placé en nous une secrète horreur de la solitude. Aussi, la plus grande peine qu'on puisse infliger à l'homme, est de l'empêcher de voir et d'entendre ses semblables. Mais l'égoïste, qui ne voit que lui dans la nature, et qui ne sent que pour lui, a, par conséquent, la vue fort courte, le sentiment sympathique rétréci, et le jugement très-borné. Aussi, vous le voyez, comme le vieux sanglier des forêts , devenu solitaire, vivre pour lui seul, se renfermant dans l'atmosphère de son moi, et ne pensant aux autres que pour en obtenir ce qui convient à ses jouissances. Mais le malheureux se trompe dans ses calculs : comme il a été insensible aux peines d'autrui, on ne prend point part à celles qu'il éprouve ; il n'a consolé aucun affligé, personne ne partage ses chagrins ; il n'a jamais aimé, personne ne l'aime ; il meurt abandonné et méprisé de tous. Tel est le sort de l'égoïste, de l'être anti-social par excellence.

L'égoïsme a différents modes de manifestation ; l'avarice est l'un de ces modes. C'est la manie d'entasser des richesses, manie qui va jusqu'à interdire à soi et aux siens l'usage des plaisirs qu'elles procurent. L'ingratitude est un autre genre d'égoïsme cent fois plus révoltant que l'avarice ; ce vice annonce une révolution dans les affections sympathiques de celui qui en est entaché, puisque le plaisir de la reconnaissance, que tout être à sensibilité normale éprouve à la suite d'un bienfait reçu, se trouve changé, non-seulement en indifférence, mais en véritable haine. L'ingrat est un monstre qu'il faudrait séquestrer de la société, comme on chasse de la maison le chien qui mord la main qui le nourrit.

L'égoïsme est, sous différentes formes, la maladie morale de beaucoup de vieillards, des hommes usés pour avoir abusé des jouissances de la vie; rarement elle attaque l'enfance. C'est une maladie qu'on peut prévenir en développant le penchant à la bienveillance, en excitant les émotions tendres, nobles et généreuses, celles de la pitié, etc. Il n'y a pas d'expansion dans la vie de l'égoïste, point de ces nobles sentiments qui font irradier les forces vitales; toutes ses actions sont concentrées dans l'atmosphère rétrécie du moi. Aussi, l'égoïste est-il exposé aux maladies lentes des viscères, aux obstructions du foie, aux squirres, à la misanthropie.

L'envieux est un autre genre d'égoïste qui se tourmente à l'aspect du bien qu'il voit aux autres, de la célébrité qu'ils se sont acquise, des honneurs qu'on leur rend, et même de l'estime et de l'amitié qu'ils inspirent. L'envieux ne se borne pas là; il passe une partie de sa vie à convoiter la fortune, les succès et la réputation d'autrui; à médire de ceux qui jouissent de ces avantages, pour les rabaisser au-dessous de son niveau. L'envie, comme la jalousie et les autres sentiments de l'égoïsme, rend le caractère sombre, acariâtre, l'esprit caustique, et ronge le malheureux qu'elle subjugue. Il n'a pas la force d'arriver à cette conviction, que ce sentiment d'envie qui l'obsède est le plus grand ennemi qu'il puisse porter dans son sein; que c'est, comme on l'a dit, un serpent qu'il y nourrit; que s'il ne l'écrase dès le principe, il est exposé à en subir les dangereuses morsures. L'envieux est le plus malheureux des hommes, mais il est aussi le plus sot et le plus ridicule, car, non-seulement sa passion ne peut lui procurer ce qu'elle lui fait convoiter, ni empêcher ceux dont elle voudrait les biens d'en jouir à leur aise, mais elle ajoute même à leur jouissance, car, malheureusement, il en est beaucoup qui aiment à exciter l'envie et à rire des tourments des envieux ; punition morale qui serait, au surplus, pardonnable, si elle pouvait corriger.

Orgueil, vanité, ambition. — Voilà trois variétés principales de sentiments qui tiennent au besoin d'attirer à nous la considération, qui ont pour but de donner une bonne opinion de notre personne. Les termes manquent pour peindre les degrés et les nuances de ces différents sentiments. Réduit à de justes limites, ne se manifestant qu'avec convenance et dignité, l'orgueil n'est point une passion, il ne fait souffrir personne ; c'est la simple manifestation de notre valeur morale ; c'est le sentiment d'une âme noble, qui a su mériter sa propre estime, et qui se sent digne de celle d'autrui. Porté un peu au-delà de ces limites, c'est un défaut offensant pour l'amour-propre de nos semblables ; c'est l'absence de cet autre sentiment doux et timide, qu'on nomme l'humilité, et qui est destiné à le contrebalancer. Elevé jusqu'à la passion, c'est alors la *superbia* des Latins, une manière de suprématie et d'élévation qui choque les prétentions, l'amourpropre, les droits de nos semblables, qui nous les aliène ; c'est une atteinte perpétuelle faite au sentiment d'égalité, qu'on ne tolère, tout au plus, que dans un grand génie qui veut se consacrer au bonheur public. Chez les hommes à petits talents, l'orgueil est ce qu'il y a de plus pitoyable aux yeux de l'homme sage. Associée à la faiblesse de caractère, à la nullité des moyens, cette passion devient alors un ridicule insupportable, que l'on désigne, en conséquence des modifications qu'il peut offrir, par les expressions de *vanité,* de *suffisance,* de *fatuité.*

« L'homme vain présente, en quelque sorte, un orgueil factice ; il sent et reconnaît intérieurement sa nullité, son insuffisance ; mais il voudrait les dissimuler aux autres, sous les apparences de la grandeur d'âme, et par un certain vernis d'élévation. Alors, il prend tous les moyens de suppléer au défaut de valeur propre, par une valeur empruntée ; il cherche à fasciner les yeux par l'étalage de sa naissance, de ses titres, de son nom, de sa fortune ; par la somptuosité de sa table, de son habitation, le luxe de ses habits, de ses équipages, etc. Méprisant, dédaigneux, etc. » (*Physiologie* de M. Lepelletier.)

Ajoutons que c'est au développement trop considérable de ce sentiment qu'on doit attribuer tous ces goûts aristocratiques, c'est-à-dire cette manie de décorations, cette fièvre de places et ces habitudes de servilité qu'on remarque chez un si grand nombre de nos concitoyens, particulièrement chez ceux qui ont déjà été attelés au char de trois ou quatre gouvernements. Ces hommes, quoiqu'ils soient pour la plupart fort pusillanimes, s'accrocheraient à celui du choléra, si, dans sa course meurtrière, il distribuait des cordons et de l'argent. Autant il y a de mal à dire de la vanité arrivée à ce degré extrême, autant il y a de louange à lui accorder quand elle se renferme dans un cercle tracé par la modération et la raison. Si elle ne se manifeste que pour des choses qui honorent réellement, alors elle devient un puissant levier pour nous pousser aux grandes actions, un louable stimulant pour notre nature morale. Elle soutient le savant dans ses travaux ; elle est, dans le guerrier, la source des actions les plus héroïques. Elle arrache chaque jour, même à l'avarice des grands et à leur insensibilité, des aumônes et d'autres bienfaits. La considération publique, qu'elle fait désirer et acquérir, est, pour une grande partie de l'espèce humaine, une source de bonheur et d'aisance dans la vie.

Ambition. — Rien ne prouve plus que l'homme est fait pour la vie sociale que le désir qu'il éprouve de fixer l'attention des autres sur sa personne, d'en mériter l'estime, d'en obtenir des hommages, du respect ; d'arriver enfin à une position qui lui procure de la puissance, des honneurs ou de la gloire. Ces désirs expriment des besoins qui sont tout à la fois du domaine de notre nature affective et de notre nature intellectuelle, et qui sont, d'une part, des sources de jouissances individuelles très-vives, et, de l'autre, une stimulation très-active, qui portent ceux qui la ressentent à s'occuper de la chose publique, de l'intérêt commun, du bien-être et du bonheur de tous.

L'amour de la gloire, des honneurs, celui de la puissance n'est donc point blâmable en lui-même, cela est certain ; il ne le devient que par la direction vicieuse qu'on laisse prendre à ces affections, et du mauvais choix dans les moyens qu'on emploie pour les satisfaire. Ce sont de nobles sentiments, qui, bien dirigés, deviennent l'origine des plus belles actions ; ils appartiennent en propre à l'espèce humaine ; ils établissent entre elle et les animaux une immense différence.

Quand un orgueil outré pousse un homme sec et bilieux dans la carrière de l'ambition, il est fort à craindre qu'il ne devienne un despote, un tyran. Il faudrait une grande force de raison, ou une grande dose de vertu, pour que des hommes ainsi faits ne devinssent pas des ambitieux dangereux. L'ambition, chez les individus sans moralité, n'est pas délicate sur les moyens de se satisfaire. Les basses intrigues, la corruption, deviennent leurs auxiliaires ; la médisance et la calomnie, leurs armes contre leurs adversaires. Quand des occasions lui sont favorables, quand des succès fréquents viennent redoubler son énergie, elle se porte bientôt au-delà des limites que la raison et le devoir lui assignent. Alors elle devient une passion tourmentante qui maîtrise l'esprit, subjugue la volonté des malheureux qui sont sous son joug, et les pousse quelquefois aux déterminations les plus audacieuses et les plus folles. Alors plus de repos pour eux ; incessamment ils flattent quiconque les aide, écrasent qui peut leur nuire ; à genoux devant la puissance qu'ils encensent, ils boivent les humiliations, supportent les dédains, et dévorent les mépris. Le physiologiste qui les observe, leur trouve les yeux caves, les joues pâles ou jaunes, les nerfs agités et le cerveau surexcité.

Les excès d'ambition, comme tous ceux de la vanité, de l'orgueil, dont ils dérivent, conduisent un assez grand nombre de nos semblables dans les maisons d'aliénés, et combien d'autres ambitieux qu'on n'y renferme pas, n'en sont pas moins fous.

DEUXIÈME CLASSE.

Besoins de la vie affective. — Besoins répulsifs. — Dégoût, répugnance, haine, colère, jalousie, fureur.

Dégoût. — Notre système sensitif est constitué de manière à nous faire éprouver, suivant les circonstances dans lesquelles nous sommes placés, tantôt des sentiments variés d'attraction pour tout ce qui flatte nos goûts, satisfait nos appétits, sympathise avec nos affections, et plaît à notre esprit ; tantôt des sentiments de dégoût ou de répulsion pour ce qui répugne à nos sens, fatigue nos organes, ou irrité notre sensibilité ; ces sentiments répulsifs sont aussi naturels que les premiers, ils ont comme eux pour but notre conservation et notre bien-être ; il n'y a que leur fréquence et surtout leur exagération qui soient nuisibles. Toute action ou sensation agréable qui va au-delà du besoin est bientôt suivie de fatigue et de dégoût ; ce dégoût, porté au point de nous faire repousser par la pensée la cause qui le produit, se nomme répugnance. Quiconque n'obéit pas à ces premières impressions, qui sont de véritables avertissements de notre prudente nature, n'est pas sage ; il s'expose à en être puni par des indispositions ou des maladies. C'est ainsi qu'on voit survenir les indigestions pour avoir mangé des substances qui déplaisaient au goût, ou causaient de la répugnance à la vue. Presque tous les poisons sont d'une couleur qui dégoûte, ou d'une saveur et d'une odeur repoussantes.

Haine. — La haine est une répugnance de l'âme pour les êtres qui lui sont devenus antipathiques ; c'est un sentiment répulsif que les animaux et l'homme éprouvent instinctivement à la vue d'un ennemi naturel, contre tous ceux dont ils ont à craindre un grand danger ; c'est lui qui fait fuir ou combattre les serpents, les lions, les tigres et les hommes méchants, etc. Ce sentiment ne peut être utile que pendant les courts instants où il s'agit d'échapper à un danger ; il donne des forces pour combattre ou fuir. Hors ce cas, il n'est et ne peut qu'être nuisible à celui qui l'éprouve; quand il se prolonge, c'est une maladie morale qui donne une vicieuse direction aux forces nerveuses, intervertit les digestions, agite le sommeil, altère et vicie la sécrétion salivaire et biliaire.

Au moral, ce sentimen fait encore plus de mal, car il s'empare de l'esprit, et lui donne les plus funestes conseils; il suspend toutes les douces affections, chasse l'amitié, fait taire l'amour, donne au caractère quelque chose de farouche et de sauvage, qui fait fuir parents et amis. L'homme qui nourrit la haine dans son cœur, est aussi dangereux qu'il est à plaindre. Quand la haine s'exalte, elle pousse à la vengeance, au terrible besoin de faire du mal à son ennemi, besoin brutal et barbare qui ravale l'homme au-dessous du tigre. S'il y a une sorte d'attrait à suivre l'impulsion de la vengeance, il y a aussi, quand on y cède, d'amers regrets, sans compter les tourments physiques qu'elle fait endurer.

Cette terrible passion, dont quelques poëtes n'ont pas craint pourtant de vanter les jouissances, règne bientôt en tyran sur celui qui n'a pas su lui résister à son début; elle s'empare de toutes ses facultés mentales, et ne laisse de liberté qu'à celles qui peuvent l'aider à s'assouvir. A ce degré, elle devient la conseillère du crime, et la pourvoyeuse des échafauds. Elle n'a ordinairement cette violence que chez les constitutions sèches, bilieuses et irritables, telles qu'on en voit dans les climats chauds. On doit combattre ces affreuses perversions d'un besoin naturel, comme de vraies maladies : le régime végétal, des bains tièdes, quelques saignées, les distractions d'une musique douce, les voyages, et plus encore les conseils de la religion et de la morale.

La vengeance appartient plus particulièrement à la vie sauvage; ce sentiment doit disparaître chez l'homme civilisé; la société, en lui rendant justice, et en punissant celui qui l'opprime, le dispense de s'en venger. Elle doit renoncer elle-même à la vengeance, elle ne doit punir que pour corriger. En faisant répandre le sang, la société ne prévient aucun crime; au contraire, elle excite par la force de l'exemple à en commettre de nouveaux. La vengeance appelle la vengeance ; elle éternise les inimitiés. Les sentiments de générosité veulent qu'on pardonne; c'est par là qu'on se met au-dessus d'une offense. La raison le conseille, l'humanité l'exige. (*Voyez* dans l'*Eloge , Peine de mort*).

Colère. — La colère est une courte haine qui souvent éclate comme un accès de délire, de fièvre, à la moindre cause provocatrice. Cette disposition aux emportements tient à une irritabilité particulière du système nerveux qui préside à la vie affective. Cette irritabilité se remarque particulièrement chez les individus à peau jaune , à cheveux noirs, chez ceux qui ont l'œil vif, saillant, la démarche hardie, la tête haute, pointue, la voix sèche et rude, chez ceux aussi qui souffrent des entrailles , du foie , qui sont bilieux.

Les causes excitatrices de la colère sont tout ce qui blesse les intérêts, les prétentions, l'amour-propre, les opinions. Ses effets physiques sont de porter le sang à la tête et aux autres organes intérieurs, de rendre les yeux brillants , rouges , la figure violette ou pâle, d'exciter l'innervation du système musculaire , d'augmenter de beaucoup sa puissance de résistance ou d'attaque, de produire ensuite, comme conséquence de l'agitation nerveuse, le tremblement des lèvres , les convulsions de quelques muscles de la face, de causer des spasmes à l'épigastre , des douleurs aux reins, des vertiges , des palpitations. Ses effets moraux sont d'augmenter l'audace de l'être qui l'éprouve, de briser en lui tout frein mental qui pourrait le retenir, de le faire éclater en injures, menaces, ou cris furibonds, de le pousser au délire, et de lui donner l'air d'un véritable maniaque.

Cette énumération prouve que la colère est une passion très-vive, très-dangereuse pour ceux qui l'éprouvent comme pour ceux qui en sont le sujet. Cette passion, en nous rendant forts contre nos ennemis, peut nous aider à les vaincre. Mais comme dans une société bien organisée, nous avons des moyens de garantir nos personnes et de faire respecter nos intérêts , il s'ensuit que la colère, celle au moins qui éclate en violences contre nos semblables, doit être réprimée non-seulement comme un sentiment de sauvage et une passion anti-sociale, mais aussi comme une cause très-énergique de maladies graves ; nous avons vu des apoplexies, des crachements de sang, des anévrismes, des ictères, en être la suite. Un accès de colère, porté à un haut degré d'énergie, s'accompagne ordinairement de fureur ; dans cet état, c'est une monomanie anti-sociale qui pousse au meurtre et au carnage ; et quand un individu, sujet à de tels emportements, rencontre ses pareils, qu'on juge ce qui peut arriver.

Les préservatifs de cette passion sont moraux et physiques. Les premiers consistent dans l'habitude qu'il faut prendre de bonne heure d'exercer sa volonté à résister aux impulsions de la haine et de toutes les autres passions dangereuses, d'éviter les occasions qui sont de nature à provoquer les accès colériques ; car, comme dans les autres maladies intermittentes, plus on parviendra à mettre d'intervalle entre les paroxismes, plus on diminuera la disposition à leur retour. L'on sent que cela ne peut se faire qu'autant qu'on cultivera la raison, et qu'on la développera au point de lui donner le gouvernail des sentiments.

Les moyens physiques sont : les aliments doux, acidulés, féculents, gélatineux ; peu de vin, point de liqueur ni de café ; l'usage du lait.

Il est une variété de colère que Cicéron nommait colère civique. C'est celle qu'un honnête homme qui s'intéresse essentiellement au bien de son pays éprouve, alors qu'il voit ses concitoyens s'endormir dans leur égoïsme, devenir indifférents aux plus grands intérêts sociaux, permettre que le pouvoir tombe entre les mains d'intrigants et de vils ambitieux, qui ne l'exploitent que par intérêt personnel et au profit de l'injustice et de l'oppression. Cette colère, qui n'est au fond que de l'indignation mêlée de mépris, a son bon côté ; elle sert à relever le courage abattu, à donner du ressort à cet esprit de censure qu'il est si nécessaire d'exercer pour avertir le pouvoir, signaler ses erreurs, prévenir ses fautes, faire rentrer dans la voie de l'équité ceux qui s'en écartent, mettre en garde les bons contre les ruses des méchants, encourager les uns, épouvanter les autres.

Jalousie. — Ceux qui ont étudié à fond le cœur humain, ont reconnu deux espèces distinctes de jalousie. La première est celle qui nous rend inquiets, ombrageux en tout ce qui a rapport aux sentiments d'amitié ou d'amour dont nous voulons être l'objet exclusif. La seconde est celle qui nous fait éprouver une sorte de déplaisir du bonheur d'autrui. Ce sentiment est quelquefois porté jusqu'à nous faire envier les avantages dont jouissent nos proches, nos amis mêmes, nous tourmenter de leur gloire, et nous irriter des hommages qu'on leur rend. La première tient souvent au besoin de concentrer sur sa personne l'amour d'une autre qu'on aime beaucoup. Cette passion est ordinairement tyrannique ; elle exige qu'on s'occupe de nous seuls, qu'on nous aime exclusivement ; elle en veut à chaque instant des preuves ; l'idée que la personne aimée peut être indifférente suffit pour l'exalter : le doute la rend tourmentante, et la conviction qu'un autre est aimé la change souvent en délire furieux. Arrivée à ce point, cette sorte de jalousie doit être considérée comme une grave aberration de l'instinct affectif, comme une véritable maladie, qui peut aller jusqu'au suicide ou au meurtre de l'objet qui a donné lieu à cette terrible passion, ou qui a servi à l'exalter.

La jalousie d'amour est souvent l'apanage des êtres trop sensibles et trop aimants, elle s'allie très-bien avec des sentiments de délicatesse et d'honneur. Il n'en est point ainsi de l'autre espèce de jalousie. Elle n'existe ordinairement que chez des êtres qui manquent d'élévation dans les idées, de noblesse dans les sentiments, chez des égoïstes, des envieux qui se trouvent incapables de s'élever au niveau de la réputation qui les offusque, ou d'arriver à des succès dont ils ne se sentent pas dignes, ne voyant plus d'autre parti à prendre que de critiquer ceux qui en jouissent et de rabaisser aux yeux du public, bien qu'ils le convoitent en secret, le mérite qui les leur fait obtenir. Ces deux espèces de jalousie dont nous venons de donner les traits distinctifs existent chez la plupart des animaux, chez ceux surtout qui appartiennent aux classes qui se rapprochent le plus de l'homme. En amour, la jalousie, quand elle reste à son plus faible degré, ou à l'état d'un simple penchant, n'a rien de redoutable ; au contraire, elle porte à plaire, elle en fait rechercher les moyens, elle rend par là plus aimable. Chez les brutes elle exalte les forces, dispose aux combats ; elle rend vainqueur le plus fort, et l'espèce en profite. Voilà ce qui justifierait, s'il en était besoin, l'organisateur suprême d'avoir rendu tant d'êtres animés susceptibles d'éprouver instinctivement ce sentiment.

Quant à l'autre espèce de jalousie, qui prend le caractère de l'envie, il est bien plus difficile de la justifier. Cependant si l'on veut bien réfléchir que le moi, dans aucun individu, ne peut et ne doit point s'abdiquer complètement, qu'il est dans la nature de chacun de songer à sa conservation, d'augmenter son bien-être, de s'enquérir par conséquent des moyens d'y arriver, l'on concevra que le spectacle du plaisir, du bonheur des autres, fasse naître non l'envie, mais au moins le désir de posséder des choses qui donnent ces jouissances aux autres. De là vient une sorte d'exaltation, de stimulant, pour s'en procurer de pareilles. Eh bien ! cette excitation, qui éveille le désir, qui aiguillonne l'esprit, qui enflamme l'imagination, qui pousse enfin à se procurer le même plaisir, le même avantage qu'on voit chez ses pareils, est ce qu'on appelle de *l'émulation*. Cette émulation n'est pas autre chose que la jalousie à son degré le plus restreint. Aussi faut-il prendre garde de trop l'exciter. Voyez comme elle se développe promptement chez les enfants, quand on les rend témoins de louanges outrées, de préférences injustes, pour d'autres qui les méritent moins qu'eux. Ici ce sentiment de jalousie est presque justifié, il n'est que la réaction de l'instinct contre l'injustice, la révolte de la dignité du moi contre ce qui l'offense. C'est ce qui se remarque dans une société où ces avantages ne sont pas répartis selon les règles de l'équité, où les uns ont des priviléges, des plaisirs d'honneurs ou d'argent, sans les avoir mérités, tandis que les autres n'ont que les charges sans compensation, bien qu'ils soient les membres les plus laborieux, les plus utiles de la société, et l'on se plaint qu'il y ait de la jalousie.

CHAPITRE III.

De la direction à donner aux penchants affectifs.

Pour sentir la nécessité de modérer les penchants et les appétits de la vie affective et de les empêcher d'arriver à l'état violent de passion, il suffit de remarquer ce qu'éprouvent les personnes qui n'ont pas pu ou su, dans leur jeunesse, les refréner ou les contrebalancer d'une manière convenable. Que se passe-t-il chez celles par exemple qui cèdent au sentiment de convoitise, au penchant de la cupidité ? Elles finissent par contracter le besoin de s'approprier tout ce qui stimule leurs cupides inclinations, tout ce qui plait à leur esprit avide. Ces êtres ont beau user de ruse, ils sont bientôt reconnus, alors ils n'inspirent plus que la méfiance, le dédain et le mépris. On s'éloigne d'eux ; on les repousse même comme des ennemis dangereux. Comme ils conservent de l'amour-propre malgré leurs vices, ils sont sensibles à ces humiliations, ils craignent les reproches, ils redoutent la justice, ils souffrent même à l'aspect d'un honnête homme. C'est à cause de ces souffrances qu'ils cherchent à se faire un front d'airain, à se familiariser avec la honte. Mais vaine tentative ! ils n'y parviennent pas. Leur caractère s'aigrit, leur santé souffre, ils deviennent honteux ; leur air hypocrite annonce leur tourment. Dans cet état, tout honnête homme est pour eux un ennemi, ils se brouillent avec le genre humain. Alors ils sont devenus de vrais criminels, de grands scélérats, une fois sortis des bornes du juste et de l'honnête.

Dans la vie affective, comme dans les autres modes d'existence, il faut de l'harmonie dans les facultés qui la composent, les besoins qui en dépendent. Si l'une de ces facultés devenait trop prépondérante, si elle s'accompagnait d'appétits, de besoins tyranniques, il y aurait direction vicieuse des forces de la vie, trouble dans l'économie, altération de la santé morale et physique : de là des vices ou des maladies. Il faut reposer une faculté qui a de la tendance à trop se développer, activer les autres, surtout alterner les exercices de l'esprit, les entrecouper par ceux de la gymnastique. L'éducation est donc ici de la plus grande importance ; elle doit commencer dès l'enfance. Elle consistera principalement dans le développement des sentiments de bienveillance, de générosité, d'amitié, dans l'amour d'une bonne réputation. Les moyens d'y parvenir sont, d'une part, la répression des penchants répulsifs, égoïsme, vanité, etc., la honte attachée aux actions qui en portent l'empreinte, l'histoire flétrissante des mauvais cœurs; de l'autre, faire vivre dans un milieu affectueux, avec des êtres bons, ne présenter à notre faculté d'imitation que des exemples choisis ; de remuer, d'exciter la sensibilité par le théâtre, la musique, le chant, par de bons livres, par les sentiments religieux. (*Voy.* le chapitre *Éducation.*)

FIN DU PREMIER VOLUME.

Table des Matières

CONTENUES DANS LE PREMIER VOLUME.

Pages.

Éloge de l'auteur. 1

LIVRE PREMIER.

Chap. 1er. Ce que c'est que l'hygiène. 77
— 2. Considérations d'histoire naturelle. 82
— 3. Des végétaux. 85
— 4. Première classe. Des animaux zoophytes. 88
    Deuxième — Des insectes. 90
    Troisième — Des crustacées. 93
    Quatrième — Des vers 94
    Cinquième — Des mollusques. 94
    Sixième — Des poissons.. 96
    Septième — Des reptiles. 98
    Huitième — Des oiseaux. 101
    Neuvième — Des quadrupèdes mammifères. 103
Chap. 5. Des emprunts que l'hygiène fait à la physique, à la chimie et à la géographie. 108
— 6. Résumé et conséquence des considérations précédentes. . 111
— 7. De l'anthropologie. 113
    Premier mode d'existence. Vie nutritive. 117
    Deuxième — — Vie affective. 120
    Troisième — — Vie intellective. . . . 123
    Quatrième — — Vie générative.. 125
Chap. 8. Besoins de l'homme. 127
— 9. Droits et devoirs. 133
— 10. Lois générales d'hygiène applicables aux quatre modes d'existence de l'homme. 134
— 11. Conséquences pathologiques de la violation des lois de l'hygiène 140
— 12. Des diverses constitutions de l'homme. 143
    Première section. Du tempérament sanguin. . . 144
    Deuxième — Constitution lymphatique. . . 145
    Troisième — Constitution bilieuse. . . . 147
    Quatrième — Constitution athlétique ou musculaire.. 149
    Cinquième — Constitution nerveuse. 150
    Sixième — Constitutions mixtes, moyens de les obtenir 151
Chap. 13. Sympathies et antipathies. 155
    Première section. Sympathies dépendant des causes physiques. , ... 156
    Deuxième — Sympathies morales. 161
    Troisième — Effets des sympathies affectives sur la santé. 164
    Quatrième — Sympathies intellectuelles. . . 165

Pages.

Chap. 14. Des antipathies physiques. 166
              Première   section. Antipathies morales 169
              Deuxième   —   Antipathies affectives. 170
              Troisième   —   Ce que l'hygiène conseille contre
                                   les antipathies affectives. . . 172
              Quatrième   —   Antipathies intellectuelles. . . 174
Chap. 15. Des vices héréditaires. 179
   —   16. Puissance de l'habitude. 182
              Première   section. Résultats   physiologiques   de
                                   l'habitude. 183
              Deuxième   —   Des modifications particulières
                                   que l'hygiène imprime à nos
                                   fonctions. 186
              Troisième   —   Conseils hygiéniques relatifs aux
                                   habitudes. 189
              Quatrième   —   Comment détruire ou corriger
                                   les mauvaises habitudes. . . 191

LIVRE DEUXIÈME.

Chap. 1er. Hygiène des fonctions de la vie nutritive et réparatrice. . 198
              Première   section. Mastication, déglutition, diges-
                                   tion stomacale et intestinale. 203
Chap. 2. Des aliments. 206
              Première classe. Des aliments végétaux. 207
              Première   section. Des aliments qui se distinguent
                                   par le principe mucilagineux. 208
              Deuxième   —   Aliments dans lesquels domine
                                   le principe acide. 209
              Troisième   —   Aliments dans lesquels domine
                                   le principe sucré. 211
              Quatrième   —   Aliments dans lesquels domine
                                   le principe huileux. . . . 212
              Cinquième   —   Aliments dans lesquels domine
                                   le principe féculent ou amy-
                                   lacé. 214
              Sixième   —   Préparations des substances fa-
                                   rineuses et féculentes. . . . 218
Chap. 3. Des aliments du règne animal. 220
              Première classe. Du lait. 222
              Première section. Des aliments dans lesquels do-
                                   mine le principe albumineux. 229
              Deuxième   —   Aliments dans lesquels domine
                                   le principe gélatineux. . . . 230
              Troisième   —   Aliments dans lesquels domine
                                   le principe fibrineux. 232
Chap. 4. De la cuisson et de l'assaisonnement des aliments. . . . 237
   —   5. Des boissons. 242
              Première classe. Des boissons essentiellement aqueuses. 243
              Deuxième — Des boissons dont le principe domi-
                                   nant est acide. 253
              Troisième — Des boissons dans lesquels domine le
                                   principe sucré. 254
              Quatrième — Des boissons qui se distinguent par le
                                   principe alcoholique. 254
              Cinquième — Des boissons distillées. 260
                            Falsification des vins. 263
              Sixième   — Boissons stimulantes non fermentées . 264

Pages.

CHAP. 6. Hygiène appliquée aux fonctions respiratoires. —De l'air. 267

— 7. De quelques causes qui nuisent aux fonctions de la respiration. 275

— 8. Hygiène des fonctions excrétoires et sécrétoires. 277
         Première section. De la défécation. 277
         Deuxième   —   Sécrétion urinaire. 276
         Troisième   —   De l'action exhalante de la peau et de la membrane muqueuse. 281
         Quatrième   —   Fonctions exhalantes de la peau dans ses rapports avec la lumière, etc. 283
         Cinquième   —   Du calorique et de sa soustraction ou du froid. 285
         Sixième   —   Du fluide électrique. 287
         Septième   —   De l'influence de la pesanteur de l'air sur la peau 290
         Huitième   —   De l'influence de la température froide de l'air sur la peau et les muqueuses. 293
         Neuvième   —   Des engelures. 296
         Dixième   —   Du froid comme remède. . . . 296

CHAP. 9. Hygiène des fonctions des membranes muqueuses. 297

— 10. Des organes sécrétoires glandulaires. 299
         Sécrétion lacrymale 300
         Sécrétion salivaire. 301
         Sécrétion pancréatique. 302
         Sécrétion biliaire. 302
         Appareil sécrétoire mammaire. 303
         Appareil urinaire 305
         Appareil sécrétoire séminal. 305

LIVRE TROISIÈME.

CHAP. 1er. Hygiène des fonctions appartenant à la vie affective. . . . 308

— 2. Besoins de la vie affective. 312
         Première classe. Besoins attractifs : Pitié, amitié, philanthropie, bienveillance, amour, pudeur, amour religieux, égoïsme, orgueil, vanité, ambition. . . . 312
         2e   —   Besoins répulsifs : Dégoût, répugnance, haine, colère, jalousie, fureur. 326

CHAP. 3. De la direction à donner aux penchants affectifs. 332

FIN DE LA TABLE.

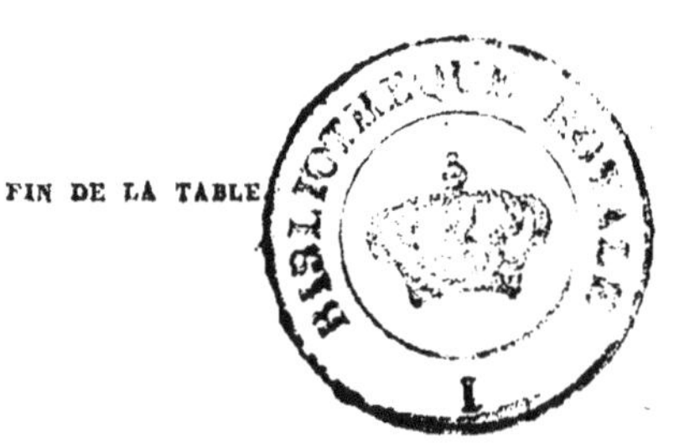

www.ingramcontent.com/pod-product-compliance
Lightning Source LLC
LaVergne TN
LVHW051000200726
843508LV00001B/90